卫生应急理论与实践

HEALTH EMERGENCY PREPAREDNESS AND RESPONSE FROM THEROY TO PRACTICE

苏明华 孙 颖 陈 康 主编

U0311730

中国纺织出版社有限公司

内 容 提 要

近年来，重大公共卫生事件、自然灾害、事故灾难时有发生，科学正确的卫生应急管理有利于医学救援安全、高效、精准地开展，对遏制事件扩大和减少事件造成损失意义重大。

国家（四川）紧急医学救援队骨干成员总结多次卫生应急处置经验，梳理历届历次救援队培训教学心得，收集学员反馈，编写了本书。本书包含重要的卫生应急管理理论、不同事件医学救援要点、现场救援方法、临时医疗点的改建和运维、卫生应急演练和实训方案等实用内容。作为一本培训教材，希望能帮助卫生应急相关工作的从业人员建立符合突发事件卫生应急处置特点的工作思维，为提升卫生应急队伍的战斗力提供参考。

图书在版编目（CIP）数据

卫生应急理论与实践 / 苏明华，孙颖，陈康主编 . --北京：中国纺织出版社有限公司，2022.12
ISBN 978-7-5229-0142-8

Ⅰ．①卫… Ⅱ．①苏… ②孙… ③陈… Ⅲ．①公共卫生—突发事件—应急对策—中国—教材 Ⅳ.①R199.2

中国版本图书馆CIP数据核字（2022）第235126号

责任编辑：邢雅鑫　　责任校对：高　涵　　责任印制：储志伟

中国纺织出版社有限公司出版发行
地址：北京市朝阳区百子湾东里 A407 号楼　邮政编码：100124
销售电话：010—67004422　传真：010—87155801
http://www.c-textilep.com
中国纺织出版社天猫旗舰店
官方微博 http://weibo.com/2119887771
三河市延风印装有限公司印刷　各地新华书店经销
2022年12月第1版第1次印刷
开本：710×1000　1/16　印张：16.75
字数：278千字　定价：99.00元

《卫生应急理论与实践》编委会

主　审

徐　斌　刘　捷

曾　俊　吕传柱

主　编

苏明华　孙　颖　陈　康

副主编

李　鑫　乐　磊　李　刚

编　委

黄　雷　王学杰　马　黎　敬　勇　汪　婷　宋龙超　苏　玓

曾　霞　王　凯　秦立祥　周　君　杨　佳　张文超　宋　阳

周学斌　陈超华　龙晓霞　钱树森　李　璐

组织编写单位

四川省卫生健康委员会卫生应急办公室

四川省卫生应急专家咨询委员会紧急医学救援专家组办公室

序

卫生应急是政府应急管理和服务的重要内容，是卫生健康部门的一项重要职责，是医疗卫生工作的重要组成部分。卫生应急培训体系的建设，可以提升卫生应急队伍的能力，在面对重大突发公共事件时，能做到卫生应急反应迅速，指挥调度及时，减少灾难性事件带给人民群众的经济损失，有效减轻各类突发事件对人民群众身心健康和生命安全的危害，保障社会和谐稳定与经济平稳发展。《"十四五"国家应急体系规划》要求：到2035年，建立与基本实现现代化相适应的中国特色大国应急体系，全面实现依法应急、科学应急、智慧应急，形成共建共治共享的应急管理新格局。

国家（四川）紧急医学救援队，由四川省卫生健康委员会委托四川省人民医院承建和日常管理，是全国首批22家国家紧急医学救援队之一，曾成功执行过雅安芦山地震、尼泊尔国际救援、九寨沟地震、泸定地震等自然灾害救援和2020年武汉新型冠状病毒感染疫情救援、2022年吉林新型冠状病毒感染疫情救援、2022年广安新型冠状病毒感染疫情救治等公共卫生事件救援任务，是全国实战经历最多、经验成果最多、科技应用最多、西南地区最早、高原实践最多且全国唯一具备高原适应性的国家紧急医学救援队。

救援队骨干成员总结多次卫生应急处置经验，梳理历届历次救援队队训教学心得，收集学员反馈，编写了本书。本书包含重要的卫生应急管理理论、不同事件医学救援要点、临时医疗点的改建和运维方法、卫生应急演练和实训方案等实用内容，希望作为一本培训教材，能帮助卫生应急相关工作的从业人员建立符合突发事件卫生应急处置特点的工作思维，为提升卫生应急队伍的战斗力提供参考。

在本书编写过程中，我们得到了我国香港赛马会的支持与资助。特别感谢中华医学会急诊医学分会主任委员吕传柱教授、中华医学会灾难医学分会主任委员侯世科教授、中国医师协会急救复苏与灾难医学分会主任委员樊毫军教授、四川省医院协会会长安劬教授、四川省卫生应急专家咨询委员会紧急医学救援专家办首席专家胡卫建教授等知名专家学者的指导。感谢天津大学、电子科技大学、应急管理部上海消防研究所等相关部委院校，中国疾病预防控制中心、国家卫生应急移动处置中心（四川大学华西医院）、国家（四川）中医紧急医学救援队（四川省骨科医院）、国家（广东）紧急医学救援队（广东省应急医院）、国家（辽宁）紧急医学救援队（中国医科大学附属第一医院）、国家（福建）紧急医学救援队（福建省立医院）、武汉大学中南医院、四川省疾病预防控制中心等兄弟单位的大力支持，提高了本书的学术水平高度与广度。

因编者能力和时间所限，对其中不足之处，敬请同行专家予以斧正。

中国科学院院士
四川省医学科学院·四川省人民医院院长
电子科技大学医学院院长

2022年6月

目录 ◀

第一章　卫生应急管理总论

第一节　卫生应急和公共卫生安全事件

卫生应急（public health emergency response）是指为预防和减少突发公共卫生事件的发生，控制、减轻和消除突发公共卫生事件引起的严重社会危害而采取的全过程的应急管理行为和活动；同时，也是控制和消除突发公共卫生事件所引发的社会危害而采取紧急医学救援和卫生学处理的行为。

卫生应急行动不仅包括突发公共卫生事件发生后，人们所采取的紧急响应、处置和控制措施，还包括在减缓、准备、响应、恢复四个阶段对突发公共事件所引发的可能威胁群体身心健康的各种情况所采取的以政府为主导，将政府、卫生行政部门和医疗卫生机构的力量有效组合起来而进行的减缓、准备、响应和恢复等全部活动。

突发公共卫生安全事件中的"公共"是指需调动公共资源，或者事件可能对一定区域的群体造成健康方面的危害。卫生应急的救援对象可以是群体也可以是个人，对个人的救援不及时，有可能影响群体健康。

一、突发公共卫生事件的定义

我国将突发公共卫生事件（public health emergency）定义为，突然发生、造成或者可能造成社会公众身心健康严重损害的重大传染病疫情、群体性不明原因疾病、重大食物、职业中毒和其他群体性中毒，以及因自然灾害、事故灾难或者社会安全等事件引起的严重影响公众身心健康的事件。

二、突发公共卫生事件的分类

《突发公共卫生事件应急条例》《国家救灾防病与突发公共卫生事件信息报告管理规范》以及《突发公共卫生事件应急指引》对突发公共卫生事件的范畴进行了不同程度的界定。根据公共卫生事件的性质不同，可以将其分为以下四类。

1.自然灾害引发的公共卫生事件

当自然因素超出特定条件下的社会和人类的承受能力，产生消极作用时，便形成了自然灾害。根据我国可能发生的主要自然灾害特点，可引发公共卫生事件的自然灾害包括地震、龙卷风、海啸、洪水、暴风雨、酷热或寒冷、干旱或昆虫侵袭。

2.生产生活事故引起的公共卫生事件

疏忽、失误和无知造成的人为事故，其发生的频率和积累的后果往往比自然灾害更为严重。常见的对公共卫生安全构成威胁的人为事故主要包括重大交通事故、人为灾难、意外爆炸、群体中毒、化学事故、放射事故等。

3.生物性污染相关的公共卫生事件

主要包括传染病疫情、群体性不明原因疾病、食品安全和职业危害、动物疫情以及其他严重影响公众健康和生命安全的事件。狭义的公共卫生事件主要就是指这一类。

4.社会安全相关的公共卫生事件

包括战争和暴力、恐怖活动、涉外突发事件、因敌对、恶意等引起的危及社会安全的公共卫生事件。

三、突发公共卫生事件的分级

《国家突发公共卫生事件应急预案》根据突发公共卫生事件的性质、危害程度、涉及范围等，将突发公共卫生事件划分为特别重大（Ⅰ级）、重大（Ⅱ级）、较大（Ⅲ级）和一般（Ⅳ级）四级。对突发公共卫生事件进行分级，目的是落实应急管理的责任和提高应急处置的效能，Ⅰ级由国务院负责组织处置；Ⅱ级由省级政府负责组织处置；Ⅲ级由市级政府负责组织处置；Ⅳ级由县级政府负责组织处置。

四、突发公共卫生事件的特点

1.事件成因的多样性

如各种烈性传染病。许多公共卫生事件与自然灾害也有关，如地震、水灾、火灾等，像2008年发生的汶川大地震，最重要的就是地震以后会不会引起新的、大的疫情，要做到大灾之后无大疫是很艰难的，所以党中央也高度重视地震是否引起新的疫情，各级政府部门非常关注，从而避免了大灾之后必然有大疫的情况。公共卫生事件与事故灾害也密切相关，如环境污染、生态破坏、交通事故等。社会安全事件也是形成公共卫生事件的一个重要原因，如生物恐怖等。另外，还有动物疫情，致病微生物、药品危险、食物中毒、职业危害等。

2.时间分布的差异性

在时间分布差异上，不同的季节，传染病的发病率也会不同，比如SARS、流感等往往发生在冬、春季节，肠道传染病则多发生在夏、秋季节。分布差异性还表现在空间分布差异上，传染病的区域分布不一样，像我们国家南方和北方的传染病就不一样。此外还有人群的分布差异等。

3.事件传播的广泛性

当前正处在全球化的时代，某一种传染性疾病可以通过现代交通工具实现跨国流动，而一旦造成传播，就会成为全球性的传播。另外，传染性疾病一旦具备了三个基本流通环节，即传染源、传播途径以及易感人群，它就可能在毫无国界情况下广泛传播。

4.事件危害的复杂性

重大的公共卫生事件不但对人的健康有影响，而且对环境、经济乃至政治都有很大的影响。如2003年SARS（非典）、2020年新型冠状病毒感染疫情的流行，造成的经济损失确实很大。

5.事件治理的综合性

首先是技术层面和价值层面的结合，我们不但要有先进技术的支持，还要有一定的经济投入；其次是直接任务和间接任务相结合，它既是直接的愿望也是间接的社会任务，所以要结合起来；再次是责任部门和其他部门结合起来；最后是国际和国内结合起来。只有通过综合性治理，才能使公共事件得到很好的治理。另外，还要注意解决一些深层次的问题，如社会体制、机制的问题；工作效能问题以及人群素质的问题；所以要通过综合性的治理来解决公共卫生事件。

6.新发事件的不断产生

如1985年以来，艾滋病的发病率不断增加，严重危害着人们的健康；2003年，非典疫情引起人们的恐慌；2020年，新型冠状病毒感染疫情在全球蔓延。近年来，人禽流感疫情使人们谈"禽"色变；以及人感染猪链球菌病、手足口病等，这些都威胁着人们的健康。

7.事件种类的多样性

引起突发事件的因素多种多样，如生物因素、自然灾害、食品药品安全事件、各种事故灾难等。

8.事件问题的严重性

如1988年上海甲肝暴发，1999年宁夏沙门氏菌污染食物中毒，2001年苏皖地区肠出血性大肠杆菌食物中毒，2002年南京毒鼠强中毒事件，2004年劣质奶粉事件等。这些事件都属于食源性疾病和食物中毒引起的卫生事件。

9.事件的频繁发生

这与公共卫生的建设及投入相关联，公共卫生事业经费投入不足；忽视生态的保护以及有毒有害物质滥用和管理不善，都会使公共卫生事件频繁发生。

10.事件危害严重

公共卫生事件不但影响我们的健康，还影响社会的稳定及经济的发展。公共卫生事件有很多特点，政府公务人员、管理公共卫生事件的有关部门一定要掌握这些特点。

第二节　卫生应急管理体系

卫生应急管理（public health emergency management）是研究突发公共卫生事件和由各种自然灾害、事故灾难、社会安全事件所引发的严重公共卫生和社会危害事件的发生、发展、演变规律及人类应对行动和策略的科学，通过对突发公共卫生事件的预防与准备、响应与处置、恢复与重建等过程的计划、组织、领导、协调与控制等全过程、全方位的管理实践及相关理论、方法和综合策略的系统探索，来预防、消减和控制突发公共卫生事件危害和影响的一门学科。

卫生应急管理的基础及主体是管理科学、信息技术和灾害医学，以系统集成和管理要素为核心。卫生应急管理作为一门跨学科、跨专业的边缘性学科，所要研究和解决的问题并不是简单的学科相加或专业交叉，更需要系统和深入研究与卫生应急管理相关的事物、事件的性质规律、发展变化等，包括应急管理、应急救援、应急保障、风险管理、危机管理等综合性的应用科学与实用技术。

一、应急管理体系

应急管理体系是由一系列相互关联的要素、组织功能系统以及相应的制度、规则系统构成的，具有特定结构和功能的有机整体。它由两部分构成：第一部分主要是由制度、体制、机制、预案等内容组成的制度、规则系统；第二部分是由多元主体、组织、机构、部门通过一定结构、功能相互关联而结成的，体现特定功能而又彼此有机互动的组织功能系统。卫生应急管理体系目标和功能的实现与否，在很大程度上取决于上述两大构成部分能否有机衔接。

其中的制度、规则系统主要是以由卫生应急体制、卫生应急机制、卫生应急法制体系和应急预案构成的"一案三制"为基本制度框架，它从宏观、中观和微观层面构建起了保障卫生应急系统能够有效运作的制度和操作规范体系，并构成了我国应急反应体系的核心内容，为卫生应急组织功能系统，如监测预警功能、指挥协调功能、联动处置功能、资源支持与技术保障功能、社会协同与公众动员等系统功能提供重要的制度和规范保障。

卫生应急工作需要应对所有类别的突发公共事件，同时，突发事件的特点使得卫生应急工作需要多个政府职能部门、多级行政区域之间密切合作，需要整合政府部门、事业单位、社会团体、企业和个人的多方力量共同应对。

二、中国卫生应急管理体系

卫生应急管理体系是由应急指挥管理组织系统、疾病预防控制机构系统、卫生监督机构系统、卫生应急医学救援组织系统、非政府组织、社区组织等众多部门和组织机构参与而形成的多主体、多角色参与的复杂应对系统。不同的组织和机构在卫生应急的管理实践活动中拥有不同的角色、任务和职责。

美国"9·11"事件及2003年SARS事件以后，卫生应急管理受到了各国政府和学者的高度重视，国内外不同学科领域学者的研究探索活动，从多方面丰富和发展了卫生应急管理的理论和研究内容，主要围绕卫生应急的制度、体制、机制研究，以及风险管理和应急沟通管理等关键环节的研究，系统的卫生应急管理理论体系和方法学的研究还比较缺乏。

2003年SARS之后，我国卫生应急体系得到了迅猛发展，并在之后的各类突发事件应对实践中不断完善，以"一案三制"为基本内容的卫生应急体系在我国逐渐建立起来。

三、中国卫生应急管理体系的特色

建设中国特色的大国应急管理体系，党的领导是根本。中华人民共和国成立以来，我们在建立健全突发事件应急管理领导制度方面开展了积极探索。在党的领导下，在应对卫生突发事件过程中，逐步建立了国务院抗震救灾指挥部等多个议事协调机构，为防灾减灾救灾、统筹经济社会发展与安全生产、维护人民群众生命健康发挥了关键作用，体现了集中力量办大事的制度优势。

卫生应急管理工作需要应对所有类别的突发事件，同时，突发事件的特点使卫生应急管理工作需要多个政府职能部门、多级行政区域之间密切合作，需要整合政府部门、事业单位、社会团体、企业和个人等多方力量共同应对。

卫生应急管理体系目标和功能实现与否，在很大程度上取决于应急管理体系两大构成部分能否有机衔接。其中的制度规则系统主要是由卫生应急体制、卫生应急机制和卫生应急法制体系和应急预案等构成"一案三制"为基本制度框架，并构成了我国应急反应体系的核心内容，为卫生应急组织功能系统，如监测预警功能、指挥协调功能、联动处置功能、资源支持与技术保障功能、社会协同与公众动员等系统功能提供重要的制度和规范保障。

第三节　"一案三制"

"一案三制"是指为应对突发公共事件所制定的应急管理预案和建立健全应急体制、应急机制、相关法律制度的简称。"一案"是指应急预案；"三制"是指应急体制、应急机制和应急法制。应急体制主要是指建立健全集中统一、坚强有力、政令畅通的指挥机构；应急机制主要指建立健全监测预警机制、应急信息报告机制、应急决策和协调机制；应急法制主要指通过依法行政，使突发公共事件的应急处置逐步走上规范化、制度化和法治化轨道。"一案三制"建设属于应急管理体系的"顶层设计"，具有高屋建瓴、总揽全局的重大意义。"一案三制"的属性特征、功能定位及其相互关系如表1-1所示。

表1-1　"一案三制"的属性特征、功能定位及其相互关系

一案三制	核心	主要内容	所要解决问题	特征	定位	形态
应急预案	操作	实践操作	应急管理实际操作	使能性	前提	显在
应急体制	权利	组织结构	权限划分和隶属关系	结构性	基础	显在
应急机制	运作	工作流程	运作的动力和活力	功能性	关键	潜在
应急法制	程序	法律制度	行为的依据和规范	规范性	保障	显在

一、应急预案体系建设

应急预案即预先制定的行动方案，是指根据国家、地方的法律、法规和各项规章制度，综合本部门、本单位的历史经验、实践积累，以及当时当地特殊的地域、政治、民族、民俗等实际情况，针对各种突发事件类型，而事先制定的一套切实、迅速、有效、有序解决问题的行动计划或方案。编制应急预案的主要作用和功效是"防患于未然"，以确定性应对不确定性，将不确定性的突发事件转化成确定性的常规事件，转应急管理为常规管理。突发事件虽不可能按照预案发生，但预案是对既往事件的成功处置的总结和预防性修订，代表着某种情况的应急行动纲领，是应用现有社会经济技术条件的准备计划，其本身是一种社会组织行为的阶段性规范。

《国家突发公共事件总体应急预案》确立了应急管理的六项基本原则是：以人为本，减少危害；居安思危，预防为主；统一领导，分级负责；依法规范，加强管理；快速反应，协同应对；依靠科技，提高素质。

除了国家应急预案，各级卫健委行政部门、医疗卫生机构、应急救援组织都应按照上述条例建立相关应急工作制度。

1.预案制定

各级卫生计生行政部门制定的应急预案应当包括：编制目的、编制依据、适用范围、工作原则、组织机构及职责、工作机制、风险评估、卫生应急队伍管理、培训与演练、应急保障、应急响应、恢复重建与总结评估、责任与奖励等内容。

各级各类医疗卫生机构和组织制定的应急预案应当包括：编制依据、适用范围、工作原则、领导机构、应急队伍、职责分工、工作协调机制、应急保障、物资储备清单、应急工作技术方案及组织自救措施等。

预案的内容要切实可行，具备可操作性。

2.预案衔接

预案制定、管理和使用中，一定要做好预案之间的衔接，避免预案之间的冲突和脱节。要在上述预案的框架下制定本级预案，并根据本地区、本单位的实际情况设计职责分工、协调机制及响应程序。应急预案的衔接可以从四个方面入手：一是做好各级应急预案中应急组织机构、职责的衔接；二是预案所涉相关法律、法规、规范及制度的衔接；三是应急队伍与装备的衔接；四是信息报送、应急联动方面的衔接。

3.预案修订

在发生单位人员变动、国家技术要求更新等情况时要及时进行修订。启动预案修订主要有以下几种情形：发现了新的风险或有理由显示预案已经过时；从应急演练或实际抗震救灾中获得了新的经验或教训；相关组织机构及其程序、技术系统发生变动，或者关键岗位的工作人员或其职能职责发生变化；有相关的法律法规制度新出台或者进行了修订。

二、应急体制建设

应急管理体制是指为保障公共安全，有效预防和应对突发事件，而建立起来的以政府为核心、其他社会组织和公众共同参与的有机体系。

应急管理体制是一个横向机构和纵向机构、政府机构与社会组织相结合的复杂系统，主要包括应急管理的领导机构、专项应急指挥机构、日常办事机构、工作机构、地方机构及专家组等不同层次。健全应急管理体制，必须有强有力的应急管理组织体系做保障，应急管理体制的建立健全有利于为突发事件应对工作提供强有力的组织保证。

2007年8月30日，第十届全国人民代表大会常务委员会第二十九次会议通过的《中华人民共和国突发事件应对法》明确规定"国家建立统一领导、综合协调、分类管理、分级负责、属地管理为主的应急管理体制"。该法标志着我国的突发事件应对工作全面进入法治化轨道。目前，中国的应急管理体制基本实现了这一格局。

1.统一领导

是指在突发事件应对处理的各项工作中，必须坚持由各级人民政府统一领导，成立应急指挥机构，对应对工作实行统一指挥，各有关部门在应急指挥机构的领导下，依照法律、行政法规和有关规范性文件的规定，开展各项应对工作。

2.综合协调

是指在突发事件应对过程中，参与主体多样化，不仅有政府及其组成部门，还有社会组织、企事业单位、基层自治组织、公民个人以及国际援助力量。必须明确有关政府和部门的职责，明确不同类型突发事件管理的牵头部门和单位，其他有关部门和单位提供必要的支持，相互协同运作。

3.分类管理

是指每一大类的突发事件应由相应的部门实行管理，建立一定形式的统一指挥体制，不同类型的公共危机日常应该依托相应的专业管理部门，由专业管理部门收集、分析、报告信息，为政府决策机构提供有价值的决策咨询和建议。

4.分级负责

是指因各类突发事件的性质、涉及的范围、造成的危害程度各不相同，应首先由当地政府负责管理，实行分级负责。对于突发事件的处置，不同级别的突发事件需要动用的人力和物力是不同的。各级政府及其所属相关部门都有义务和责任做好预警和监测工作，地方政府平时应当做好信息的收集、分析工作，定期向上级机关报告相关信息，对可能出现的突发事件做出预测和预警。分级负责明确了各级政府在应对突发事件中的责任。

5.属地管理为主

是指出现重大突发事件时，当地地方政府必须在第一时间采取措施控制和处理。事件发生地的地方政府必须及时、如实向上级报告，必要时可以越级上报，同时根据预案马上动员或调集资源进行救助或处置。当出现本级政府无法应对的突发事件时，应当马上请求上级政府直接管理。

三、应急机制建设

应急管理机制是指突发事件发生、发展和变化全过程中各种制度化、程序化的应急管理方法与措施。从实质内涵来看，应急管理机制是一组以相关法律、法规和部门规章为依据的政府应急管理工作流程。从外在形式来看，应急管理机制体现了应急管理的各项具体职能。从工作重心来看，应急管理机制侧重在突发事件事前、事发、事中和事后整个过程中，各部门如何更好地组织和协调各方面的资源和能力来有效防范与处置突发事件。应急管理机制以应急管理的全过程为主线，涵盖事前、事发、事中和事后各个时间段，包括预防准备、监测预警、应急处置、善后恢复等多个环节。具体来看，应急管理机制主要包括预防准备、监测预警、信息报告、决策指挥、危机沟通、社会动员、恢复重建、调查评估、应急保障等内容。

应急管理机制建设的目的是实现从突发事件预防、处置到善后的全过程规范化管理。根据《中华人民共和国突发事件应对法》的相关规定，结合应急管理工作流程，可把中国应急管理机制分成如下九个部分。

1.预防与应急准备机制

通过预案编制管理、宣传教育、培训演练、应急能力和脆弱性评估等，做好各项基础性、常态性的管理工作，从更基础的层面改善应急管理。

2.监测与预警机制

通过危险源监控、风险排查和重大风险隐患治理，尽早发现导致产生突发事件苗头的信息并及时预警，减少事件产生的概率及其可能造成的损失。

3.信息报告与通报机制

按照信息先行的要求，建立统一的突发事件信息系统，有效整合现有的信息资源、拓宽信息报送渠道、规范信息传递方式、做好信息备份，实现上下左右互联互通和信息的及时交流。

4.应急指挥协调机制

通过信息搜集、专家咨询来制订与选择方案，实现科学果断、综合协调、经济高效的应急决策和处置。

5.信息发布与舆论引导机制

在第一时间通过主动、及时、准确地向公众发布警告以及有关突发事件和应急管理方面的信息，宣传避免、减轻危害的常识，提高主动引导和把握舆论的能力，增强信息透明度，把握舆论主动权。

6.社会动员机制

在日常和紧急情况下，动员社会力量进行自救、互救或参与政府应急管理活动，在应急处置过程中对民众善意疏导、正确激励、有序组织，提高全社会的安全意识和应急技能。

7.善后恢复与重建机制

积极稳妥地开展生产自救，做好善后处置工作，把损失降到最低，让受灾地区和民众尽快恢复正常的生产、生活和工作，实现常态管理和非常态管理的有机转换。

8.调查评估和学习机制

遵循公平、公开、公正的原则，引入第三方评估评估机制，开展应急管理过程、灾后损失和需求等方面的评估，以查找、发现工作中的问题和薄弱环节，提出防范和改进措施，不断完善应急管理工作。

9.应急保障体制

建立人财物等资源清单，明确资源的征用、调用、发放、追踪等程序，规范管理应急资源在常态和非常态下的分类与分布、生产与储备、监控与储备预警、运输与配送等，实现对应急资源供给和需求的综合协调和优化配置。

四、应急法制建设

应急管理法制应划分为广义的应急管理法制和狭义的应急管理法制。

广义的应急管理法制主要是指应急管理具体制度。应急管理制度建设内容十分丰富，包括日常工作制度、会议制度、民主决策制度、学习制度、廉政监督制度等。规范化的制度一般包括三个部分：一是条件，即规定本制度的适用范围；二是规则，即规定应该做什么，应该怎样做，禁止做什么，禁止怎样做；三是制裁，即规定违反本制度必须承担的责任和后果。制度建设需要注意四点：一是与国家的相关法律法规相适应，在制度中明确组织机构和人员权限；应急管理组织所制定的制度，不能和相关的法律法规相抵触；二是制度设置要注意符合本单位、本部门的实际，具有可操作性，避免"墙壁上的制度"现象；三是各项制度的制定应发扬民主，鼓励组织成员积极参与讨论制定；四是制度面前人人平等，追究不遵守制度的行为，保证制度的落实，发挥制度的积极作用。

狭义的应急管理法制主要是指应急管理法律、法规和规章。应急管理法制建设主要是狭义的应急管理法制。它是指在突发事件引起的公共紧急情况下，处理国家权力之间、国家权力与公民权利之间、公民权利之间各种社会关系的法律规范和原则的总和，其核心和主干是宪法中的紧急条款和统一的突发事件应对法或紧急状态法。应急管理法律法规是一个国家在非常规状态下实行法治的基础，是一个国家应急管理的依据，也是一个国家法律体系和法律学科体系的重要组成部分。

2007年8月30日第十届全国人民代表大会常务委员会第二十九次会议通过的《中华人民共和国突发事件应对法》，按照有效控制危机和最小代价原则的思路，规定了一系列有关预防和应急准备的制度。包括规定国家建立重大突发事件风险评估体系；规定建立突发事件的组织体系、预案体系；建立突发事件监测网络、预警机制和信息收集与报告制度；建立应急救援的物资、设备、设施的储备制度和经费保障制度；建立社会大众学习安全知识，参加应急演练的制度等。

《突发公共卫生事件应急条例》是为了有效预防、及时控制和消除突发公共卫生事件的危害，保障公众身体健康与生命安全，维护正常的社会秩序而制定的行政法规。《突发公共卫生事件应急条例》经2003年5月7日国务院第7次常务会议通过，最新修改是根据2011年1月8日《国务院关于废止和修改部分行政法规的决定》修订，自公布之日起施行。现行条例共6章54条，包括总则、预防与应急准备、报告与信息发布、应急处理、法律责任、附则。该条例完善了应急处理指挥体制，建立了应对突发公共卫生事件的快速处置机制，规定了应急预案制定及其启动程序，疫情的监测和预警制度，疫情报告、通报和发布制度，以及人员隔离、群体防护等应急处理具体措施，同时强化相应的法律责任。《突发公共卫生事件应急条例》将突发公共卫生事件应急处理工作纳入法治化轨道，建立和完善我国突发公共卫生事件应急处理机制，对推动及时、有效处理突发公共卫生事件具有重要意义。

第四节　卫生应急管理基本任务

卫生应急的总体职责是以人为本的伤患救治，保护受灾地公众的健康安全，促进医疗秩序复原。具体内容包括：

（1）建立管理组织、指挥系统和救援队伍：依据职能分工，建立管理组织及指挥系统，科学规划和优化救援队伍。

（2）建立应急预案体系、建设平台、组织演练：拟订卫生应急政策、制度、规划、预案和防范措施；加强应急培训，拓展培训方式；开展卫生应急常态化演练。

（3）建立应急物资保障系统：依据相关法律法规，保障应急物资的储备、管理及调拨等。

（4）组织实施卫生应急事件的紧急医学救援（包括卫生应急事件的危机管理、应急事件不同时期的处置与管理等）。

（5）总结救援经验。

其中，应急响应是保证高效应急处置的关键，主要包括响应过程、响应分级、响应程序、响应措施等。各级卫生行政部门、医疗卫生机构的救灾指挥组成员是应急响应实施的责任人。灾害一旦达到本层级响应的标准，需要责任人参与组织指挥救灾的，所有责任人员应该立即前往指定的集中地点（如指挥中心、单位会议室），由指挥组组长召开会议，分析研判自然灾害的范围、可能造成的破坏程度、可能的伤员数量、灾区医疗卫生力量等，并宣布启动卫生应急响应。同时，部署各项救灾措施。各救灾领导小组成员按照分工履行各自的职责。

灾害发生后，卫生应急系统应按照上述相应原则快速响应，力争做到"三覆盖、三同时"，即灾区医疗救援、卫生防疫、医用物资"三个全覆盖"，医疗救援与伤员搜救、医疗救治与卫生防疫、卫生服务与社会动员"三个同时"。具体步骤包括：

1.各级救灾指挥系统立即运转

按照响应级别，相应的指挥系统立即运转，各岗位人员按照应急预案立即到位，开展工作。

2.应急队伍调动

应按照灾情大小、受灾范围等，分阶段、按需求、成梯队调集卫生人力资源，分工开展医疗卫生救援。

3.应急物资调运

应指派专业人员与交通运输部门或专业物流公司协作，建立立体配送、精确配送物资供应保障体系，确保应急队伍和救灾工作的需要。

4.完善协作机制

在应急准备基础上，进一步建立起应急状态下协调有序、协作有力的部门上下和部门间的沟通协作机制。

5.快速组织评估

在调动救援队伍的同时，尽快组织开展对灾情、伤情及公共卫生状况与需求等的快速评估。快速评估结果作为资源调配、策略制定等的重要决策依据。

根据以往自然灾害紧急医学救援经验，提出按照"一个主题、两大任务、三大策略、四项措施、五环相扣、全程监控"的整体策略开展卫生应急救援（图1-1）。

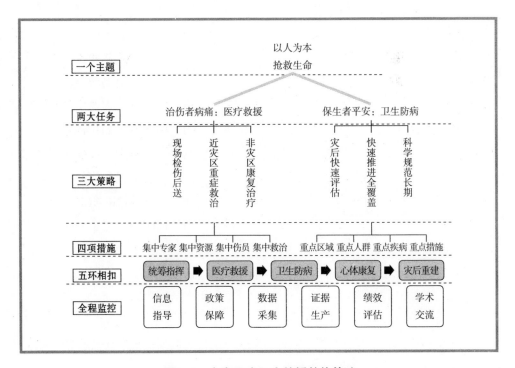

图1-1 灾害医疗卫生救援整体策略

一个主题：救灾医疗卫生保障工作应以抢救生命为主题，政府主导、部门配合、全民参与，最大限度地保卫生命安全和健康。

两大任务：救灾医疗卫生救援工作紧扣两大任务，即治伤者病痛（医疗救援及康复）和保生者平安（卫生防病）。

三大策略：医疗救援采取三级救治，即现场检伤后送——近灾区重症救治——非灾区康复治疗；卫生防病采取三阶段防控，即应急响应与快速评估——卫生防病全覆盖——卫生防病坚持科学化、规范化、长期化。

四项措施：危重症患者采取四个集中，即集中专家、集中资源、集中伤员、集中救治；卫生防病全覆盖下狠抓四个重点，即重点区域、重点人群、重点环节和重点措施。

五环相扣：指统筹指挥、医疗救援、卫生防疫、心体康复和灾后重建五个环节应紧密配合、策略完备、科学救灾。

全程监控：指在救灾医疗卫生救援工作中，持续实施信息指导、政策保障、数据采集、证据生产、绩效评估和学术交流，确保各项医疗卫生救援工作策略科学合理完备、措施高效可操作。

第二章　卫生应急的组织体系和运行机制

第一节　组织体系与运作机制

体制的完善程度直接关系到机制运转的灵敏程度，本节主要以紧急医学救援任务时的管理与运作体制为例，阐述管理体系建设与运作机制完善问题。

我国目前的紧急医学救援管理体制建设，虽然已经考虑到和照顾到了应急机制的高效运转问题，但在多个环节的联动性上依然有许多需要进一步加以完善的方面。在体制方面，如何建立和健全更高效有序的信息联动机制是我国目前应急救援管理体制中存在的最大问题之一，特别是横向的管理联动机制，即各部门、各地方之间的日常运作机制，主要有以下六种运作方式。

一、主体责任牵头

各级应急管理部门承担起其职责定位中已经明确的协调、沟通、汇总等职能，通过与各专业应急部门、垂直部门以及相邻地方地区在信息方面联网和对接，实现部门之间、条块之间和区域之间的信息汇总和信息共享。例如，目前我国的大应急管理体系主要由应急管理部（厅、局）负责，而其中涉及伤病员救治的卫生应急则由卫健委负责。

二、部门之间的相互联动

根据应急管理法律、法规和预案的要求，明确各种突发事件的主管部门、协助部门以及各自应履行的应急管理工作的权力、职责和程序等，一旦突发事件发生，相关部门立即按规定自动进入相应的角色，并承担起相应的职责。例如，突发事件发生后，公安部门负责秩序，卫健部门负责医疗，民政部门负责受灾人群安置等。

三、条块之间的联动

所谓条块，可以把"条"理解为纵向的垂直关系，把"块"理解为横向的对接关系。按照应急救援管理的法律、法规和预案，建立垂直部门和事故发生地之间在信息通报、应急信息响应、资源调配和技术支持等方面的联动机制，从而实现纵向的垂直联动和横向的对接联动，并实现纵与横的有效互动。例如，实战任务中，市级卫健委要接受省级卫健委的命令，同时还要接受本级人民政府的指挥。

四、相邻的地方之间的联动

中央政府积极鼓励和协助相邻的各地方、地区之间通过协议等多种方式，建立跨区域之间的联动机制，如日常应急信息的互报制度、应急物资和人员的互助制度等。当前正积极对接建设的成渝双城经济圈，即为典型的地方之间的联动。

五、党政之间的联动

这是党委领导和政府负责的体制性联动，是中国特色社会主义制度的具体表现及行政管理体系的延续。例如，一个医院成立应急管理委员会，党委书记担任主任，院长担任行政主任，各部门共同参与，对本院的所有突发事件实施统一领导。行政主任（院长）以应急管理委员会为载体，负责具体的应急救援指挥工作，各部门就危机处置的情况及时上报委员会，提供咨询、预警或建议。当事件进一步恶化时，党委就会在第一时间了解事态发展的严重程度和基本趋势，及时利用党委的权威性来调动各方面的资源，共同展开突发事件的处置。

六、不同层级政府之间的联动机制

在属地为主的管理原则指导下，凡属地政府可以自行处置的突发事件，均由属地政府统一负责处置；当属地政府无力应对或受权力所限无法进行有效应对时，则需要更高一级政府的协助，这就需要建立以属地政府为主、上级政府协助的组织协调机制，上级政府可以予以人力、技术和物资援助等各方面的支持，保证属地政府进行及时有效的处置；当突发事件规模升级为跨区域的事件时，建立以上一级政府为主负责应急处置，各属地政府积极配合的分级响应机制；建立特别重大或跨地区、跨部门重大突发事件由国务院统一指挥、各地方政府积极配合的应急响应机制。具体运作机制示意图如图2-1

所示。

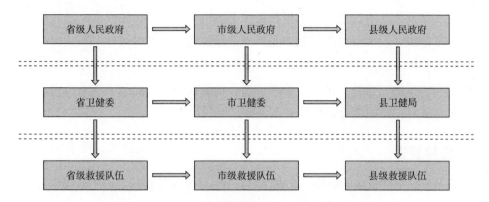

图2-1　我国主要应急管理体系及运作机制示意图

第二节　卫生应急处置面临的问题

一、核心问题

卫生应急是为预防和减少突发公共事件的发生，控制、减轻和消除突发公共事件引起的严重社会危害而采取的一系列应急管理和技术活动的总称；同时，也是为控制和消除其他突发公共事件所引发的严重公共卫生和社会危害而采取的紧急医学救援和卫生学处理的活动。其主要包括监测预警、风险评估、现场调查与处置、紧急医疗救援、危机沟通、心理援助、恢复和重建等活动。

卫生应急处置的核心问题是如何将毁损、残缺、拥塞、无序的日常卫生医疗秩序，转变为满足紧急救助、救护、救治需要的有序应急卫生医疗服务。

二、组织指挥

重大突发公共事件发生，通常会出现通信中断（线路拥堵或通信设施破坏），交通道路不畅，信息传递受阻。后方指挥人员对人员伤亡、卫生医疗系统受损、受灾地紧急需求等信息无法及时掌握，无法对事件进行科学、准确的评估，造成决策指挥延迟，救援力量调派不足或过度。现场指挥人员缺乏信息报送通路，紧急需求无法得到支持。

三、医疗救治

重大突发公共事件通常会出现在医疗卫生机构场所，设施设备、药品器械等不同程度损毁，或者日常医疗秩序受到冲击性挤兑，从硬件条件上影响医疗卫生体系的完整性。医疗卫生人员伤亡，从组织管理体系、技术能力保障等方面影响医疗卫生体系的完整性。信息交换和传递系统受损，区域之间、体系机构之间的联系渠道破坏，影响医疗卫生体系的整体性和协同性。

四、公共卫生

正常生存生活秩序的破坏，饮食饮水安全、环境卫生保障、庇护所集中安置问题突显，导致传染病流行风险增加；突发事件的恶性刺激导致精神疾病发病增多；日常EMS服务存在挤兑风险，慢性病的持续医疗服务和社区药房服务可及性降低。

第三节　突发公共卫生事件的报告与通报

一、突发公共卫生事件的报告

任何单位和个人有权向各级人民政府及其有关部门报告突发公共卫生事件及其隐患，有权向上级人民政府及有关部门举报不履行或者不按照规定履行突发公共卫生事件应急处理职责的部门、单位及个人。

（一）责任报告单位和责任报告人

1.责任报告单位

（1）县级以上各级卫生行政部门指定的突发公共卫生事件监测机构。

（2）各级各类医疗卫生机构。

（3）各级卫生行政部门。

（4）县级以上地方人民政府。

（5）其他有关单位：主要包括突发公共卫生事件发生单位、与群众健康和卫生保健工作有密切关系的机构，如检验检疫机构、环境保护监测机构、食品药品监督检验机构和教育机构等。

2.责任报告人

执行职务的各级各类医疗卫生机构的医疗卫生人员、个体执业医生。

（二）报告时限和程序

突发公共卫生事件监测报告机构、医疗卫生机构和有关单位发现突发公共卫生事件，应当在2小时内尽快向所在地县（市、区）卫生行政部门报告。

接到报告的县（市、区）卫生行政部门应当在2小时内尽快向本级人民政府和市（州）卫生行政部门报告，并应立即组织进行现场调查确认和紧急处置，随时报告事态进展情况。

市（州）卫生行政部门应当在2小时内尽快向本级人民政府和省卫健委报告；省卫健委应当在2小时内尽快向省政府和卫生部报告。

各级人民政府应当在接到报告后2小时内尽快向上一级人民政府报告。

报告应逐级上报。但对可能造成重大社会影响的突发公共卫生事件，省以下卫生行政部门可直接上报卫生部并同时报告省卫健委。

各级疾病预防控制机构接到报告信息后，应逐级及时审核信息，确保信息的准确性并汇总统计、分析，按照规定上报本级人民政府卫生行政部门和上一级疾病预防控制机构。

（三）报告内容

突发公共卫生事件报告分为首次报告、进程报告和结案报告，根据事件的严重程度、事态发展和控制情况及时报告事件进程。

（1）首次报告未经调查确认的突发公共卫生事件或隐患的相关信息应说明信息来源、危害范围、事件性质的初步判定、已采取和拟采取的主要措施。

（2）经调查确认的突发公共卫生事件报告应包括事件性质、波及范围、危害程度、流行病学分布、势态评估、控制措施等内容。

（3）卫生部、省卫健委规定的其他内容。

二、突发公共卫生事件的通报与信息发布

根据突发公共卫生事件的实际情况和工作需要，省卫健委及时向省有关部门和各市（州）卫生行政部门及军队有关部门通报突发公共卫生事件的情况；同时及时向毗邻和可能波及的省（自治区、直辖市）卫生行政部门通报突发事件的

情况。

突发公共卫生事件发生地的市（州）、县（市、区）卫生行政部门及其应急处理专业技术机构应当及时向其他有关部门及毗邻和可能波及的市（州）、县（市、区）卫生行政部门及其应急处理专业技术机构通报突发公共卫生事件的情况。

接到通报的市（州）、县（市、区）卫生行政部门及其应急处理专业技术机构应当采取相应的防范措施并视情况及时通知本行政区域内的医疗卫生机构和有关部门做好应急处理准备，防止突发公共卫生事件在本行政区域内发生并服从上级卫生行政部门的统一指挥和调度，支援突发公共卫生事件发生地的应急处理工作；县级以上地方人民政府有关部门对已经发生的突发公共卫生事件或者发现可能引起突发公共卫生事件的情形时，应当及时向同级人民政府卫生行政部门通报。

按照国务院卫生行政部门的授权，省卫健委负责向社会及时、准确、全面发布本行政区域内突发公共卫生事件的信息。

三、突发公共卫生事件的应急反应和终结

（一）突发公共卫生事件的应急反应原则

发生突发公共卫生事件时，按照事件的级别，事发地的县级、市（州）级、省级人民政府及其有关部门做出相应级别的应急反应。同时遵循突发公共卫生事件发生发展变化的需要及时调整反应级别。

突发公共卫生事件应急处理要采取边调查、边处理、边抢救、边核实的方式，以有效措施控制事态发展。

上级人民政府突发公共卫生事件应急预案启动后，下级人民政府突发公共卫生事件应急预案自然启动；各有关部门机构应急预案自然启动。

政府突发公共卫生事件应急预案启动后，政府突发公共卫生事件应急指挥部即刻成立。下级人民政府在上级人民政府突发公共卫生事件应急指挥部的统一领导和指挥下开展应急处理工作。

（二）突发公共卫生事件的分级反应

1.一般（Ⅳ级）突发公共卫生事件的应急反应定义、标准

（1）事发地县（市、区）人民政府应急反应：负责组织有关部门开展突发

公共卫生事件应急处置工作。保证突发公共卫生事件应急处理所需的交通、通信工具和医疗器械、防护设备及药品等物资供应；检查督导有关部门落实突发公共卫生事件的应急措施；督导乡（镇）人民政府、街道办事处按照应急要求组织居民委员会、村民委员会开展各项应急处理工作，防止事件扩大和蔓延；决定启动县（市、区）应急预案。

（2）事发地县（市、区）卫生行政部门应急反应：立即组织医疗卫生应急队伍开展现场流行病学调查、致病致残人员医疗救治、传染病病人及密切接触者隔离和医学观察、环境生物样品采集检验和消毒、杀虫、灭鼠等紧急处理措施；及时组织专家对事件进行综合评估，判定事件的性质、危害程度、涉及范围和等级；同时按照规定向当地人民政府和上一级卫生行政部门报告；必要时向本级人民政府提出启动县（市、区）应急预案的建议。

（3）事发地市（州）卫生行政部门应急反应：快速组织专家对突发公共卫生事件应急处理工作进行技术指导；检查督导本行政区域内其他县（市、区）卫生行政部门的应急准备工作。

（4）省卫健委应急反应：根据地方卫生行政部门的请求，提供有关技术支持。

2.较大（Ⅲ级）突发公共卫生事件的应急反应定义、标准

（1）事发地市（州）人民政府应急反应：组织协调指挥政府相关部门开展突发公共卫生事件应急处置工作，决定本行政区域内要采取的紧急应急措施。负责组织有关部门做好医疗救治、人员隔离与疏散安置工作，依法进行疫区的确定与封锁，做好舆论宣传和健康教育工作；保证突发公共卫生事件应急处理所需的经费和交通、通信工具和医疗救治、预防用防护设备、药品、医疗器械等物资的供应，检查督导政府相关部门和下级人民政府落实突发公共卫生事件的应急措施，防止事件扩大和蔓延；决定启动市（州）应急预案。

（2）事发地市（州）卫生行政部门应急反应：市（州）卫生行政部门迅速组织开展现场流行病学调查、致病致残人员救治、传染病病人及密切接触者隔离和医学观察、环境生物样品采集检验和消毒、杀虫、灭鼠等紧急处理措施；按照规定向当地人民政府、省卫健委报告调查处理情况。必要时向市（州）人民政府提出启动市（州）应急预案的建议。

县（市、区）人民政府按照市（州）人民政府的要求组织开展各项应急处理工作；启动县（市、区）突发公共卫生事件应急预案，成立县（市、区）突发公

共卫生事件应急指挥部。县（市、区）卫生行政部门按照市（州）卫生行政部门的要求组织开展各项应急处理工作，落实各项预防控制措施。

（3）省卫健委应急反应：检查督导事发地突发公共卫生事件应急处理工作，及时组织专家和应急队伍对地方卫生行政部门突发公共卫生事件应急处理工作提供技术指导和支持。必要时请求卫生部提供技术支持和指导。

3.重大（Ⅱ级）突发公共卫生事件的应急反应

（1）省政府应急反应：根据省卫健委的建议和应急处理的需要，决定成立省突发公共卫生事件应急指挥部，负责全省突发公共卫生事件应急处理的统一领导和指挥，研究决定重大应急处理决策和采取的措施；组织协调有关部门和地区紧急调集和征集有关人员、物资、交通工具及相关设施、设备，进行现场隔离、人员疏散及安置，保证应急处理所需的物资、经费，协助卫生行政部门进行病人及密切接触者的隔离、伤员救治；依法进行疫区的确定与封锁；及时做好舆论宣传与引导；检查督导省政府有关部门和市（州）人民政府应急处理工作；调度未发生突发事件的地方人民政府支援事发地应急处理工作；必要时请求国务院予以支持，保证突发事件应急处理工作的顺利进行。

（2）省卫健委应急反应：迅速组织医疗卫生应急队伍和有关人员到达突发公共卫生事件现场，指导并协助事发地开展应急处理工作；进行流行病学调查与分析、采样与检测；组织开展医疗救治、传染病患者隔离、密切接触者追踪和医学观察、疫情控制等措施；组织专家对事件进行综合评估和确认，判定事件性质和等级，分析事件的发展趋势，提出应急处理工作建议；根据需要请求卫生部提供技术支持和指导；必要时向省政府提出启动省应急预案的建议；按规定及时向省政府和卫生部报告事件应急处理工作情况；及时向其他有关部门、毗邻和可能波及的省（自治区、直辖市）人民政府卫生行政部门通报有关情况。

事发地市（州）、县（市、区）人民政府按照省政府的要求组织开展各项应急处理工作；启动市（州）、县（市、区）应急预案，成立市（州）、县（市、区）应急指挥部，组织本行政区域相关部门开展应急处置工作，落实有关控制措施。

事发地市（州）、县（市、区）卫生行政部门按照省卫健委的要求组织开展各项应急处理工作，落实各项预防控制措施；及时向本级人民政府和上级卫生行政部门报告调查处理情况。

4.特别重大（Ⅰ级）突发公共卫生事件的应急反应

（1）省政府的应急反应：省突发公共卫生事件应急处理指挥部在全国突发公共卫生事件应急指挥部的统一领导和指挥下，组织协调省政府各部门和各级地方人民政府做好突发公共卫生事件的应急处理；设立由政府有关部门组成的工作组开展突发事件的决策指挥、疫情监测与分析、流行病学调查与控制、医疗救治、信息发布、宣传教育、国际交流与合作、应急人员和物资设备的调集、后勤保障以及督导检查等工作。调度未发生突发事件的地方人民政府支援事发地应急处理工作；及时向国务院和卫生部报告工作情况。

（2）省卫健委应急反应：迅速组织医疗卫生机构和医疗卫生应急队伍及相关人员赶赴现场开展应急处理工作；进行流行病学调查与分析、采集标本样品检验和对下级机构的检验结果进行复核确认；组织开展医疗救治、传染病患者隔离、密切接触者追踪和医学观察、环境消毒等预防控制措施；组织专家对事件进行综合评估，分析事件的发展趋势，提出应急处理工作建议；请求卫生部给予技术指导并配合卫生部组织的有关专家进行事件确认，判定事件性质和等级，对不明原因的突发公共卫生事件组织开展病因查找和诊断治疗的研究；及时向省政府和卫生部报告应急处理工作情况。

事发地市（州）、县（市、区）人民政府按照省突发公共卫生事件应急指挥部的统一部署和要求立即组织开展各项应急处理工作，启动市（州）、县（市、区）应急预案，成立市（州）、县（市、区）突发公共卫生事件应急指挥部；组织领导、协调指挥本行政区域内有关部门开展突发公共卫生事件处置工作；检查督导有关部门认真履行职责、承担规定的应急任务、落实有关预防控制措施；要求有关单位和个人积极配合、大力支持应急处理专业机构进行现场调查处理、采样等工作。

事发地市（州）、县（市、区）卫生行政部门按照上级卫生行政部门的有关要求，迅速组织本行政区域内各级各类医疗卫生机构和医疗卫生应急队伍开展应急处理工作，落实各项预防控制措施，防止事件扩大和蔓延；及时向本级人民政府、上级卫生行政部门报告调查处理情况。

（3）非事发地各级人民政府应急反应：按照省突发公共卫生事件应急处理指挥部的统一部署和要求做好应急处理准备；要求卫生行政部门和有关部门主动开展监测并落实必要的预防控制措施，防止传染病传入或者事件在本地发生；加强信息收集和报告工作，开展防治知识宣传和健康教育，提高公众自我保护能力和意识；服从省突发公共卫生事件应急处理指挥部的调度，对事发地进行人员、技术、物资、装备等支持。

四、突发公共卫生事件的终结

突发公共卫生事件的终结需符合以下条件：突发公共卫生事件隐患或相关危险因素消除后或末例传染病病例发生后经过最长潜伏期无新的病例出现。

一般（Ⅳ级）突发公共卫生事件由县（市、区）卫生行政部门组织专家进行分析论证，提出终结建议，报县级人民政府或其突发公共卫生事件应急指挥部批准后实施并向上一级卫生行政部门报告。

较大（Ⅲ级）突发公共卫生事件由市（州）卫生行政部门组织专家进行分析论证，提出终结建议，报市（州）人民政府或其突发公共卫生事件应急指挥部批准后实施并向省卫健委报告。

重大（Ⅱ级）突发公共卫生事件由省卫生行政部门组织专家进行分析论证，提出终结建议，报省人民政府或省突发公共卫生事件应急指挥部批准后实施并向国务院卫生行政部门报告。

特别重大（Ⅰ级）突发公共卫生事件的终结，按照国务院或全国突发公共卫生事件应急指挥部或国务院卫生行政部门的规定实施。

上级卫生行政部门可根据下级卫生行政部门的请求，及时组织专家对突发公共卫生事件终结的分析论证提供技术指导和支持。

五、突发公共卫生事件后期评估

突发公共卫生事件结束后，各级卫生行政部门应在本级人民政府的领导下，组织有关人员对突发公共卫生事件的处理情况进行评估。评估内容主要包括事件概况、现场调查处理概况、患者救治情况、所采取措施的效果评价、应急处理过程中存在的问题和取得的经验，评估报告上报本级人民政府和上一级卫生行政部门。

第四节　卫生应急的指挥组织及决策系统

一、国际突发事件指挥系统的构成与发展

国外灾难医疗紧急救援体系发展经历了从最早的单灾种防灾管理体系、多灾

种防灾管理体系到现在的综合国家危机管理体系。突发事件自身演化的不确定性是影响现场应急指挥部发挥效力的最大难题。指挥效力往往需要通过规范化、形式化的组织形式，才能保障应急响应行为的确定、可靠。从国际上看，目前每个国家基本都有自己的突发事件指挥系统。

1.英国突发事件指挥系统

2001年，英国政府出台了《国内突发事件应急计划》，在国家层面，英国首相担任应急管理的最高行政官。作为非常设机构的内阁紧急应变小组（COBR）是应急管理协调和决策的最高机构，在内阁办公室设立国民紧急事务秘书处（CCS），作为国家应急管理办事机构，把全国划分为9个区域性管理局（ROC），各局设立应急金色指挥机构（GOLD），制订区域性防御计划及实施细则，组织所辖区域应急管理宣教、培训和演练。

建立"金、银、铜"三级处置机制，三个层级的组成人员和职责分工各不相同，通过逐级下达命令的方式共同构成一个高效的应急处置工作系统（图2-2）。

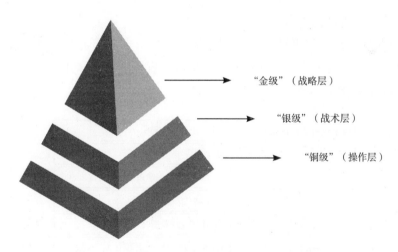

"金级"（战略层）

"银级"（战术层）

"铜级"（操作层）

图2-2　"金、银、铜"三级应急处置工作系统

在应对具体灾害的时候，英国政府的一个主要原则是，地方政府做主导组织救援工作，以便最快捷地提供救援受困人员、阻止灾害扩大等所需的资源、人力和信息。如首都伦敦建立起了"紧急规划长官"负责紧急规划机构。

灾难发生后，负责人必须协调各方面的力量有效处理事务，并负责向相应的中央政府部门咨询或寻求其他必要的支援。中央政府也会启动所有应急机制，从陆地、河道和空中提供急救和支援（图2-3）。

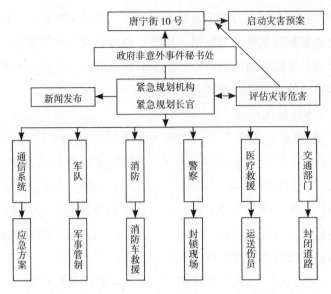

图2-3 英国卫生应急的指挥组织及决策系统

2.日本突发事件指挥系统

日本突发公共卫生事件应急管理体系分为：中央—都（道、府、县）—市（町、村）3级，由主管卫生和福利的厚生劳动省负责建立，并以之为中心，纳入整个国家危机管理体系（图2-4）。

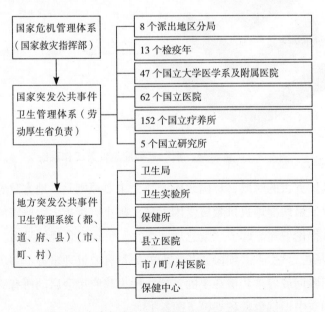

图2-4 日本卫生应急的指挥组织及决策系统

3.俄罗斯突发事件指挥系统

俄罗斯紧急情况部是俄罗斯处理突发事件的组织核心，其在远东地区、西北地区等地区设立了6个地区中心，每个中心在紧急情况部的直接领导下负责所辖地区各种灾害事故的预防和处理（图2-5）。

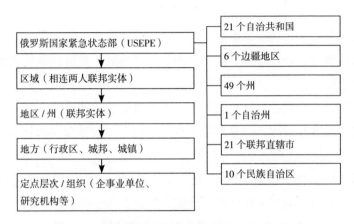

图2-5　俄罗斯卫生应急的指挥组织及决策系统

4.德国突发事件指挥系统

德国政府十分重视国家紧急医疗救援，相关法律制度完善，颁布了各种法律明确规定国家实行属地管理，州政府负责在和平时期向公民提供紧急医学救援，联邦州负责推动议会立法、集中紧急培训、建设消防与救援力量、统一救援行动、指挥与协调灾难救援等。政府仅在灾难超出联邦州能力范围、联邦州请求救援的情况下才会提供紧急协调和灾难救助。

从横向结构来看，目前参与紧急医学救援的队伍涵盖了消防中心、警察局、刑事调查局、技术救援协会、ADA（德国汽车俱乐部）、事故医院以及各种志愿者救援组织等。

从纵向结构来看，全德有一个最高指挥系统，灾难救援工作由联邦德国内政部统一指挥和领导。其次，联邦政府设有16个州，都设有紧急医疗救援体系。在联邦州以下地方层面上，有27个行政区政府和行政专区。

5.美国突发事件指挥系统

（1）现场应急响应组织结构：非常规突发事件应急响应过程中，如何有效地管理和协调政府部门、企事业单位、非政府组织、志愿者、国际救援机构、组织或个人等的关系，在事件现场开展应急行动是事件现场应急响应工作成功开展的关键。现场应急响应组织将事件现场来自不同组织的应急响应参与人员整合在统一的组织架构中，实现事件现场应急响应工作的组织化运作，为管理和协调事件现场应急响应参与人员提供一种有效途径。非常规突发事件发生后，事件响应现场的多个部门应急响应人员通过构建现场应急响应组织，实现协同合作开展应急响应工作。

通过设计合理的现场应急响应组织结构，能够建立事件现场应急响应参与人员之间清晰的指挥链条，增强各成员之间的信息沟通，是协调事件现场应急响应工作的有效手段。

现场应急响应组织的设计原则如下：一是目标的一致性和管理的统一性；二是有效的管理幅度和层次；三是对等的权利和职责；四是合理地分工和保证密切配合。

突发事件应急指挥体系（ICS）提出了一种被广泛采用的现场应急响应组织的设计方案，将应急响应工作涉及的设施、装备、人员和程序集成在一个公共的组织框架中，能够提供有效的突发事件现场管理功能。ICS被广泛地用来组织突发事件现场的管理活动，为事件现场应急响应工作提供一种集成的组织结构，主要包括指挥、行动、计划、后勤保障、财务与行政五大职能领域，能够用于从简单到复杂等一系列广泛的突发事件，包括自然的、人为的和灾害性的恐怖主义行为。同时，ICS被美国联邦、州、地方、部族等各级政府以及许多私营部门和非政府组织使用。

（2）突发事件应急指挥体系（ICS）的发展：美国应急预案管理体系的核心由NIMS标准名称（national interagency incident management system）和NRF标准名称（national response framework）共同构成。其中，NIMS重点规范应急指挥体系的标准化，即突发事件指挥系统（ICS）；NRF则对国家应急管理总体框架进行标准化和规范化。NIMS根据事件复杂性（如影响范围和严重程度等），将突发事件按由轻微到严重分为5级，并依据其复杂程度分类，分别由对应级别的政府进行分级响应（图2-6）。

应急指挥系统（ICS）作为NIMS的核心，作为标准化的模板，形式化、规范化的指挥组织形式可保证每一个参与单位与个人能稳定地控制其他合作成员的行为，能够保障行政组织的控制高效，也能避免和克服组织惰性倾向，是现场指挥部对救援行为后果进行理性决策的前提（图2-7）。

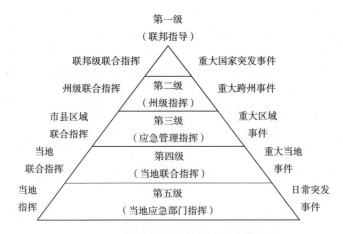

图2-6　美国突发事件应急指挥体系

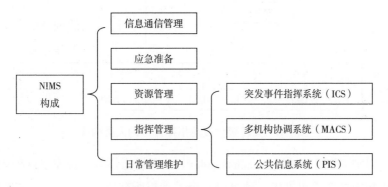

图2-7　应急指挥系统结构

突发事件应急指挥体系（ICS）的组织功能主要是基于以下五项工作建立的：其中指挥处于核心的地位，其他四项工作都是为指挥服务（表2-1）。

表2-1　突发事件应急指挥体系的主要功能

序号	工作类型	工作内容
1	指挥（Command）	制定应急管理的目标和优先级别，对要处理的突发事件负大部分的责任
2	作业（Operation）	以实际的行动来完成应急管理的计划
3	计划（Planning）	对所有的信息进行收集与评估，研究制定达到应急管理目标的行动计划
4	后勤（Logistics）	为各项应急管理行动提供所需的应急资源和其他服务

续表

序号	工作类型	工作内容
5	财务（Finance）	为各项应急管理行动提供经费和财务分析，并监督各行动的花费

（3）突发事件应急指挥体系（ICS）的构成：现场指挥官（incident commander）与指挥人员（command staff）（图2-8）。

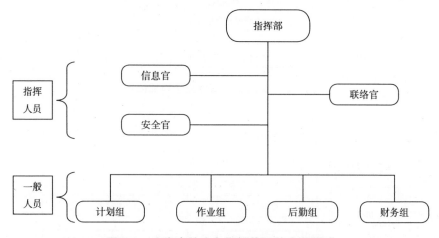

图2-8　突发事件应急指挥体系的人员构成

1）现场指挥官（incident commander）：现场指挥官是突发事件处理的领导者，在小规模的突发事件中，他可以一个人承担所有的职责；但在大规模的突发事件中，现场指挥官可以通过一般人员或指挥人员共同处理。可以有一个或多个副指挥官，现场指挥官可以任命指挥人员（command staff，简称CS）和一般人员（general staff，简称GS）的成员。现场指挥官可以根据突发事件的局势和应对情况将权力下放给这些指挥人员。

2）指挥人员的每项工作只有一个官员（officer），没有副官，但可以根据需要设立一个或若干个助理人员，这些指挥人员主要是"新闻官""安全官"和"联络官"，具体如下。

第一，新闻官（public information officer，PIO）是桥梁，负责设立新闻发布中心，定期发布信息，把有关的信息传递给媒体，让媒体有效并且正确地将应急管理的活动传播给大众，并确保媒体记者的安全。

第二，安全官（safety officer），负责监控突发事件现场的安全状况，拟定有关的预防与保护措施，以确保所有参与应急管理人员的安全。

第三，联络官（Liaison Officer），当突发事件涉及多个政府机关或多个行政区域时，相关单位或区域会派出人员代表其参与突发事件的处理与联络工作，联络官要担负起不同单位或区域人员的接洽、报到、联络和登记等相关工作事宜。

3）一般人员（General Staff）如表2-2所示。

表2-2　一般人员分类一览表

序号	分类	主要职责
1	作业组	负责所有突发事件应急管理的执行
2	计划组	搜集、分析和处理突发事件的相关信息
3	后勤组	负责处理突发事件时所需要的各种支持
4	财务组	管理突发事件的财务工作

总之，应急指挥体系的每个部门都可以根据需要进行扩大和细化。

在美国突发事件的应急管理中，突发事件应急指挥体系（ICS）的基本组织采用的可扩展的树状结构，根据突发事件的规模，组织结构可以自由扩编，以便满足较大规模突发事件的需要，具有很强的灵活性。突发事件应急指挥体系（ICS）已经成为应对所有突发事件的一种有效的工具。但在2005年卡特里娜飓风之后，ICS也受到学者和实践者的质疑，新时期下有关ICS的质疑主要是认为其缺乏灵活性和创造性，另外也直接导致了更大的集中化和官僚弊端，有必要进一步研究ICS在不同紧急情况下的应用。

二、中国应急管理指挥系统

在我国，突发公共事件应急处置是中国共产党和政府面对危机的社会治理活动，是一种社会组织行为，各级卫生计生行政部门在同级人民政府或其应急指挥部的统一领导下按照"平急结合、分级负责，统一指挥、严格管理"的原则，根据本地实际需要，成立卫生应急指挥机构，我国在国家卫生健康委员会、省市卫生健康委员会、县区卫生健康局设置。

指挥机构日常工作由各级卫生计生行政部门应急管理办公室承担，内容包括：预案准备、监测预警、队伍管理、资源管理、培训演练、通信维护、保障协调等。启动应急响应时，领导机构进入工作状态，卫生应急办公室一般宜编入应急指挥部的综合协调组，协助指挥长和综合协调组组长开展综合管理和指挥协调等工作。

各级医疗卫生机构（医院、疾病预防控制机构、卫生监督机构、血站、健康教育机构）成立卫生应急工作领导小组，并负责本单位卫生应急工作以及救援支援任务。日常工作仍由应急管理办公室或应急任务指定部门和人员承担。

（一）国家指挥机构的建立和职责

由国家卫生健康委主任担任指挥组长，负责接收分析相关信息，向党中央、国务院报告，提出应对措施和建议；组织指导医疗救治和卫生防疫工作；组织协调全国医疗卫生资源进行支援；根据工作需要，派出前方协调组，在灾区协调医疗卫生救援工作；协调应急物资供给和生产保障。

（二）省市指挥机构的建立和职责

省级、市级卫生应急指挥组负责组织和协调本省、市卫生应急救援工作。由卫生行政部门的主要负责人担任领导小组组长（若有食药监等部门参与，可以由分管卫生的政府领导担任组长），并指定副主任担任副组长，小组成员由卫生健康委员会相关业务处（科）室负责人组成。

根据灾情情况，卫生应急指挥部可下设综合协调组、医疗救治组、卫生防疫组、药械组、专家咨询组、信息统计组、新闻宣传组、物资保障组、督导检查组、前方协调组等工作组，分别由卫生健康委机关相关处（科）室和有关直属单位人员组成（图2-9）。其职责如下：

综合协调组：主要负责指挥组内外综合协调，信息收集、汇总，督促上级领导交办的事项等。

医疗救治组：负责组织伤员救治，医疗救援队伍任务安排与协调，伤员转运、医疗救治技术指导等。

卫生防疫组：负责组织灾区卫生防疫工作，卫生防疫队伍任务安排与协调、卫生防疫技术指导等。

药物器械组：负责救灾药械的保障，接收上级调拨、社会捐赠的药品、器械，并及时下发给救援单位、队伍及后方医院等。

信息统计组：负责快速、准确地掌握地震灾害信息，并负责信息上传、下达。

后勤保障组：负责组织除药械外的应急物资，保障灾区医疗卫生需求；负责接收上级调拨、社会捐赠的后勤物资，并及时下发。

新闻宣传组：负责医疗卫生救援新闻采集、编写与卫生应急信息发布。开展健康教育、舆情监测、舆论导向及对公众的释疑解惑等。

前方协调组：负责与灾区指挥机构联络，协调后方力量支援当地开展工作。

督导检查组：负责督导检查灾区医疗卫生应急措施落实情况。

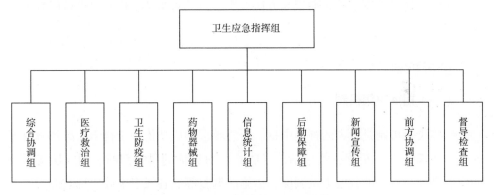

图2-9 卫生应急指挥组组织结构图

（三）县区指挥机构的建立和职责

县级卫生应急指挥组，由政府分管卫生健康的副县长（区长）或卫生健康局局长担任领导小组组长，卫生健康委副局长担任副组长，小组成员由相关科（股）室和相关直属单位负责人组成。指挥组全面负责全县卫生应急指挥协调、卫生资源调动、卫生应急处置等工作。

指挥组下设各小组，其职责可以参考省、市级应急指挥机构的模式。

（四）医疗卫生机构应急领导小组的建立和职责

医疗卫生机构应成立应急领导小组，由单位主要领导任组长，分管领导任副组长，内设机构负责人为成员，领导小组下至少应设置综合协调、后勤保障及现场处置等工作小组。按照同级卫生计生行政部门卫生应急指挥机构统一安排，调集单位人员和物资参加卫生应急工作。

（五）各级指挥组织的工作关系

为方便上级指挥机构与下级指挥机构的协调，上级卫生健康委员会可以在下级指挥机构派驻前方协调组。原则上不越级设置。前方指挥协调组与当地指挥机构不存在隶属关系，不参加直接指挥工作。仅负责了解当地救援工作开展情况，收集、汇总、向后方报告灾区医疗卫生资源需求、工作进展等信息，协调外援医疗卫生应急队伍，对灾区卫生应急工作进行指导。

后方指挥机构应及时将卫生应急工作重点、工作方法、要求等决策信息和其他灾区发生的新情况等及时通报前方协调组，供其对当地工作效果进行研判和工作指导。

三、运行机制

（一）指挥决策机制

指挥决策机制是救灾的神经中枢。应急救援的成功依赖于科学、高效、有序的应急决策指挥。指挥决策包括信息收集、对灾情的科学判断、制定切实可行的应急措施、有序的救援力量调度、措施的调整等。各级卫生计生行政部门、医疗卫生机构的自然灾害卫生应急指挥小组是救灾的指挥决策组织，需广泛收集灾区灾情，及时提出救援措施，尽早下达救援指令。需要及早调动灾区及灾区附近医疗卫生力量参加救援工作，确定伤员接收、转移单位，安排调运储备的救援物资。自然灾害后的第一周最好每天召开2次指挥决策会议，汇总信息，对救援工作进展、效果、问题进行分析，调整救援力量和救援措施。可以依托各地已经建立的应急指挥信息平台（或指挥决策系统）进行信息了解、沟通、成效判断，以及调整、部署应急处置措施。自然灾害发生1周后可以适当调整指挥决策会议频率，如每天1次，1个月后每3天1次或每周1次。在指挥决策中，应充分发挥专家咨询委员会和指挥部专家咨询组的作用，做到科学决策。

（二）协调会商机制

协调会商机制是互通信息、资源共享、相互协调，解决救援工作中存在的问题的一种有效形式。一般用于相关部门间，也可以用于上下级之间。自然灾害卫生计生应急指挥组织要收集需要相关部门知晓的信息、需要协助解决的问题、意见、建议，适时召开会商会议。召开的形式可以通过集中会议、视频会议、网络会议等。

（三）信息发布机制

信息发布机制是保证信息渠道畅通，满足群众对卫生部门救援工作开展情况、取得成效知晓权的一种方式。信息发布贯穿于整个救援的始终。主要方式是召开有媒体记者参加的卫生救援信息发布会、新闻通报会等。在召开前，要注意收集群众关注和感兴趣的问题，统一口径。会议前还要注意进行舆情监测，了解社会的关注点。

（四）工作评价机制

工作效果评价机制是通过各种指标的对比，对救援取得的成效进行客观评价的一种方式。可以进行阶段性评价，也可以在救援工作结束后进行评价。灾后卫生防病成效（即灾后无大疫发生的结论）的评价一般在自然灾害发生后3个月或半年时进行。建立效果评价机制对今后开展救援工作，提高救援效率有十分重要的意义。效果评价应该由卫生行政部门主导，评价参与人员应该是上级单位的专家。

（五）社会动员机制

在重大及以上自然灾害发生后，一般情况下伤员较多，往往需要社会力量协助做好伤员转运、照料、物资搬运、语言翻译（自然灾害若发生在少数民族地区，则需要懂民族语言的翻译，可以到民族院校招聘志愿人员）、开展心理卫生服务等。平时建立起与交通、民政、教育、团委（负责志愿者组织工作）、妇联等部门、组织及其他社区团体的联系，形成紧急情况下的社会动员机制，将会对开展灾后卫生应急救援工作发挥重要作用。

（六）国际合作机制

国际合作机制是获得国际支援、实现资源共享、技术合作、互助的基础。该机制通常包括与世界卫生组织、国际人道组织、邻近国家负责卫生的部门等建立联系，进行合作。该机制的建立、运转一般由国家层面负责。

（七）奖惩激励机制

责任追究与奖励机制是指对救灾工作中有玩忽职守、失职、渎职行为的有关人员进行行政处分，构成犯罪的依法追究刑事责任，对救灾中表现突出的先进个人、集体进行表扬、表彰的一种机制。建立严格的责任追究机制是鼓励大家积极参加救灾活动，努力工作和促进各项工作措施落实的重要保证。卫生计生部门需要主动与监察、人事部门联系，提供信息和资料，共同实施。

第五节　组建专家组织及应急队伍

一、组建专家组织

（一）卫生应急专家咨询委员会

在各级卫生应急指挥机构中，应设立专家咨询委员会，充分发挥专家咨询委员会的决策、咨询、参谋作用。专家咨询委员会作为各级卫生计生行政部门的咨询组织，应当遵循科学严谨、求实创新、主动参与的原则，发挥多学科、多专业的综合优势，积极开展相关领域的研究，为完善卫生应急体系、应对突发公共事件提供决策咨询。

（二）组成与职责

专家咨询委员会由从事公共卫生、临床救治、卫生管理及相关领域工作的专家组成，可在专家咨询委员会中设立紧急医学救援、传染病处置、中毒救治、核与辐射救治等专业组，日常开展协作机制，形成工作默契。

其主要职责是：

（1）研究国内外卫生应急相关领域的发展战略、方针、政策、法规和技术规范，了解相关工作进展情况。

（2）参与研究制订本级卫生应急体系建设与发展有关规划、政策、法规及各类实施方案。

（3）对卫生应急领域重大项目的立项和评审提供意见和建议。

（4）对突发事件的预防、准备和处置工作提供意见和建议，并给予技术指导。

（5）承担卫生行政部门委托的其他工作。

二、组建应急队伍

（一）队伍组织、类型

我国专业化卫生应急队伍从2011年开始建设，目前国家级授牌队伍按照防治结合的原则，采取分类建设，分为紧急医学救援类、突发急性传染病防控类、突发中毒事件处置类、核与辐射突发事件卫生应急类四种。2017年上海、广东、四川、湖南申建国际救援队。

由于四川地质灾害高发的特点，四川建立了省市县三级队伍。

在川卫生应急救援队伍，包括国家级3支：国家（四川）紧急医学救援队、国家移动处置中心华西救援队、国家（四川）中医应急医疗队。省级8支，详见表2-3。全省各市县均依托所属卫生医疗机构建立了卫生应急救援队伍。

表2-3　四川卫生应急救援队伍

省级救援队	救援总队	救援分队
四川（川南）紧急医学救援队	四川（凉山）高原卫生应急救援支队	四川省人民医院高原分队
四川（川北）紧急医学救援队	四川（甘孜）高原卫生应急救援支队	四川大学华西医院高原分队
四川（攀西）紧急医学救援队	四川（阿坝）高原卫生应急救援支队	四川省疾控中心高原分队
四川中医紧急医学救援队	—	四川省骨科医院高原分队
四川急性传染病防控队	—	—
四川中毒医学救援队	—	—
四川核与辐射医学救援队	—	—
四川高原卫生应急救援总队	—	—

（二）队伍的管理

各级卫生计生行政部门负责卫生应急救援队伍的统一管理，队伍服从本级及上一级卫生行政部门指挥和调派。队伍队员的日常管理由队员所在医疗卫生机构负责，队伍参加应急救援和演练期间队员由应急队队长统一管理。

卫生应急救援队伍成建制参加演练和救援工作接受同级卫生计生行政部门统

一调动和指挥。跨区域参加支援救灾工作要服从受灾地卫健委应急指挥机构统一指挥和安排。

队伍的日常管理主要包括制度管理、预案修订、人员备勤、装备维护、物资储备、演练计划、缺陷改进等工作，详见表2-4。队员原则上每3年调整一次，因健康、出国（1年以上）或其他原因不能履行职责的，经所在单位申报，批准单位应终止其任用。队伍承建单位根据《中华人民共和国突发事件应对法》将队员纳入高危职业人群管理，购买人身意外伤害保险；对在应急救援和培训演练中致病、致残、死亡的人员，参照机关事业单位工伤抚恤或工伤保险等有关规定给予抚恤保障。

表2-4 卫生应急救援队伍的日常管理

制度管理	组织制度、人财物管理制度、响应制度、备勤制度、维护制度、培训制度
人员管理	人员更迭、体能技能、纪律文化
预案管理	响应启动、集结拉动、运行运营、撤离组织
装备物资	储备储存、维护维修、更新替换
培训演练	计划实施、监测考评、评估分析、改进规划

1.队伍的专业组成

队伍人员专业分类为管理、医疗救治、卫生防疫、宣传、后勤五类，其中管理、宣传、后勤类人员在队伍中的比例分别约为5%、5%、20%，医疗救治、卫生防疫类人员在队伍中总占比分别约为70%，并根据队伍功能调整占比。

2.队伍的人员规模

国家级队伍按不低于60人/支，省级队伍按不低于30人/支出勤规模构建，并按1∶1的比例储备预备队员，市、县各级队伍按30人/支、10人/支进行构建（人口100万以上的县区按市级标准），队员与后备队员分别按1∶1（国家级）、2∶1（省级）、3∶1（市、县级）的比例储备预备人员。

3.队伍的组织结构

按照国际通用规则，应急队伍的运行与管理按任务分工分为：指挥决策、协调联络、公众信息、安全评估、事件干预5个责任人或小组。

（1）指挥决策：全面负责，设定目标和优先顺序。由应急管理和有救援经验的1~3人组成指挥小组，设队长1名，副队长1~2名。

（2）协调联络：协同其他机构和后勤保障部门。

（3）公众信息：处理媒体和公众事务。

（4）安全评估：负责公众人员的安全与特殊灾难匹配的特殊技能，如辐射检测和治疗，生物学的感染与控制。

（5）事件干预：负责各项医疗救援人员、技术支持专家和后勤保障专业人员。

4.队伍的装备

按照八类品目类（个人携行类、后勤保障类、通信信息类、新闻宣传类、医疗器材类、医疗药品类、医疗设备类、专业装备类），根据自身队伍的功能要求，按照有关政策规定对队伍进行装备采购，各级队伍各类标识标准、服装、队旗、通信等要求统一。队伍装备纳入委托建设单位固定资产管理，并报上级卫生行政部门备案管理。具体数据参见四川省卫生健康委员会《四川省卫生应急队伍装备管理规定（试行）》。

5.队伍的培训演练

队伍的日常培训演练，每个月至少开展一次培训或单项演练，每年至少开展一次全员全装综合演练，演练活动信息实行季报制度。

常用培训演练内容如下：

（1）通用技能：人文、地理、宗教、民俗、体能、心理、语言、生存、纪律。

（2）基本技术：检伤分类、紧急救治（通气、止血、包扎、固定、搬运、基础生命支持）、采样、消杀、消洗、防护、流调。

（3）管理技能：团队组织、指挥决策、协调联络、监测预警、风险评估、秩序组织、转送疏散、信息报送、后勤保障、舆情控制、媒体应用。

（4）专业技术：损伤控制、中毒与危化品处置、生物污染处置、核与辐射救治。

（5）环境技术：高原、山地、水上、航空环境医患安全技术，现场安全识别技术。

第六节 应急响应及队伍调动

一、应急响应原则

卫生应急响应的原则是：及早响应、组织有力、科学有序、依法规范、专业救援、就近支援。

灾害后，伤员救治是第一位，时间越早越好。伤员救治在黄金72小时之内开展将会大大降低病死率。为此，灾区卫生计生应急指挥机构务必及早调动各种医疗资源投入伤员救治中。救援中以自救为主，同时与外地支援队伍合作共同实施救援。要科学、合理安排救援队伍，尽可能在72小时内将救援队伍覆盖到所有灾区乡村和社区。

超出自然灾害发生地卫生救援能力需要外援支援的，由上级卫生计生行政部门统一组织安排。原则上就近支援。首先从发生地附近的周边地区指派救援队伍进行支援。出国（境）支援必须经过国家卫健委批准同意。

近年来，各地都建立了专业卫生应急救援队伍，原则上首先安排专业救援队伍实施救援。

二、应急响应方式

由于灾害的突发性、医学救援的紧迫性，灾害卫生应急响应方式可分为自动响应和按级别响应。灾害发生时救援队伍应急响应参考标准见表2-5（以地震为例）。

表2-5 各级卫生应急队伍地震灾害卫生应急救援准备建议

卫生应急队	特别重大		重大		较大		一般	
国家卫生应急队	国内	国外	国内	国外	国内	国外	国内	国外
	***	**	*	—	—	—	—	—
省卫生应急队	省内	国内省外	省内	国内省外	省内	国内省外	省内	国内省外
	***	**	***	*	**	—	—	—
市州卫生应急队	市州内	本省内市州外	市州内	本省内市州外	市州内	本省内市州外	市州内	本省内市州外
	***	***	***	**	***	*	*	—

续表

卫生应急队	特别重大		重大		较大		一般	
县卫生应急队	县内	本市内县外	县内	本市内县外	县内	本市内县外	县内	本市内县外
	＊＊＊	＊＊＊	＊＊＊	＊＊＊	＊＊＊	＊＊	＊＊＊	＊

注：＊＊＊需队伍立即集中，救援物资立即到位，可立即出发；＊＊队伍可不集中，但保持通信畅通，做好技术和物资准备，随时可集中出发；＊队员不集中，但保持通信畅通，正常日常工作，救援物资适当准备；—不需响应。

（一）自动响应

由于重大及以上自然灾害发生后的早期，通常会造成一段时间的通信、交通、电力中断，应急救援组织指挥非常困难，而卫生应急响应越早越好。因此，针对这种特殊状况，自然灾害发生后灾区当地及附近地区的卫生应急响应需要采取自动响应的方式。

自然灾害发生后，当地人员会最早感受到灾害，也能初步判断自然灾害的强度。可以根据自身感受，当地房屋破坏程度、媒体报道情况（自媒体的出现往往会很快），以及政府部门的通报，立即对自然灾害可能导致的人员伤亡进行初步判断。按照初步判断的伤亡人数、灾害分级响应标准（平时应掌握），决定是否立即启动应急预案，实施应急响应措施。一旦需要立即启动应急响应的，指挥、救援人员必须立即进入岗位，迅速组织调动各种资源投入救援工作中。同时，要尽快对当地灾情和医疗卫生救援能力，对外地支援的救援力量需求做出评估，并通过各种通信方式将已初步掌握的情况、初步判断向当地政府救灾领导小组、上级卫生计生行政部门进行汇报。

医疗卫生救援人员应立即回到工作岗位自动参加救援工作。邻近发生地的其他地区救援队员应停止正在做的工作，尽快携带相关装备赶赴预案设置的集中地点，接受统一指挥，前往灾区地参加救援工作。

灾区的医疗卫生机构在组织自救的同时，必须考虑对已有的住院患者进行转移和安置，尽快将一般疾病的住院病人安排出院。将急诊、危重症病房、外科、骨科、手术室床位等尽量腾空，用于伤员抢救。通常情况下，群众会将伤员送往条件较好，距离最近的市、县综合医院。为有利于外地支援队伍联系和统筹安排，灾区医疗卫生救援指挥部应在当地市、县人民医院设立一个联系点。

采供血机构立即启动应急响应，组织人员，将血液（浆）送往当地伤员收治集中的医疗机构。血液（浆）不足的尽快组织献血（浆）活动，同时向上级血站提出支援请求。

（二）按级别响应

按照灾害导致死亡的人数、直接经济损失、自然灾害级别及灾区的人口状况，国家自然灾害应急预案将自然灾害分为特别重大、重大、较大、一般四个级别（详见第一章）。对应的是启动 I 级、II 级、III 级、IV 级响应。国务院、省、市、县人民政府（抗震救灾指挥部）分别组织实施 I 级、II 级、III 级、IV 级自然灾害事件响应。各级卫生计生部门按照政府启动响应级别启动相应的卫生应急响应。

政府可能根据实际情况及事件发展趋势，调整响应级别。卫生应急响应也须跟随调整。为科学实施救援，原则上不能跨级别进行响应。

灾区超出本级应急处置能力时，应及时请求上一级卫生计生行政部门组织支援。上级卫生计生行政部门根据灾区卫生应急工作需要，也可调高响应级别，增加救援力量。对救助能力特别薄弱的地区、敏感地区、老少边穷地区可适当调高响应级别。

三、应急队伍的调动

发生灾害后，需要紧急救援，以及政府组织演练时卫生应急救援队伍可以进行调动。卫生应急救援队伍的调动实行：统一调动、按需调动、就近调动的原则。同时，要加强与军队、武警部队的协同救援，提高救援成效。

（一）统一调动

所有卫生应急救援队伍（含成建制的和临时组建的）参加外出的应急演练和应急救援必须接受上级卫生计生行政部门的指令，进行统一安排。在演练和实施救援期间所有队员的管理由领队负责。队伍的撤离同样必须经过领队请示派出单位同意批准后方可执行。出国参加国际救援必须由国家卫健委调动。跨境参加救援须由接受支援和受援地区共同的上级卫生计生行政部门批准同意，救援队不得擅自前往。以四川省人民医院为例，实行三级分级响应制度，服从统一调动（表2-6）。

表2-6 四川省人民医院应急值班表

第一批次应急响应队伍（急救中心值班一览）

时间	10月1日	10月2日	10月3日	10月4日	10月5日	10月6日	10月7日
	周五	周六	周日	周一	周二	周三	周四
急救中心行政三线							

根据突发事件的具体性质和情况，由医院应急办负责直接通知急救中心，负责调派人员。

第一批批次应急队伍定义为"现场处置型"应急快速反应小分队，接到指令后，当值人员应在30分钟内出发，由急诊急救部值班组长负责从应急库房准备相应物资，以快速出发为第一原则

第二批次应急响应队伍组成名单

时间	10月1日	10月2日	10月3日	10月4日	10月5日	10月6日	10月7日
	周五	周六	周日	周一	周二	周三	周四
应急办值守							
队员	队员由以下部门人员构成： 1.急诊急救部当日机动班人员　　2.神经外科当日值班二线 3.胸外科当日值班二线　　　　4.骨科当日值班二线 5.神经内科当日值班二线　　　6.心脏内科当日值班二线 7.感染科当日值班二线　　　　8.泌尿外科当日值班二线 9.急救车队应急值班人员 以上队员，根据突发事件的具体性质和情况，由医院应急办负责通知院总值班（8739×××，内线3270），院总值班负责具体调派人员（包括临时调派其他相关科室）。各科室必须优先保障应急任务						

第三批次应急响应队伍组成名单

国家紧急医学救援队全体队员（已通知节日期间24小时保持通信畅通，外出者需报备）。

国家紧急医学救援队的调动，仅接受四川省卫健委应急办主任直接指令，其他任何部门领导不得征调。

当发生重大灾害，通信中断时，响应原则：省内6.5级以上地震，周边省份7.0级以上地震，自行携带装备前往四川省人民医院城东病区集结待命。

第三批次应急队伍定义为"大型突发事件救援型"队伍，接到指令后，应在180分钟内集结出发，成建制地开赴现场进行应急处置工作

（二）按需调动

灾区卫生计生行政部门根据灾区范围、受灾程度、受灾人口和伤员数量、通往灾区的交通状况、气象等综合因素，确定支援灾区医疗、防疫、监督救援力量

和物资需求，根据实际需要安排救援力量。

（三）就近调动

为快速到达灾区，及早开展救援工作，调动前往灾区的支援队伍原则上先从灾区周边就近地区调动。在调动支援队伍时也要适当考虑队伍能否适应灾区的生存、生活环境（如平原地区的队员是否会出现严重高原反应）等。调动到少数民族地区去的最好是熟悉当地语言、民族习惯的队伍。

（四）协同救援

地方医疗救援队伍在参加救援时要注重与抢险救援的军队、武警保持联系，争取将其医疗人员纳入抢险救援编队中，以保证废墟中救出的群众能立即得到救治。

四、支援人员数量及救援时间

调往灾区的救援队伍数量要根据灾区救援任务来决定。可以一次性派往，也可以分批次派往，还可以安排其他地区长期对口支援人员。为提高效率，可以派出先遣队，将灾区情况报告指挥机构，后续队伍尽快跟进。重大以上自然灾害先遣队一般5~10人，后续队伍30~40人以上。一般救援队伍在灾区的工作时间在10~15天为宜，超过15天应该安排其他队伍进行轮换。

五、外援队伍工作原则

（一）属地为主原则

医疗卫生救援实行属地为主原则。所有外来支援队伍，无论级别高低，单位大小，人员多少，都应向属地指挥部报到，接受属地指挥部的统一调动、安排。

（二）救援与培养相结合原则

外地救援队伍在参加救援工作的同时要注重培训灾区医疗、卫生防疫人员，对灾区医疗卫生人员进行传、帮、带，留下一支不走的队伍。

第三章 卫生应急风险管理

第一节 风险的相关概念

一、风险和风险沟通

在卫生领域，风险一般是指对人体健康和生命安全造成潜在危害的可能性，包括直接危害和间接危害两类。直接危害一般为事件直接导致的即时性损害，如对人的生理、心理和社会功能造成危害；间接危害一般为事件的继发危害，如事件的发生影响了社会经济的发展。

在整个卫生应急事件的处置过程中，主要面对的风险有：健康风险、管理风险、资源风险、舆情风险。

健康风险尤其是身体损害因直观而被认识得较多，近年来随着大众对心理健康的重视度提高，心理健康风险被意识到，心理问题防范和早期心理干预也越来越受到了重视。

由于灾难的突发性，初期的无序是不可避免的：

1.人员的临时性

由于灾难发生的突然性，不可能有全员完整的救灾医疗机构坐等任务。通常是灾难发生时才集中各方力量，组成高效率的临时机构，而且要在最短时间内开展工作。这需要有严密的组织措施、良好的协作精神才能做到。

2.救援环境艰苦

救灾医疗救护工作须到现场进行。灾难发生后，灾区生态环境往往遭到严重破坏，公共设施无法正常运行。缺电、少水，食物、药品不足，生活条件十分艰苦，医务人员在这种情况下执行繁重任务须有良好的体力素质和高度的人道主义精神。

3.伤情复杂

因灾难的原因和受灾条件的不同，通常多发伤较多见。在特殊情况下还可能出现一些特发病症，如挤压综合征、急性肾衰竭、化学烧伤等。尤其在化学和放射事故时，救护伤员除须有特殊技能外，还有医务人员自我防护的问题。

4.时间紧任务重

灾难突然发生后，伤病员常常同时大批出现，而且危重伤员居多；需要急救和复苏，按常规医疗办法无法完成任务。这时可采用快速评估方法对伤病员进行鉴别分类，实行分级救治，后送医疗，紧急疏散灾区内的重伤员。

区域性的灾害，可能造成资源匮乏或投递困难，如何借助有限资源制定救援策略，需要进行充分的评估测算。

突发公共卫生事件后一段时期内，与卫健委系统工作有关联的，容易引起社会广泛关注甚至可能出现恶意炒作、直接或间接损害卫健委系统行政部门的形象，甚至影响社会稳定的媒体报道或相关言论。卫生领域的健康风险沟通主要是通过沟通向受众提供他们所期望了解的信息，即在此环境（情况）中一个行为或暴露产生健康和生命安全后果的类型（好或坏）和等级（弱或强）。

卫生应急工作中的风险沟通，是指在卫生应急风险管理中共同讨论和决定如何管理（预防、减少）风险，包括内部沟通和外部沟通。内部沟通是指相关部门提前交换意见，达成协议，以便采取统一行动。外部沟通，是指在公众普遍存在着对潜在的不确定的有关健康风险的问题上，以传达相关信息为主要形式，以科学为基础进行有效的沟通。例如，向患者解释传染病隔离留观的目的、疫苗研发的重要性和接种的目的，主要是帮助公众做出比较理性的选择。

二、风险的特征

1.客观性和普遍性

从卫生应急管理的角度看，风险具有客观性，不以人的意志为转移并超越主观意识。同时，风险具有普遍性，其无处不在、无时不有，虽然我们一直希望减少和控制风险，但客观上，我们只能改变风险存在和发生的条件，降低其发生的频率，并尽可能减少其带来的损失程度，并不能也不可能完全消除风险。

2.不确定性

风险最本质的特征之一就是不确定性，随着客观条件不断变化，以及人们对未来的不可控，导致人们对事件未来的结果无法完全确定，总体而言，风险就是所有不确定因素综合的最终产物。以四川为例，近年来最常见的不确定性风险即为地震，到目前为止，尚无有效手段可以准确预测地震的发生。

3.潜在性

尽管风险是客观存在的，但其本身具有的不确定性就直接决定了这种"可能"到"发生"还有一段距离，还需要其他相关条件配合，才会最终"发生"，这就是风险的潜在性。这种潜在性使我们可以通过科学决策、精确应对来改变风险发生的外部条件，从而减小风险发生的可能性或减小其发生后的危害。

4.双重性

风险的双重性是指由风险所引发的结果可能是损失也可能是收益。传统上都把风险作为损失来看待，因此风险的双重性也指损失与收益机会共存，损失和收益是一对孪生子。风险结果的双重性应使我们认识到，对待风险不应只是消极对待其损失一面，还应将风险当作一种机会，通过风险管理尽量获得风险收益。另外，风险在来源上也具有双重性。即引发风险的因素既来自自然界，也来自人类本身。这有两层含义：一是人类发明的技术、制度安排以及做出的各种决定、采取的各种行动都可能带有风险，尽管其中大部分的目的是要预防、减少甚至控制风险；二是人类的行为加重了自然界本身具有的风险。这一方面表现为人类为了改善生产生活而破坏了自然环境，从而引发了包括"温室效应"、沙尘暴、赤潮、转基因食品等问题；另一方面是物品和人的流动造成了自然灾害的转移和扩散。典型的例子是一些动植物的跨国移动对接受国生物圈造成的破坏。

5.行为相关性

任何一种风险最终都是由应对行为与风险状态结合而成的，所以风险状态与应对行为具有明确的相关性。风险是客观的，但其结果会因不同的应对行为而不同。

6.可变性

这是指在风险治理的整个过程中各种风险在质和量上会发生变化，随着治理地进行，有些风险得到控制，有些风险会发生并得到处理，同时在治理的每一阶段都可能产生新的风险。

7.风险的可收益性

风险是积极结果与消极后果的结合体。风险既可以被理解为机会、机遇，也可以被理解为危险和不确定性。如果应对得当，风险可以减小、避免，甚至能转化为成功的机会。在我们的日常话语中，也经常说"风险与机会并存"，即是对风险向积极结果转化的强调。如重大传染病疫情发生后，国家对公共卫生体系建设增加投入，某种程度上可以视为风险带来的可收益性。

8.可计算性和不可计算性

风险的可计算性体现为人类已经发展了一系列计算方法和测量工具来估算风

险造成的损害及其相应的补偿。可计算性说明了风险是一个现代概念。但可计算性是相对的，只是体现了人类控制和减少风险的企图，经济补偿无法完全抵消风险带来的伤害，并且不能从根本上消除风险并阻止风险的发展，因此必须承认风险的不可计算性。不可计算性揭示了风险发生后的不可逆性。随着风险规模和影响的扩大，其不可计算性更加突出。如我们可以通过计算机模型模拟计算飓风可能产生的危害范围与程度，并提前做好应对准备，这是可计算性；但飓风最终的危害范围与程度，往往与我们模拟计算的不同，这就是不可计算性。

9.时间和空间属性

风险是一个将来时态的词，是未来指向的。如果这种可能性已经实现，风险就成了现实的破坏或伤害。风险在空间上是不断扩展的。其空间维度的增强取决于两个因素；一是产生风险的客观实在本身在空间中扩展了，如某种技术被广泛应用，某种本土性制度扩展到全球范围；二是风险认知在空间中传播。一种理念或观点的传播，使不同阶层、地域中的人群对风险达成了共识。作为社会构建物的风险跨越了地理空间以及社会空间的限制。当代出现的风险所具有的独特性是：它是普遍存在的、全球性的以及不可扭转的。从社会的角度看，它们普遍存在，威胁到所有生命，从人类到动植物。从空间上看，它们是全球性的，超越了地理界限和限制，突破了政治边界，影响到微生物界以及大气层。从时间上看，它们是不可逆转的，对人类和物种的后代产生了消极影响。

第二节　风险管理

一、风险管理学科的发展

风险管理是从传统的安全分析和安全管理的基础上发展起来的，与传统的安全管理相比，风险管理进一步确立了系统安全的观念，并且开发了事故预测技术。传统的安全管理多为事后管理，即从已发现的事故中吸取教训，虽然这是必要的，但是未免有"亡羊补牢"之憾，并且有些事故后果非常严重，事后的补救措施已无济于事。

风险管理强调预先发现、识别可能导致事故发生的危险因素，以便在事故发生之前采取措施消除、控制这些因素，防止事故的发生。风险管理的产生和发展对传统安全管理体制造成了冲击，促进了现代安全管理体制的建立。它对现有安全技术的成效做出评判并提出新的安全对策，促进了安全技术的发展。

二、风险管理的主要内容

从"风险管理"的定义不难看出，风险管理有三大基本内容：风险分析、风险评估、风险控制。风险分析侧重于对单一风险进行风险辨识和风险估计；风险评估运用系统工程的方法，在对单一风险进行分析的基础上对系统整体风险进行评估；风险控制是采取各种措施，在事前、事中和事后对风险或事故进行监测、预报、预警、处理、总结的全过程。风险分析是风险评估的基础，风险评估又是风险控制的基础，风险控制是风险分析和风险评估的目的，三者环环相扣，密切联系，缺一不可。风险管理的主要内容如图3-1所示。

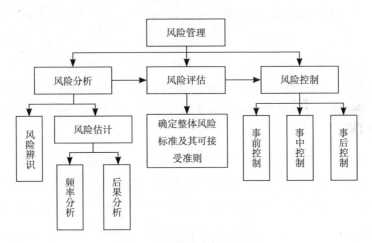

图3-1　风险管理的主要内容

三、风险管理流程

对卫生应急中的风险进行管理的过程就是风险分析—风险评估—风险控制的一个周而复始的过程。鉴于人们认知水平的局限性，风险具有不确定性，目前卫生应急风险管理技术正处在不断完善的过程中，因此，风险管理也是一个动态过程，风险管理者必须根据实际情况随时修改决策方案，才能达到以最小的成本实现最大安全保障的目的。

风险管理是一项持续工作，过程（流程）比结果更重要。只要各项工作流程规范，就能基本保证结果的正确性。

其中，以卫生应急中灾害医学救援风险管理为例，基本步骤是：首先进行风险分析，即鉴别风险的来源、范围、特性及与其行为或现象相关的不确定性；其次将风险量化，评估出各种风险的概率值；再次进行整体风险评估，并设法找出风险的可接受或不可接受程度；最后采取一套处理风险的方法，进行风险控制。灾害医学救援风险管理的目的就是要系统地认识、恰当地描述、正确地估测、合理地评价和制定对策，以便有效地调控灾害医学救援。

第三节　危机管理

关于"危机"，目前有不少称呼，如"突发性危机""突发事件""紧急事件"等；为了区别企业等部门性的危机，又有了"公共危机""公共部门危机""突发性公共事件"及"政府危机"等概念。美国学者罗森塔尔（Rosenthal）认为，危机是指："对一个社会系统的基本价值和行为准则架构产生严重威胁，并且在时间压力和不确定性极高的情况下必须对其做出关键决策的事件。"危机处理与对策是现代组织最为关注和耗费人力、物力、精力最多的一个领域。

危机管理这一概念是美国学者于20世纪60年代提出的。本来是企业管理中的一个专业术语，现在已被广泛应用于政府管理、公共关系等各行各业中。所谓危机管理，指的是组织针对潜在的或者当前的危机所进行的一种有组织、有计划、持续动态的管理过程，包括信息收集、信息分析、问题决策、计划制订、措施制定、划界处理、动态调整、经验总结和自我诊断等，在危机发展的不同阶段采取一系列的控制行动，以期有效地预防、处理和消除危机。

由于危机是由意外事件引起的，具有意外性、紧急性和危险性等特征，而危机管理是以危机作为研究对象的，因此相应地具有不确定性、应急性和预防性等特征，在职能上则表现为预防、处理和评估三项基本职能。预防职能是危机管理的第一道防线，指的是在危机潜伏阶段所进行的一切有效预警工作，目的是防患于未然，包括危机监测、危机预控等具体职能；处理职能是危机管理的第二道防线，指的是在危机爆发、持续阶段所进行的一切积极救治工作，目的是减少危机损失，包括制订计划、危机决策和危机处理等具体职能；评估职能是危机管理的最后环节，指的是在危机结束后对危机管理进行认真系统地总结，目的是进一步提升组织的危机应对能力，包括危机调查、危机评价等具体职能。危机管理的三大基本职能是相互依存、相互衔接的，它们共同构成了一个完整的危机管理过程。

危机管理的任务是尽可能控制事态，在危机发生后把损失控制在一定的范围内，在事态失控后要争取重新控制。具体需要做到：转移或缩减危机的来源、范围和影响；提高危机初始管理的地位，加强危机预警；改进危机冲击的反应管理；完善修复管理，迅速有效地减轻危机造成的损害；重视危机事后的总结与学习。

20世纪60~80年代，西方危机管理的研究达到了一个高峰，研究领域从政治领域向经济、社会领域扩展，从自然灾害领域向公共危机管理领域扩展，危机管理成为一门学科，形成了企业危机管理和公共危机管理两个独立发展又相互融合的学科分支，危机研究成为政治学、经济学、社会学、管理学直面的重要课题。近年来随着国际范围内公共危机事件的频繁发生，学者们将更多的注意力转向了公共危机管理研究。

公共危机，是指在社会运行过程中，由于自然灾害、社会运行机制失灵而引发的，波及或影响了较大范围内公众生活，可能危及公共安全和正常秩序的危机事件。其成因主要有自然灾害（火灾、地震、洪水等）、公共安全突发事故、恶性刑事案件、恐怖事件、疾病传播（即公共卫生问题）、自然环境恶化等。无论是自然原因、社会原因还是综合因素引起的公共危机都具有明显的突发性、破坏性、扩散性和连锁反应性。公共危机的发展是多变的，往往一个危机现象在其发展过程中会引起一连串的相关反应。这种相关反应，一些学者把它称为"涟漪反应"或"连锁反应"。随着世界相互联系与依赖的加强，公共危机在整个国际范围具有多米诺骨牌的连锁效应，不仅对一地一国具有危害，其影响更是深远与持久的。政府作为公共事务的管理者，必须要承担由突发事件引起的连锁反应的责任。

所谓公共危机管理，是指从公共行政管理角度研究危机管理，它强调政府通过预防、监测、预警、应急处理、评估、恢复等措施.防止可能发生的危机，处理已经发生的危机，达到减轻损失的目的，以保护公民的人身权和财产权，维护社会和国家的安全。

第四节　危险度分析

本节主要以医学救援为例，结合现实状况，阐述灾害危险分析的相关内容。

危险度分析，也称脆弱性分析或威胁分析，其目的是确定医学救援与可能对社会、行动或组织的影响，以及对医学救援所面临风险的预防和响应能力。这是突发事件医学救援处理过程中极为重要的早期步骤。

危险度分析（脆弱性评估）可为发展规划中的降低甚至消除脆弱性提供方案；它能更有效地落实突发事件医学救援风险的预防、减缓和响应准备措施；根据对需外部支援资源缺口的了解，可以加快相应的应急反应；它可以提供有关损害和操作困难方面的信息；还可以提供突发事件前的情景，以便为恢复规划制定相应的目标。

脆弱性和能力评估的主要步骤有：

一、确定脆弱性和能力评估的框架

脆弱性和能力评估的框架包括脆弱性和能力评估的目的、目标、范围、内容、所执行的任务，以及执行任务需要的资源。例如，当地震发生后，需要派出医疗救援队伍，但派出的队伍装备是否齐备，任务地是否安全，队伍是否存在成为"二次灾民"的可能性，即为医疗队的脆弱性分析评估所涉及的框架。

二、成立脆弱性和能力评估小组

对脆弱性和能力评估而言，组成一个有代表性的计划起草小组是很重要的。没有这个小组，收集所需的信息，获得关键人物的承诺，以及让社区和组织参与就会很困难。通常而言，相关人员一定要具备相当的一线实践工作经验，切忌纸上谈兵。

三、确定医学救援行动中的主要风险

确认与叙述可以揭示并描绘出医学救援行动中存在的风险（虽然不希望有，但是还要找出所有的风险）。在不同的救援行动中，相同风险的表现样式可能完全不同，因为突发事件医学救援与特定社会和环境有相互作用的关系。社会与环境叙述会给出人员、财产或环境的相关信息，这些与危害会相互影响。在此阶段会发现多种危害。在此阶段也可发现社会处理突发事件能力的关键方面。例如，地震发生后，派出医疗救援队伍，如果在当地需要深入某个受灾的自然村落，要充分考虑语言、气候、文化等冲突因素。

四、确定风险的优先次序

对风险效应的叙述是对社会脆弱性的考虑——在可能造成单一或多种危害的突发事件医学救援行动中，什么是最可能发生的。哪些危害要优先处理，哪些危害可晚些处理，哪些可不处理，这都是根据危害的影响和社会的脆弱性确定的。

五、提出行动建议

行动建议与脆弱性和能力评估结果有关。风险应对计划、培训、教育、监测和评估都必须牢固依靠脆弱性和能力评估结果。生成结果报告并拟制决策文件是行动建议的附属文件。例如，地震发生后，地质监测部门已经明确提出某地存在发生次生地质灾害的危险，则在制定相关后续行动方案时，必须避免将相关区域纳入医疗活动的范围，确保救援队伍人员的人身安全。

第五节　风险沟通的目的和作用

一、风险沟通的目的和特点

卫生应急风险沟通的目的是争取支持和合作，减少和规避风险，控制和消除突发公共卫生事件的危害，平息事件可能造成的不良影响，营造必要的舆论环境，维护和塑造政府及有关部门的良好形象。

通过本章前面部分对卫生应急风险沟通的分析，结合受众接受心理和对风险认知的规律，我们可以看出卫生应急风险沟通具有如下特点：

（1）卫生应急风险沟通是风险评估（risk assessment）和风险管理（risk management）等工作的组成部分，并贯穿于风险评估和处理的全过程中。

（2）卫生应急风险沟通涉及舆论引导、媒体沟通、角色定位等多个领域，需要从公关技巧、舆论产生发展和控制的规律、媒体制度等多个角度详细分析。

（3）卫生应急风险沟通是一个多方平等参与、信息互动的过程。面临风险的任何一方对信息渠道的垄断和对信息的隐瞒、曲解都会造成灾难性的后果。在风险沟通中政府与公众都应当成为传播的主体：一方面，作为风险应对的组织者和接近信息源的权威机构，政府应当及时向公众发布风险信息，同时将公众视作共同应对风险的伙伴；另一方面，作为沟通的另一个主体，公众提供的信息同样具有重要的价值，政府部门可以通过深入调查，了解风险事件的具体影响和危害程度，特别是可以了解公众对风险的认知程度和所持态度，以此作为反馈信息，指导后续的风险沟通工作。

（4）卫生应急风险沟通是一项将受众心理与沟通技巧相结合的工作。说服效果不仅与信息源的权威性成正相关，而且与沟通双方心理接近程度成正相关。因此，风险沟通常常被认为是一门涉及修辞、谈话技巧、演讲能力等的技术性工作。然而，所有这些技术环节都离不开两个重要前提：一是对风险信息的准确评估和把握；二是对公众心理的仔细研究。

（5）卫生应急风险沟通需要一个有效的制度体系作为依托。在研究风险沟通时人们常常关注的是如何建立公众与政府之间的信任关系，而往往忽视政府组织内部的沟通问题。在政府组织内部，包括政府与科研机构等其他应对风险的团体之间的沟通常常对沟通的最后结果产生关键性的影响。

二、风险沟通的作用

风险沟通是突发公共卫生事件应急处置工作中的一个重要组成部分，是组织决策的前提和基础，是政府部门、专业机构、公众与媒体之间建立的理性沟通桥梁，具有帮助公众克服心理上的恐惧和不安的作用。

风险沟通的作用包括以下几个方面：

（1）为社会公众、家庭或机构及时提供准确的风险相关信息，帮助人们克服心理上的恐惧和不安。

（2）告知公众突发事件带来的潜在风险及应采取的行动，改变人们对风险的态度和行为，鼓励社会公众参与风险应对。

（3）履行法律赋予公众的知情权。

（4）为媒体提供正确引导公众的信息。

（5）增加部门间、专家间的信息交流。

（6）为政府提供有效处置突发公共卫生事件的措施建议。

风险沟通是风险管理的重要途径之一，对获得关于风险的有效信息，协调政府与公众的认知、决策、行为起着至关重要的作用。风险沟通是政府、公众、媒体间的桥梁，它的有效性很大程度上取决于沟通本身的特点，因为风险沟通的某些特征会影响到政府、公众、媒体的风险认知。

第六节　应急处置组织内部的风险沟通要点

突发公共卫生事件的应急处置工作是全社会参与的活动，沟通的对象不仅包括上级主管部门、医院各个岗位人员、社区工作人员、检验检查机构、定点医院、医疗转运机构，还包括同级和事发地政府、新闻媒体、检验检疫、警察、环保、食药监、红十字会等联动处置部门，发改委、经委、财政、民政、科委、人保、交通、运输、通信等保障部门，以及安监、农业、铁路、民航、旅游、建交和社会志愿者等其他行业部门。

一、与上级卫生部门进行风险沟通的注意点

1.急事急报，要事专报

紧急事件可通过电话、快报等形式上报卫生行政部门，报告事件发生发展的情况、伤亡人数，已经采取的应对措施和下一步应对工作计划和建议等，随后再以专报等形式逐级上报。

2.信息准确，完整沟通

详细报告关于事件发生后伤者情况、救治过程、流行病学调查情况、检验结果、救治措施、下一步应对计划和建议等。沟通时可使用医学专业术语，使上级卫生部门详细、完整地了解事件的性质、规模、等级及先期处置工作的开展情况，以便组织专家进行有效研判，有的放矢地对后续工作措施进行指导；必要时，调动其他医疗卫生资源予以支持和配合。

3.统一口径，加强沟通

无论对内对外、对上对下，沟通时必须遵循统一口径的原则，避免发生信息不一致的情况。突发事件中，事态可能会不断变化发展，为了持续做好风险沟通工作，必须确定一个部门（小组）牵头，收集汇总医疗救治、疾病预防控制、卫生监督等各个部门的医疗卫生救援信息，统一向上级卫生部门报告并进行沟通。

4.积极请示，寻求支持

在处置突发事件过程中，在遇到难以解决的技术、资源等方面的困难和问题

时，要及时向上级卫生部门进行请示，寻求加强医疗卫生救援所需的医疗力量、专家资源、技术支持、药品器械、救援设备，以及跨部门和跨地区协同处置等方面的支持。

二、与下属部门进行风险沟通的注意点

1.统一指挥

应急处置要坚持统一领导、分工协作的工作机制。建立职责明确、责权清晰的应急指挥组织，根据事件的性质，制订相应的处置流程，规范系统内部各相关部门的工作权限，确保各司其职、步调一致、协同配合、综合应对。

2.沟通准备

为确保系统内部开展风险沟通的及时有效，应使系统内工作人员了解内部沟通的重要性和风险沟通计划和预案，掌握紧急状态下上级部门常用的沟通方法、沟通渠道，以及急需的信息要素，以确保各种情况下系统内部沟通的便利、顺畅和有效。

3.指令明确

沟通的主要目的是使其明确工作职责、工作权限、工作任务、工作流程和工作时限等，要求表述清楚、言辞达意，确保事件处置的部门和个人能正确理解各自的工作要求。

4.统一口径

突发事件发生后，除了系统内部需要大量的信息，同样地，系统外部对于信息也有很大的需求量，规范的信息授权发布，才能确保发布信息的口径一致和权威性。由指定部门、发言人发布信息；必须杜绝下属部门、个人未经授权便擅自对外发布信息的情况。同时，"统一口径"不仅是指对外部的沟通，也适用于系统内部的沟通解释。

5.双向沟通

在系统内部，沟通往往是单向的，即上级向下级传达指令，下级反馈信息和落实情况，因此，单向沟通必须变为双向沟通，上级应鼓励下级部门和个人提出事件应对的策略和建议，增加下级部门和个人参与感和积极性。

三、工作人员内部风险沟通的注意点

（1）增强工作人员开展内部风险沟通的意识和理念，提高其参与内部风险

沟通的主动性和积极性，建立内部开展风险沟通的工作平台，构筑畅通便捷的内部风险沟通渠道，为开展日常风险沟通创造良好的沟通环境和氛围。

（2）共同参与事件处置，丰富工作人员风险沟通的实践经验，培养工作人员之间的合作精神以及协同作战能力。

（3）内部开展沟通时，会有不同立场、不同态度、不同观点，各部门（单位）应本着以做好事件应对工作为目的，以提高效率为宗旨，寻求最佳解决方案。

四、卫生行政部门需要政府及相关部门支持配合的重要信息

应积极获得政府及相关部门的大力支持和配合。在本次新型冠状病毒感染疫情的救援中，国家卫生健康委派出了疾病预防、医疗救治、卫生监督、心理干预等救援队伍，协调有关政府部门给予多方面的支持与配合，如协调交通部门做好交通保障、财政部门做好资金保障、机场管理部门做好物资运输保障、发改委做好应急物资保障等，确保了医疗卫生应急救援工作能够及时有效地开展。

依据突发公共卫生事件处置相关预案，沟通的主要内容有：

1.应急物资

重大突发公共卫生事件发生后，各级卫生行政部门为确保救治药品、疫苗、检测试剂和消杀灭药剂等应急物资的及时供应、充分储备，应按照工作预案主动与同级人民政府发改委沟通，由发改委牵头论证并落实相关应急物资的调用与储备工作。

2.宣传教育

为做好社会公众突发公共卫生事件应急知识的普及教育，指导公众以科学的行为和方式对待突发公共卫生事件，卫生行政部门应编制相关健康教育内容，并与同级人民政府新闻宣传主管部门沟通，利用广播、影视、报刊、互联网、手册等多种形式及时报道突发公共卫生事件的信息，正确引导舆论。加强健康教育、心理危机干预和防病知识普及等。其中，应特别重视对网络、微博等社会化媒体信息发布的管理和引导。

3.强制隔离

按照《中华人民共和国传染病防治法》，依法对确诊病例、疑似病例、集中医学观察对象采取隔离措施，当出现隔离对象不配合依法采取的隔离措施时，各级卫生行政部门应及时主动与同级公安部门沟通，由各级公安部门负责依法落实强制隔离措施。

4.经费保障

卫生行政部门应主动与同级人民政府财政管理部门沟通，申请本部门突发公共卫生事件应急处置所需的工作经费。由财政部门根据工作预案收集、汇总、论证、安排涉及突发公共卫生事件应急处置各部门（单位）经费需求，并做好工作经费和捐赠资金使用的监督管理工作。同时，卫生行政部门还应与人保部门沟通，由其制定各类突发公共事件中伤病员的医保支付政策，落实应急医疗救治费用；与民政部门沟通，由其落实困难群众应急救助方案，保障贫困人口获得必要的医疗救治服务。

5.废弃物处置

突发公共卫生事件防控中，除了医疗卫生机构中产生的医疗废弃物，还涉及各类交通运输工具和集中医学观察点所产生的医疗废弃物，卫生行政部门应与环保部门沟通，由其负责协调处置单位做好相关场所医疗废弃物的集中收集、规范运输和无害化处理。

6.协同防控

突发公共卫生事件发生后，卫生行政部门除了要加强与直接参与防控工作的政府部门的沟通，还要与可能对传染病传播、防控产生间接影响的相关系统和行业的主管部门进行沟通，如教育系统、军队系统、公共服务行业等。要求其按照针对突发公共卫生事件制定的预案中提出的应急防控措施，加强本行业或系统内的宣传教育，并落实相关防控措施。

7.交通保障

协调交通部门保障医疗救护等应急处置车辆的快速通行；协调空港和铁路等部门做好患者转运、医疗救援队伍和应急医疗物资的运送。

第七节　与社会风险沟通的要点

一、基本原则

为有效处置突发公共事件，卫生应急风险沟通需要坚持以下六个基本原则，并且贯穿于风险沟通工作的方方面面。

（一）提早准备

1.制定并不断完善风险沟通方案

在突发公共事件处置过程中，有效的风险沟通是任何医疗卫生机构都要面对的挑战。因此，需要明确本地区最可能发生的突发公共事件的种类，提前制定突发公共事件风险沟通方案和预案；评估确定受众对信息的需求，查明人们最关心的事情；开发公众普遍关注的背景材料；测试、修改根据事件的特点而事前开发出的信息。

2.要有强烈的突发公共事件危机意识

风险无时不有，无处不在。特别是突发公共事件发生后，风险的不确定性有时更让人难以把握，从而导致一件小事变成一起大事。因此，要认真细致地核对事实，确保传播的信息准确、无误。

3.开展风险沟通要做好充分准备

沟通工作需要根据不同的对象，如政府、患者、患者家属、公众、医务人员、媒体等的不同而有所区别，明确他们的需求；事前需要培训突发公共事件处置相关的新闻发言人；通过风险沟通监测系统实时掌握公众和媒体的舆情动态；做好充分准备，才能在突发公共事件出现时，科学、有序地开展应急沟通工作。

（二）及时主动

在当今信息时代，信息传播非常迅速，事件相关信息会很快引起新闻媒体和公众的关注。研究表明，突发公共事件发生后，公众渴求及时获取相关信息，往往对信息不加分析与判断而接受，即使是以讹传讹也深信不疑。因此，这也就要求应急工作者应快速做出反应，提出处置对策和信息沟通要点，尽快主动地让公众和合作伙伴了解突发公共事件的真相，掌握舆论主动权。

（三）信息真实

突发事件发生后，事态不会因我们说法的"缩小"而缩小，网络时代没有不透风的墙。就已知的和未知的情况及如何提及尚未回答的问题，与公众进行积极地沟通，让人们知道一旦有新的信息你会及时地告知他们，让他们了解到政府应对事件所做的决策和过程，并在描述情况及应对中表现出开诚布公的态度，以满足公众的需要。开展风险沟通要以准确为前提，一些突发公共事件较为复杂，尚未弄清全部情况，或者是因发布时机选择的需要，可先发简短消息，再做后续报道。应避免发布不实消息，否则将会对整个卫生应急处置工作造成被动。

（四）口径一致

这是取信于公众的至关重要的原则。当突发公共事件发生后，早期信息缺乏、事中信息大量涌现，事件的发展存在着不确定性。因此，此时对外公布的口径应保持高度统一，无论是事件处理者还是新闻发布者，无论是行政领导还是与事件有关并可能接触媒体的人，对外口径必须高度一致，不能提供互相矛盾的信息。口径不一致，沟通就可能导致舆论危机，增加了突发公共事件的处置难度和复杂性。

（五）有利应对

通常情况下，任何突发公共事件的发生都会使公众产生种种猜测和怀疑，新闻媒体在无法获取准确信息时常常会放大事实，进行猜测性的报道，更容易引起公众的猜疑和不信任。因此，要想取得公众和新闻媒体的信任，必须采取真诚坦率和公开透明的态度，围绕事实，放大有利的一面，但绝不能掩盖事实，越是隐瞒越会引起更大怀疑。

（六）维护信任

在风险事件中，个体对负面信息存在优势倾向认知的特点，它决定了在风险沟通过程中沟通双方相互信任的重要性。信任的构建需要长时间的努力，但却可以十分轻易地遭到破坏。信任这种特点使信任本身的建立变得相当困难，如果沟通双方在没有信任的背景下交流，就不可能真正克服沟通的障碍，所以建立和维持双方的信任显得尤为重要。

一般来讲，人们首先要知道你是关心他们的，才会在意你知道些什么。在公众高度焦虑的状态下，能够做到公开诚实，敢于承认错误并致歉，做到换位思考，为公众着想，兑现所做的承诺，真实地倾听、关照和同情，这些都是建立信任的关键。

政府的信誉是卫生应急风险沟通的出发点和归宿，在卫生应急风险沟通的全过程中，卫生应急机构要努力减少对政府信誉带来的损失，争取公众的理解和信任。有时为了维护政府信誉，要勇于承担短期的利益损失。提供可信的信息，就可赢得公众的信任，也就可取得成功的沟通。

二、信息发布的方式方法

（一）发布内容

（1）突发公共卫生事件造成人员受伤情况及医疗救治情况。

（2）卫健委系统人员伤亡、医疗卫生机构和医疗设施设备受损情况等。

（3）各级卫健委系统参与救治工作情况，包括医疗救治、医疗援助、医疗物资援助。

（4）防疫、疾病防控、健康教育等工作开展情况。

（5）卫健委系统在工作中涌现出的先进人物和先进单位的典型事迹。

（6）传染病监测情况。

（7）群众关注的热点卫生问题。

（二）发布主体

1.确定发布主体

根据突发公共卫生事件应急响应级别，Ⅰ级响应由国家卫健委系统在国务院授权下发布信息；Ⅱ级响应由国家卫健委系统授权省级卫健委系统发布信息；Ⅲ级响应由省卫健委系统授权市（州、盟）卫健委系统发布信息；Ⅳ级响应由市（州、盟）卫健委系统授权县（区、市、旗）发布信息。

2.新闻发言人制度

突发公共卫生事件发生时，由分管应急工作的卫生行政主管部门领导担任新闻发言人或指定发言人，负责对外发布信息。宣传、应急、医政、疾控等相关单位负责人任新闻发言人助理，组成临时新闻发言人工作团队。

（三）发布形式

1.新闻发布会

根据各级政府关于信息公开的要求，结合应急处置工作需要，及时主动组织召开新闻发布会，发布相关信息。

（1）议题设置：提前收集相关工作信息和公众关注热点，确定需要发布的主题和相关内容，确定会议时间、地点、议程等，并组织会务筹备。

（2）申报审批：以各级政府和卫健委系统行政部门名义召开的新闻发布会需报同级政府新闻办公室审批备案，任何单位和个人不得擅自召开新闻发布会。

（3）准备材料：新闻发言人工作团队应在发布会前准备发布词、散发材料和答问口径。通常而言，发布词不超过1500字，散发材料一般不超过2000字，答问口径一般不超过300字，如问题复杂，可同时提供背景材料。

（4）通知记者：通过卫健委网站和短信平台等向拟邀请媒体发出通知，并征集记者关心的问题，做好应答准备。

（5）新闻发布：按照计划召开新闻发布会，发布新闻和信息，回答记者提问。发布会时间控制在1小时左右。根据工作需要确定是否配备现场翻译。

（6）总结评估：发布会结束当日，宣传处（科、室）应将散发材料和发布会实录上传官方网站。及时收集汇总境内外媒体和网民对发布会的报道和评论，进行评估和分析，并以舆情专报的形式报送领导和相关单位。

2.组织媒体采访

邀请相关媒体深入采访报道，突出宣传卫健委系统积极参与救灾和医疗救援的优良作风，深入挖掘报道先进人物和单位的典型事迹，凝聚行业精神，树立行业形象。

3.发布新闻通稿

及时收集汇总卫健委系统受灾情况、参与救灾和医疗救援等工作情况，由宣传处（科、室）及相关单位共同编写新闻通稿，在官方网站发布或根据需要提供给相关媒体。

三、舆情管理

舆情，是指突发公共卫生事件后一段时期内，与卫健委系统工作有关联的，容易引起社会广泛关注甚至可能出现恶意炒作，直接或间接损害卫健委系统行政部门的形象，甚至影响社会稳定的媒体报道或相关言论。

各级卫健委系统要成立舆情事件应急处置工作领导小组，负责分析、预测网络舆情走势，对易引发炒作的苗头性、倾向性信息进行影响评估，研究制订应对措施，统筹、协调、指导重大网络舆情突发事件的处置工作。

领导小组日常工作由宣传处（科、室）负责，相关部门和处（科、室）做好协调配合工作。

（一）舆情分类

突发公共卫生事件期间卫健委系统舆情视其性质特点、影响范围、危害程度等要素，分为一般、重大两个等级。

1.一般舆情

（1）主流媒体发布的可能引起误解、误读的卫健委系统信息。

（2）非主流媒体发布的可能导致舆论炒作或对卫健委系统队伍形象造成不利影响的信息。

（3）普通博客或微信（粉丝数100人以下）、网络论坛（注册人数500人以下）等发布的负面信息。

（4）其他涉及卫健委系统工作的热点信息。

2.重大舆情

（1）卫健委系统参与突发公共卫生事件抢险救援行动，引发网民广泛关注和评论的。

（2）主流媒体发布的可能导致舆论炒作或对卫健委系统队伍形象造成严重影响的信息。

（3）热门博客或微信（粉丝数100人以上）或热门论坛（注册人数500人以上）发布的负面消息。

（4）其他涉及卫健委系统工作的敏感问题、涉密信息。

（二）舆情引导的基本原则

1.快速反应原则

突发公共卫生事件发生后，根据应急响应级别和公众关注热点、网络舆情形势等，第一时间发布准确、权威信息，稳定公众情绪，最大限度地避免或减少公众猜测和个别新闻媒体的不实报道，牢牢掌握舆论引导主动权。

2.正确导向原则

通过行之有效的办法和措施，提高正确引导舆论的工作水平，使突发公共卫生事件的舆论引导有利于党和政府工作大局，有利于维护群众生命健康权益，有利于社会稳定和人心安定。

3.分级处置原则

Ⅲ级和Ⅳ级突发公共卫生事件发生后，由事发地卫健委系统行政部门在上级主管部门和同级党委宣传部门的指导下进行处置。Ⅰ级和Ⅱ突发公共卫生事件发生后，由国家、省卫健委系统直接牵头处置。

4.规范管理原则

健全相关制度，确保信息发布和记者采访落到实处，严格遵守国家有关法律法规，按照地方突发事件应急预案，依法开展突发公共卫生事件信息发布和新闻报道，做到科学依法、有效管理。

（三）监测预警

1.实时监控

各级卫健委系统宣传处（科、室）负责辖区范围内当日舆情监测工作，设定卫生应急处置任务期间卫健委系统相关信息关键词，利用专业舆情监控平台，对与卫健委系统有关联的、容易引起社会广泛关注或可能出现集中炒作的事件进行24小时全面搜索，监控甄别负面舆情。各地宣传处（科、室）均要确定一名"网络监控（评论）员"，全体卫健委系统工作者均有发现并报告网络舆情突发事件的义务和责任。各地出现重大舆情要第一时间报省卫健委系统宣传处。

2.研判报告

各地宣传处（科、室）对搜索发现和下级卫健委系统上报的舆情，应进行科学甄别研判，根据事件级别进行相应的处置。属一般舆情的，应及时报卫健委领导，同时分送网络舆情涉及的相关处（室）和单位，并通报事件发生地卫健委系统行政部门；属重大网络舆情突发事件的，应在第一时间向卫健委领导报告，经领导批准后及时报告上级卫健委系统，并实时跟踪监控、掌握、报告事态发展趋势，随时编报舆情专报。

3.启动响应

以"妥善处置、化解危机"为目标，坚持"分级处置、属地为主"和"谁主持处置、谁发布信息"的原则，积极做好网络舆情引导和处置工作。一般舆情的处置，由上级卫健委系统相关处（室）、部门指导事件发生地卫健委系统行政部门做好处置工作；发生重大网络舆情突发事件后，上级卫健委系统应迅速启动响应机制，及时研究并开展处置工作。

（四）处置流程

1.调查真相

舆情发生后，由各级卫健委系统宣传处（科、室）会同相关部门和处（科、室），及时介入掌握事实真相。

2.公开回应

对需要公开回应的一般舆情，应按舆情性质、涉及的内容和范围，由上级卫健委系统相关部门和处（科、室）指导事件发生地卫健委系统行政部门做出回应；对需要公开回应的重大舆情，应由上级卫健委系统确定信息发布口径，由宣传处（科、室）汇总相关部门和处（科、室）提供的材料形成通稿，经卫健委领导审定后在官方网站、微博、微信和主流媒体、网站上发布，或视情况召开新闻发布会。

3.正面引导

发现舆情后，应报请各级党委宣传部门的支持，联系协调主流媒体、网站，力争不报道、缓报道或协商统一口径后报道；对业已见诸媒体、网站的，商请其做好后续报道；对媒体、网站报道失实的，及时与其进行交涉，澄清事实真相，消除不良影响。同时，应报请各级党委宣传部门组织网络评论员队伍，按照确定的口径，采取主动跟帖、转帖等方式，对舆论进行正面引导。

4.持续跟踪

在舆情处置过程中，事件发生地卫健委系统行政部门应随时向上级卫健委系统报告事态发展和处置情况。上级卫健委系统宣传处要持续跟踪网络舆情处置情况，实时了解舆论动态，掌握舆情走向，并及时报告。处置完结后，应围绕此舆情持续监控1周，防止舆情反复。

5.总结评估

当不实新闻被澄清、负面消息不再传播、恶意信息被删除或沉底后，事发地卫健委系统要及时进行事后的总结评估，避免类似情况再次发生。

第四章　卫生应急分期管理

第一节　卫生应急的四个时期

卫生应急管理就是为了预防与应对各种公共卫生危机事件，以政府为主导，将政府、卫生行政部门和医疗卫生机构的力量有效组合起来而进行的减缓、准备、响应和恢复活动。也就是说，卫生应急包括四个阶段，即减缓、准备、响应、恢复，分别代表卫生应急管理中的四个阶段、四种活动（表4-1）。

表4-1　卫生应急管理四个阶段的主要活动

四个阶段	主要活动
减缓	立法，保险，城市规划，建筑标准，行业标准（工业、食品、交通等），土地使用，环境保护，公共信息，公众教育
准备	医疗机构设置，应急响应计划，预警系统，疏散计划，应急沟通，互助协议，公众教育，公众信息，资源储备，训练项目，检验性演练，避难场所
响应	预案执行，紧急状态宣布，预警信息，公众信息，信息上报，激活应对系统，疏散，动员资源，损失评估，搜救，提供医疗支持，实施公共卫生措施，提供救助
恢复	恢复基本服务，咨询项目，临时住房，金融支持或帮助，分配恢复物资，公众信息，长期医疗支持，满足公众诉求，恢复公共财产，经济影响研究，评估发展计划，开始重建任务

（1）减缓期：预防有预先防备的意思，防备有防止和准备的意思。防止即减缓，是采取有效的控制行动，避免危机事件的发生或减轻危机事件的影响。所以，减缓是危机预防的重要环节。减缓与准备不同，准备要为应急响应与恢复创造条件，而减缓则通过灾前行动来降低灾害发生的可能性。减缓是旨在减轻重大灾害或紧急事件影响的活动或最大限度减轻未来灾害的负面影响的活动。减缓为应急管理奠定了重要的基础，灾害预防或减缓措施是危机或灾害发生之前采取的积极主动的措施，消除或消减致灾因子的影响与风险。减缓措施可以是结构性的，也可以是非结构性的。世界各国经常采用的主要减缓措施包括：开展公共安全教育，减少危机所造成的生命、财产损失；执行与公共安全相关的法律、

法规，降低脆弱性；进行建筑物的结构改造，减少生命、财产损失和环境所受影响。

（2）准备期：应急准备的目的是努力协调与调度区域内和区域外的资源，减少或降低脆弱性。要实现有备无患的危机应急，就需要理解自身的脆弱性及所面临的外部威胁，组织团队开展应急规划，制定预案。应急规划是准备的一项重要内容，甚至可以说是准备的重要基础。应急规划是一个持续性的动态过程，主要指对应急预案的制定、演练、修改活动，既是应急准备活动的重要组成部分，也是应急准备活动的基础。

（3）响应期：响应行动是在危机的事态趋于稳定前所采取的一系列紧急处置措施，其具体目的有三个，即保护工作、减轻原生灾害的损失、最大限度地减轻二次灾害的损失。公共危机应急响应不仅要解决迫在眉睫的问题，如开展急救、搜救、提供应急避难场所，而且要为解决这些问题进行协调与支持行动。此外，关键基础设施的快速恢复也属于应急响应的范畴，如打通交通干线、恢复供电与通信等。

（4）恢复期：使社区的基础设施和社会、经济生活恢复到正常的活动，但它应当将减缓作为一个目标。在短期内，恢复意味着将重要的生命线系统（供电、通信、供水、排水、交通）恢复到可接受的水平，同时满足人的基本需要（食物、衣服、住宅），确保人和社区的社会需求得到满足（维护法治、提供危机咨询）。在一个行政辖区，一旦实现稳定，就开始了长期的恢复努力，包括复原经济活动、重建社区设施和家庭住房等，并关注长期的减缓需求。

有学者认为应急管理应该分为三个阶段，即准备期、应对期、恢复期。准备期针对可能发生的卫生应急事件进行人员、物资、经济等方面的准备，以在应急事件发生时能够快速启动。应对期针对已经发生的卫生应急事件进行快速处置、救援。恢复期针对应急事件发生后采取有效措施降低影响，将生产活动尽量恢复到之前状态。但是，如何将卫生应急事件中获取的经验教训应用到以后的社会管理中，从而避免同类危机再度发生或者造成更加严重的后果呢？所以，如果我们能够通过减缓措施降低社会的脆弱性，则卫生应急事件发生的可能性和严重性被降低。因此，我们认为应该保持"四个时期"，因为它包含了风险管理、临界管理、危机响应和后果管理。

在卫生应急管理中需要遵循六个原则：预防性原则、动态性原则、系统性原则、协调性原则、灵活性原则、专业性原则。

（1）预防性原则：卫生应急管理应该遵循风险管理的理念，进行致灾因子识别、风险分析和影响分析，体现以预防为主的原则。具有远见卓识的管理者非常重视预防，将以往教训转化为规章、制度，从而避免类似事件再次发生。但是，也不可过于依赖预防能够以一敌百，因为卫生应急事件的发生往往出乎意料。

（2）动态性原则：卫生应急管理应该动态地审视事件发展的进程与趋势，时刻着眼未来的危机，有效采取预防、准备措施。为了有效应对危机事件，人们通常会制订预案，详细地规定应急事件管理的行动者、程序、地点等内容。对于可预测的常规事件而言，预案是大有用途的。但是，应急事件具有严重的紧迫性和不确定性。一旦应急事件发生，按图索骥的预案很难发挥作用。过于依赖预案则会产生虚假的安全感，不利于应急事件的应对。预案也应该不断更新，顺应新的时代环境，并贯穿于应急管理的整个过程。

（3）系统性原则：应急管理者要站在系统的高度认识公共危机，要统筹考虑所有的致灾因子、所有的危机管理阶段、所有的利益相关者及与危机相关的所有影响。但是，应急管理者不能求全求细，否则就会丧失危机决策的最佳时机。

（4）协调性原则：应急管理者要在一个共同目标下将所有的利益相关者组织起来，在人与组织之间建立广泛而真诚的联系，鼓励彼此之间的信任，弘扬团队氛围，建立共识，促进沟通。此外，应急管理者还要最大限度地确保所有层级政府以及社会各要素协同一致。也就是说，有效的危机沟通包括在应急管理网络内与响应者的沟通，也包括通过媒体与外部环境的沟通。

（5）灵活性原则：应急管理者要用创造性或创新性的方法迎接灾害的挑战。当预设方法不足以应对危机情境时，尤为如此。许多卫生应急事件中存在许多以前没有遇到过的问题，特别需要管理者具备灵活处置的能力。

（6）专业性原则：应急管理者要重视以科学知识为基础的方法，包括教育、培训、演练、道德操守、公共服务精神以及持续性改进。他们必须了解应急管理的问题，包括组织问题显现、信息流中断、复杂的困境及不可能性选择出现、压力陡增等。同时，他们也必须掌握一系列应急管理的技巧，如平衡危机决策的短期与长期效应，听取反对意见，将操作性决策权赋予专业人员，积极地与媒体沟通，参加应急模拟演练等。

第二节 卫生应急的分期特点与工作原则

一、减缓期

减缓期的主要任务是将既往危机事件中获取的经验教训，转化为社会管理中的制度和准则，由全社会共同遵守和维护，避免同类危机再度发生或者造成更加严重的后果。但是，危机事件不是一成不变的，随着自然生态、社会形态和文化制度的发展变化，人类将面临不同的危机，因此，我们要认识引起危机的关键因素"风险"。古人说"居安思危"就是对风险时刻存在的一种客观认识，而风险更是现代社会系统固有的特征。认识风险的特点更有助于理解减缓期的任务与目标。

（一）风险的延展性与全球性

在后现代社会中，风险的影响和后果具有延展性，会超越民族国家的地理疆界。不像19世纪和20世纪上半期与工厂相联系的或职业性的危险，它们不再局限于特定的地域或团体，而是呈现出一种全球化的趋势，这种全球化跨越了生产和再生产，跨越了国家界限。在这种意义上，危险成为超国界的存在，成为带有一种新型的社会和政治动力的非阶级化的全球性危险。如果一个国家内发生了突发事件蔓延出国境，就会造成国际影响。同时，国际上发生的突发事件也可能扩散到某个国家的国境内。突发事件管理应该具备一种宽广的国际视野，重视应急的国际合作。

（二）风险的不可感知性

作为工业化的产物，现代风险不仅有着全球化的趋势，还有着不可感知的特征。"在今天，文明的风险一般是不被感知的，并且只出现在物理和化学的方程式中（如食物中的毒素或核威胁）。"现代风险往往具有高度的不可预测性及不确定性，这对人类在风险问题上的预测、预警能力及处置、干预能力提出了挑战。

人类的理性是有限的，思维也存在着各种盲区。许多突发事件对于人类而言是防不胜防的，因为它们具有极端性质，发生概率小，但损害结果大。公共危机管理者要防救并举，在强化防范意识的同时，要使自身具备可以综合性地应对各种突发事件的实力。

（三）风险的人为性

"风险社会"理论是对人类文明进程和现代化进行反思，其中所谓的"风险"侧重的是"人为的风险"。自然和传统领域不再具备控制人的力量，而是处于人的行动和人的决定的支配之下。夸张地说，风险概念是个指明自然终结和传统终结的概念；或者换句话说，在自然和传统失去它们的无限效力并依赖于人的决定的地方，才谈得上风险。同样是损害，人类可以控制的是"风险"，不能控制的则为"危险"。所以，在风险社会中，损害的发生更多地与人的错误决策相关。

自然灾害的过程可能是自然的，但其成因或后果却是社会的。许多自然灾害是"非自然的"，人类必须反思自身的行为，树立人与人、人与自然、人与社会和谐相处的思想。

（四）风险的平等性

风险使承受者平等地分摊风险的结果，打破了社会阶层的划分，体现了一定的民主性。客观地说，风险在其范围内及其所影响的那些人中间，表现为平等的影响。在这种意义上，风险确实不存在阶级社会，其风险地位或者冲突不能理解为阶级地位或冲突。在今天的世界体系中，尽管处于核心的发达国家不停地向发展中国家释放风险，但从某种意义上讲，人类都坐到了一艘船上，必须同舟共济。

世界各国之间的经济社会联系越发密切，呈现出某种"一荣俱荣，一损俱损"的态势。在应对突发事件方面，人类必须同舟共济、彼此合作、风险共担。发达国家可借助自身在国际生产分工中的有利地位，将高污染产业转移到发展中国家。但污染是无国界的，最终会产生反伤自身的"回镖效应"。

二、准备期

1.致灾因子的驱动性

致灾因子评估是应急准备期进行应急规划的驱动目标，需要不断识别社会系统中存在的危险要素，并对风险进行有效处置。

2.风险评估的持续性

风险评估是一个持续的过程，甚至在突发事件发生后，风险评估还要持续进行，其过程是动态的，这个过程中形成的应急预案也是随之不断修正的。

3.后勤保障的重要性

后勤保障是确保应急预案实施具有坚实的人力、物力、财力的基础。

4.不同社会体系的区别性

突发事件在不同社会系统所产生的影响和需求都是不同的，没有一个放之四海而皆准的模式。

5.应急规划的灵活性

在灾害发生后，实际上应急预案只能提供有限的指导，所以要突出应急管理者的灵活性、适应性与创造性。

三、响应期

（一）以人为本，减轻危害

公共危机会产生多种威胁，造成多种损失，应急处置可能会面临多重价值目标的选择。然而挽救生命与保障人们的基本生存条件始终都应放在首要位置，而不是舍本逐末。同时，危机现场安全情势很不稳定，必须高度关注救援人员的人身安全，有效地保护应急响应者，避免次生、衍生灾害的发生，这也是危机处置"以人为本"的当然表现。

（二）统一领导，分级负责

危机应急处置工作需要跨部门，甚至跨地域调动资源，因而必须形成高度集中、统一领导与指挥的公共危机管理指挥系统，实现资源的整合，避免各自为战，确保政令的畅通。其中，统一领导关键要在各级党委的领导下，发挥政府的主导作用，调动全社会的力量，形成公共危机应对的合力。在我国，党管干部的原则和党的网络化组织是我们应对危机的法宝。同时，应急处置要坚持分级负责的原则，即按照公共危机的分级，依据各级各类应急预案要求，由相应级别的应急指挥机构做出果断决策，具体进行处置。在2013年雅安芦山地震中，李克强总理的灾区24小时被公众广为称赞。总理灾区行，不仅带去了中央政府的慰问，也带去大量的区域外救援资源。

（三）社会动员，协调联动

危机往往因涉及范围广、社会影响大，会超出某个政府部门职能，甚至某级地方政府的能力，需要开展社会动员、实现协调联动。一是整合政府、企业和第三部门的力量，形成共同治理危机的网状化格局，发挥整体效能；二是危机发生地政府同周边地区政府建立应急互助伙伴关系，统筹调动人力、物力、财力资源；三是要充分发挥武装力量在救援中的突击队作用，体现军民结合、平战结合的精神。实际上，参与容易、联动难，关键是要打破常规思维和隶属关系。我国公共危机应对常犯的一个错误就是以常态思维思考危机，以日常职责界定确定自身在救援中的角色，没有做到特事特办。

（四）属地先期处置

在公共危机发生时，属地政府要及时地展开先期处置，以防止危机事态进一步扩大、升级，尽可能减少危机给社会公众生命、财产和健康带来的损失。这是因为属地是危机的事发地，熟悉当地的周围情况；属地可以在第一时间赶赴危机事发现场，有助于把危机消灭在萌芽状态。在先期处置的同时，属地政府应边处置、边报告，以便在危机放大升级时，获得外部救援资源的支持。为配合外部救援力量到现场，属地政府应扮演道路引导员角色。当外部力量到现场后，属地政府应做情况说明员、秩序维护员、后勤保障员。

（五）依靠科学，专业处置

在公共危机处置过程中，要充分利用和借鉴各种高科技成果，发挥专家的决策智力支撑作用，避免不顾科学地蛮干。同时，我们也要充分利用专业人员的专业装备、专业知识、专业能力，实现公共危机的专业处置。危机的救援可以是综合性的，但处置必须尊重科学，并体现专业处置的原则。否则，危机的危害就有可能进一步扩大，甚至伤及应急救援者。坚车能历险，渡河不如舟，科学调配资源，用其所长，就能够发挥事半功倍的效应。否则，不尊重科学就有可能引发二次灾害，造成不必要的损失。必须落实"科学应急"的原则，充分发挥应急专家"外脑"的作用，使危机处置能够依法、科学、有序地进行，进而减少不必要的生命、财产损失。专家的作用在谋，决断权属于公共危机管理者。

（六）鼓励创新，迅速高效

由于危机的演化瞬息万变、不确定性强，要求我们根据实际需要，打破常规大胆创新，务求应急处置的迅速和高效。在危急关头，公共危机管理者要行使行政紧急权，在紧急状态下特事特办，简化应急处置程序，迅速控制事态发展，最大限度地减少危机造成的损失，挽救更多人的生命和财产。当然，在应急处置的过程中，我们必须既维护公众秩序、保证公共安全，又维护公民权利、保障基本人权，以防行政紧急权的滥用。

四、恢复期

恢复并不仅仅意味着使社会经济恢复到灾前状态。如果危机的发生是由于减缓方面出现问题时，恢复更应体现出巨大的超越性，减少致灾因素。如日本在阪神大地震发生后，基础设施和房屋不仅仅是恢复原状，而且增强了抗震能力。

危机发生后，由于资源有限，人们为解决燃眉之急而实施的某些措施可能不利于长远的恢复重建。如震后临时住房占用耕地，这从长远来看将对经济恢复产生负面的影响。所以，恢复重建既要立足于现实，又要着眼于长远，不能饮鸩止渴、竭泽而渔。除了要处理好恢复与减缓的关系也要处理好眼前与长远的关系。

（一）政府主导、公众参与

根据灾害的社会政治—生态理论，灾害对社会互动产生了巨大的扰动。人的系统内部所存在的互动对恢复有着较大的影响。人需要资源进行恢复，但资源是有限的。恢复过程存在着因争夺稀缺恢复资源而产生的冲突与竞争，强势群体可能会阻止弱势群体获得救助。因而，解决的办法是改变权力安排，不让歧视、贫困和腐败影响恢复。灾区公众全方位地参与是非常重要的。在危机的恢复与重建过程中，政府要起到主导作用，组织、协调有关部门，调动各种资源，尽快恢复灾区的生产、生活秩序，消除灾害带来的影响。同时，政府在恢复重建阶段要积极开展社会动员，鼓励灾区社会公众参与开展灾后的自救互救，号召其他地区的社会公众向灾区捐款捐物。

（二）全面恢复、突出重点

恢复重建不仅要整体规划，全面消除灾害对社会、环境、经济乃至社会公众心理的影响，也要分步实施，突出对灾区状况复原至关重要的生命线系统，这是因为重要的生命线系统关系着千家万户，也影响着恢复重建的总体进程。例如，道路交通如果不能恢复，建筑材料就不能运抵住房重建现场。

（三）公平公正、关注弱者

灾害的脆弱性理论认为，人不能改造自然，尽管人类希望通过努力来防止堤坝溃决、建筑倒塌等事件，但其结果具有很大的不确定性。人的生命安全、健康和财产最容易遭受损失。同时，风险的社会分布是不均衡的，救援与恢复期间的风险所产生的后果是不同的。恢复阶段要关注不同群体因收入、发展状况、性别、种族、身体状况而承受的不同风险。在恢复重建中，我们一定要遵循公平公正的原则，对灾区社会公众进行救助。不同的地区、不同的人群面对同样的灾害，因为脆弱性高低不一，其受损程度是不同的。因此，老人、儿童、残疾人等弱势群体，经济欠发达地区、受灾严重地区在恢复重建中得到的帮助应该更多。

（四）生产自救、多样补偿

在恢复重建中，灾害损失补偿是非常必要的。一是通过经济补偿来保证受灾人民的基本生活权益，避免灾民因灾陷入困境；二是通过经济补偿来保障社会再生产的顺利进行，避免生产因灾中断；三是通过经济补偿来恢复被灾害打乱的生活与工作秩序，避免社会失控；四是通过经济补偿进一步增强抵御各种灾害的能力。我们要鼓励灾区民众自力更生，自觉地展开生产自救，避免一味依赖政府救助。同时，我们要启动社会化的补偿机制，通过商业保险、社会保险等多样化的补偿形式，使灾区尽快地恢复生产、生活秩序。

（五）防灾减灾、寻求发展

物理环境、人的环境与建设环境之间的不匹配形成了灾害。物理系统包括大气等自然系统，建筑、道路、桥梁、港口、设施等属于建筑环境。当自然、建筑与人的系统的联系出现扰动时，灾害发生。因而，在恢复重建过程中，人们要尊重自然环境的力量，同时创造更加具有抗灾能力的建筑系统及人的系统。在恢复重建的过程中，不能仅消除某一次危机的消极影响，还应该总结经验、汲取教训，与自然合作，增强社会的防灾、减灾能力。同时，我们还要善于抓住机遇，放眼未来，使灾害成为灾区经济社会发展的新起点。

第三节　卫生应急的分期管理目标

一、卫生应急减缓期管理目标

（一）增加减缓工程

在各行业中推广减缓工程的理念，不断增加减缓工程数量和规模。一般来说，包括以下几个方面：

1. 制定致灾因子减缓计划

政府组织减缓团队，并与社会各方的利益相关者合作，识别风险，采取行动，应对风险。

2. 对发展进行管理

政府根据土地使用规划及发展安排，不在危险地带修建建筑，并将危险地带的人口转移到安全地带。

3. 保护建筑物及公共设施

新建的建筑及设施必须符合防灾标准及法规，在役建筑应参照防灾标准及法规进行改造。

4. 保护自然

保护湿地、沙丘、森林，保留开阔地带，限制在危险地带进行开发。

5. 控制风险环境

采用技术手段，控制风险。

6. 限制公共支出

政府不支持在高风险地区兴建道路、桥梁、污水处理设施等。

7. 风险沟通与公众教育

建筑施工单位要进行安全教育、掌握减缓技术，居民要知道疏散计划和避难场所。

（二）降低社会脆弱性

为了确保社会公众的安全，必须减少社会公众所面临的风险。尽可能排查、消除致灾因子，即可能给社会公众的生命、健康与财产造成损失的因素，包括自然物理的致灾因子、人为的致灾因子、信息的致灾因子，如疏散处于灾害易发区的人口、城镇布局尽量避开地震断裂带等。脆弱性是衡量社会在致灾因子产生作用的条件下是否会遭受危害的指标。在城市里，它主要与以下因素相关：经济、社会的集中程度；城市系统的复杂性和相关联性；城市的地理位置；城市的环境保护情况；城市的结构性缺陷，如建筑问题；政治和制度缺陷等。在乡村中，脆弱性相对较强，表现为经济、社会发展滞后，社会公众的防灾、减灾意识薄弱，建筑、设施的抗灾毁能力低。危机的预防必须从源头抓起，必须落实城市和农村的安全规划与安全建设。特别是在城市，安全状况与城市规划和建设两个环节有着割舍不断的关系。在城市规划和建设方面，要充分考虑城市安全的需求。

（三）提高社会弹性

弹性有三个含义：系统可以吸收扰动的水平，系统自组织的能力，系统建设、增强学习能力与适应能力的程度。在灾害应急管理中，弹性是一个常用的词汇，主要指一个社会快速、有效地对灾害进行响应、从灾害中复原的能力。对社会弹性的认识要注意三点：弹性不等于坚固性；弹性不等同于冗余性；弹性不完全等同于系统恢复至初始状态的能力，因为弹性系统没有基准状态，总是在不断调整。近年来，在城市化过程中，世界各国为减缓风险，纷纷以构建弹性为基础，着力打造防灾型城市。防灾型城市强调的关键词是：公众参与、可持续的城市化、灾害预防、风险认知、降低损失、资源准备、快速恢复、应对气候变化。将这些关键词归纳起来，构成防灾型城市的特点：追求城市化的可持续性，吸纳公众参与到城市发展的决策中；在风险认知的基础上，进行灾害预防；为应对灾害做好充分的资源准备；在灾害发生时，采取有效措施，将损失最小化；遭受灾害打击后，迅速地恢复城市基本公共服务；可以有效地应对全球气候变化的挑战。

二、卫生应急准备期管理目标

（一）制定应急预案

我国已经制定国家总体预案、部门预案、专项预案、地方预案、企事业单位预案、大型会展及活动预案等。应急预案工作是应急准备的重要环节，衡量各级政府应急管理绩效的重要指标就是预案的完备性。特别应该注意的是应急预案要避免不实用、不适用、不管用的形式主义，而应该结合实际情况制定出符合国情、省情、市情的可操作、可实践的有效预案。

（二）开展应急预案演练

一般而言，如果相当长的一段时间内没有应急活动，一个组织的应急计划需要进行演练。应急预案进行重大修改之后，应急演练也十分必要。应急演练的益处包括监察预案的有效性、发现应急规划及响应中存在的问题；磨合应急相关部门，增强彼此的信任与默契；向社会公众宣传预案，进行公共安全教育，提高公共安全意识；检验有关部门的应急行动程序，提高应急行动技能；检验多部门联动的能力，评估彼此之间协调的有效性。

从形式上看，应急演练可以分为讨论演练、功能演练、实地演练。在实践中，公共危机管理部门选择哪一种演练方式，主要取决于演练管理团队的技能或经验、培训需求、地点、参演者、时间、资源等因素。整个演练主要有以下步骤：

1.需求确定

所有的演练都来源于需求，包括检验、评估应急规划、程序或体系。应急演练的动因也可能是评估应急组织的绩效或者检验应急技术、装备的性能。演练管理者必须尽早与其他管理人员及利益相关者商讨，以获取更多的支持。

2.分析

在应急演练需求确定之后，有关部门要对需求进行分析，并据此确定演练的目标及预期的结果。演练的目的与动机确定后，公共危机管理部门应考虑的因素包括场景，即演练的故事情节、时间、规模、地点、参演人员与机构、费用、装备、参演部门的备勤情况、天气情况、后勤保障、法律规范等。

3.设计

所谓"设计"，就是决定应急演练的类型与规模，并制定、编写演练计划。设计的内容包括：确定适当的演练方式，制定演练场景，选择、任命导演人员，确定演练控制需求，确定协调制度，确定管理及后勤需求。

4.实施

在实施阶段，参演人员要根据演练计划的规定，逐阶段地完成演练的各项任务。在演习开始之前，公共危机管理部门要向参演人员简要、准确地通报演练的目的及预期结果、安全问题及制度安排、沟通程序与政策、突发情况的处理、事后总结的地点等。导演在确认沟通系统良好、参演人员就位后，宣布演习开始。在演练过程中，导演按照计划控制演习过程。当然，导演也可以根据实际需要，临时改变演习进程，确保预期目标得以实现。在演练任务完成后，导演宣布演习结束。

5.总结

演练结束后，在总结阶段，参演人员应聚集在一起，讨论演练的过程，向演练管理部门提出问题和建议。这是一个演练评估的过程，内容包括分析演练过程、查找差距、解决问题、提出改善性建议等。在此基础上，导演或导演指定人员完成演练报告。

6.改进

演练管理人员根据参演人员的建议，采取相应的措施，矫正演练所暴露出来的问题。这包括修正应急预案，也包括未来举行新的演练，检验改进的结果。

（三）建立应急保障体系

1.应急队伍

人是公共危机管理中的能动因素。组织合理、素质精良的公共危机管理队伍和应急救援队伍是有效处置各级、各类危机的必备条件，他们是公共危机管理体系的重要组成部分。建立高效的应急救援队伍是做好危机应急准备、提高危机应对能力的一项重要举措。从实践来看，消防、医疗、警察、军队等是世界各国应对公共危机的一线处置力量。

（1）消防救援队伍：根据世界主要国家的惯例，消防力量是社会应急救援体系的重要组成部分。对于消防组织而言，所谓社会应急救援，就是指承担除火灾预防、扑救职责之外的应对危机任务，不仅包括现场抢险救灾、营救受困或被害人员、挽救生命的活动，也包括从事转运伤员、疏散或撤离公众、抢运物资、维持治安、封锁危险场所等辅助性、支持性的活动。

（2）医疗救援队伍：在公共危机救援过程中，医疗救援力量往往要与消防、警察等队伍合作，完成搜救、转运伤员、污染洗消、急救等任务。其中协调与合作是重要的环节。因此，医疗救援力量与消防、警察平时的联合演练十分重要。当公共危机发生时，医疗卫生部门面临的主要任务包括建立医疗秩序、沟通协调、救治伤员、检伤分类、疏散和转运、心理援助、接受咨询、管理医药捐赠、公共卫生管理等。

（3）警察救援队伍：在危机处置过程中，警察作为国家行政执法力量发挥着不可或缺的重要作用。社会公众一般熟悉警方公布的报警求助电话号码，可能会在第一时间向警方报告危机信息。当危机发生后，警察可以根据公众的报警迅速采取行动，并控制事态的发展或是联系相关的外部救援力量。警察常常可以疏导和控制交通、设置警戒线和安全区域、打击趁火打劫者、维持现场秩序，确保响应行动的正常开展。

（4）军队救援队伍：由于人类面临着日益严峻的非传统安全挑战，执行多样化任务、参与应急管理是军队义不容辞的使命。实践证明，军队不仅能够满足国家处置大部分突发事件的力量需求，而且往往是国家处置重大突发事件最有效和决定性的手段，有时也是最后手段，具有不可替代的作用。

2.应急资金

应急资金是公共危机保障系统的基础。政府需要在对应急需求进行评估的基础上，按照高标准，对危机保障系统建设投入资金。特别是在危机保障系统投入方面，保障系统越有效，资金投入的必要性似乎越小，保障系统只有应对危机捉襟见肘时，资金投入的必要性才会彰显。危机发生时，政府有义务向灾区下拨应急救灾资金，政府的财政拨款是应急财政保障的基础。《中华人民共和国预算法》规定，各级政府预算应当按照本级预算支出额的1%~3%设置预备费，用于当年预算执行中的自然灾害救灾开支及其他难以预见的特殊开支。

高效的公共危机管理必须实施应急社会动员。国家在充分发挥政府应急主导作用的同时，应将社会和企业的力量整合起来，形成一股应对危机的强大合力。我国应急资金的来源主要由三部分组成：财政拨款，社会捐助，政策保险和商业保险。

3.应急物资

《中华人民共和国突发事件应对法》第三十二条规定，"国家建立健全应急物资储备保障制度，完善重要应急物资的监管、生产、储备、调动和紧急配送体系。设区的市级以上人民政府和突发事件易发、多发地区的县级人民政府应当建立应急救援物资、生活必需品和应急处置的储备制度。县级以上地方各级人民政府应当根据本地区的实际情况，与有关企业签订协议，保障应急救援物资、生活必需品和应急处置装备的生产、供给"。应急物资是确保公共危机管理的重要物质基础。应急物资的储备可分为实物储备、资金储备、生产能力储备和社会储备四种形式。我们在提高应急物资保障能力的过程中，要四种形式并用。

4.避难场所

《中华人民共和国突发事件应对法》第十九条规定，"城乡规划应当符合预防、处置突发事件的需要，统筹安排应对突发事件所必需的设备和基础设施建设，合理确定应急避难场所"。应急避难场所可新建，也可指定。城乡建设还可统筹规划，使娱乐设施与应急避难场所建设齐头并进、同步进行。世界上许多国家都非常重视防灾绿地的使用，它们不仅能美化城市，还能够防灾减灾。应急避难场所是灾害发生时的避难地及避灾、救灾的通道，是灾害发生时的防火带及有害气体的隔离带，是救灾人员的驻扎地、救灾物资的集散地、临时医院所在地及灾民的临时住所，也是救援直升机的起降地。学校、医院和体育场馆常常在灾害来临时被指定为应急避难场所。应急避难场所应该有明显、统一的标识，方便社会公众识别。在紧急状态下，政府还可以临时征用一些建筑物为应急避难场所，事后政府应支付一定的征用补偿。

应急避难场所应具有以下三个特点：

（1）安全：应急避难场所应该设在远离危险源的地方，可避免社会公众遭受二次伤害。

（2）方便：应急避难场所应做到设施齐全，方便社会工作生活，内设应急指挥、应急供电、应急供水、应急棚宿、应急医疗、应急仓库、应急厕所等完备的设施，可以满足各类突发事件应急避难、紧急疏散的需求。

（3）就近：应急避难场所的建设要考虑周围社会公众的数量，方便其避难，一般以步行5~10分钟到达为宜。

5.通信保障

应急通信是应急管理者的"千里眼"和"顺风耳"。《中华人民共和国突发事件应对法》第三十三条规定，"国家建立健全应急通信保障体系，完善公用通信网，建立有线与无线相结合、基础电信网络与机动通信系统相配套的应急通信系统，确保突发事件应对工作的通信畅通"。危机是不断演变的，需要公共危机管理者进行动态的决策，不断根据事件的发展发出各种指令，进行应急资源调配。通信在这个过程中起着信息桥梁的作用，是决定应急决策是否及时和准确的关键因素。通信工具除了要兼容之外，还要高中低档搭配。在某些情形下，越是先进的、技术含量高的设备，可能使用的局限性就越大。发展应急通信要依靠科技，但不依赖科技。高科技含量的通信装备在公共危机中经常不能正常运行，这时低技术含量的产品反倒可以彰显作用。

三、卫生应急响应期管理目标

（一）建立应急现场指挥

在危机处置过程中，现场指挥部应该被赋予全权。在以往的多次灾害事故指挥现场，各级、各部门领导纷纷赶赴事发现场，靠前指挥，发布指示。这使得现场秩序混乱、令出多门，现场执行人员无所适从。而众多领导指示往往不统一，甚至互相矛盾，结果造成了"谁官大，谁决策"的局面，也造成了救援效率低下、救援进度迟缓的不良后果。因此，在制定应急规划时就要全面厘清应急现场指挥体系，确定各个参与救援单位构成和职责，尽快将突发事件来临时的混乱局面变为有序、有效救援体系，挽救更多生命。应急现场指挥系统应该明确规定事件中的行动决策者、信息发布者、安全保证者、协调联络者、技术支持者，以及行动、计划、后勤、财务活动的执行者。各个国家都应该在自己的公共安全管理体系的建设中建立一套反应机敏、运转灵活、权威高效的指挥系统。现场指挥需要建立应急医疗秩序，组织现场资源开展救援工作，持续评估现场需求和资源供给。

（二）保护应急响应者

危机处置是一项高风险的工作，在实际工作中，危机管理者必须注意保护应急救援队员的人身安全。近年来，在应急救援中队员因公殉职的案例时有发生，给应急管理者敲响了警钟。保护应急响应者是突发事件处置中的一项重要任务。所以，应急管理者应该多一些以人为本的意识，鼓励应急救援队员艰苦奋斗的同时，要大力提倡珍惜生命、科学救援。同时，也应该注意队员的轮换和劳逸结合，根据队员的个人特点分配任务。平时多流汗，战时少流血。应尽快建立救援队员的资格考评和分类体系，在平时训练中严格要求，增强自我保护的意识和技能，当然配备必要的防护装备和通信工具是必须做到的。另外，保护应急响应者不能忘记心理干预，在训练时加入有关心理健康的培训，在任务执行和结束后都应适时地开展心理评估和干预，以保证和促进队员的心理健康。

（三）防范次生灾害

灾害链中最早发生的起主导作用的灾害称为原生灾害，而由原生灾害所诱导出来的灾害则称为次生灾害。例如，1975年2月4日海城地震发生前，连续多日偏南风，气温回升最高达到3~6℃。震后，风向突然转为东北风，漫天大雪，气温急剧下降到零下20℃以下，简易防震棚内的公众很多被冻伤。同时，由于防震棚搭建材料不防火，火灾频繁发生。震后发生火灾3142起，冻灾与火灾共造成8231人伤亡，其中冻死372人，烧死341人。

在现代社会里，危机的危害具有很强的连带性和扩散性。在处置过程中，我们必须以动态发展和普遍联系的眼光来观察危机。这就要求我们处置危机时必须实现部门之间的协调。根据应急处置实践，我们不仅要具备系统性、前瞻性的思维，还必须注重寻求安全过程中的风险。例如，我们在疏散社会公众的过程中必须考虑疏散路线及应急避难场所是否安全，避免社会公众受到二次伤害。为了预防次生灾害，必须打破各自为战的局面。在现实中，各自为战的结果可能就是次生灾害的发生。我们经常在处置一种灾害的过程中又引发了另一种灾害。例如，在南方暴风雪灾害处置的过程中，由于抗冰保交通任务迫在眉睫，使用了大量的氯盐融雪剂，没有综合考虑其对环境的破坏作用，京港澳高速公路边的一些村镇的水源就因此受到污染。

为了避免在处置危机的过程中发生次生灾害，必须反思"不惜一切代价"的口号，在应急预案的制定过程中就要考虑各类危机可能引发的次生灾害。在具体处置的过程中，现场指挥部要加强各相关部门的协调，防止"处置一场灾害，却引起另外一场灾害"的现象。危机会对环境造成长久的影响，因此应在应急处置的过程中多听取环保专家的建议，环保部门应是危机处置的最后撤出部门。

四、卫生应急恢复期管理目标

（一）迅速启动短期恢复

短期恢复在危机发生后很快展开，与应急响应常常重合。它包括提供基本公共卫生及安全服务，恢复受损的设施及其他基本服务，重新开通交通线路，为灾民提供食物和住宅等。虽然称为短期恢复，有些活动也可能持续数周（表4-2）。

表4-2 短期恢复的主要工作

项目	主要工作
灾害影响区安全与返回	在确保居民安全的情况下，允许其返回受灾害影响区域
临时避难所/住房	为受灾影响的社会公众提供最基本的生活条件
关键基础设施恢复	对管道、电线、街道、桥梁、路标、路灯进行检查与维修，修复医院、警察局、消防站等关键设施，恢复水处理厂、公交运输候车点、公共工程装备、停车场、政府办公室的运作，帮助电站、电视和广播台设施、电话交换设施重新运作

续表

项目	主要工作
废墟管理	废墟管理应指定临时场所，把可回收物与不可回收物区分开，并将不可回收物转运到永久性处理场所
应急拆除	对严重损害、可能倒塌的建筑进行评估，决定是否对其进行加固、重建或拆除
维修许可	恢复计划应该对其他地区参与重建的建筑承包商进行监督并登记
捐赠管理	对捐赠品接收、分类，做好运送、分发的准备
灾害援助	最大限度解决灾民办事缓慢问题，招募和培训足够的工作人员

（二）持续推动长期恢复

在长期恢复重建中，往往要从经济社会整体发展的高度进行全面规划，以期促进灾区经济发展，增强防灾、减灾的能力（表4-3）。

表4-3　长期恢复的主要工作

项目	主要工作
危险源控制与区域保护	在受灾害影响的地区，改变土地利用和建筑规范，降低社会脆弱性
公共卫生/精神健康恢复	确保生理、心理健康不受突发事件影响
经济发展	制定灾区经济复兴计划，促进灾区的经济增长
基础设施的弹性	减少基础设施的脆弱性，增强基础设施的抗灾毁能力
历史遗迹保护	保护历史性建筑
环境修复	消除突发事件给环境造成的影响
灾害纪念	纪念遇难者，安抚社会公众，培养社会认同感

（三）恢复社会影响

为了消除危机的社会影响，恢复重建需要恢复社会生活秩序，为社会公众提供基本的民生保障，使整个社会呈现常态运转的态势，如修复卫生设施、为灾民提供临时住宅和必要的生活物品等。在此过程中，恢复重建要注意三个方面的问题：一是严防次生灾害的发生，确保灾区公众的安全，如在拆除受损的建筑物时设立警戒线；二是保障灾后需求膨胀时物资的供应，如药品等；三是特别关注老人、儿童、残疾人等弱势群体，满足其特殊的需要。

（四）恢复环境影响

危机的环境影响可分为两类：人工环境影响和自然环境影响。从人工环境的角度看恢复重建要完成的任务包括修复或重建居民住房，尽快使灾民安居乐业；修复或重建商业设施或工业生产设施，确保商业和工业生产运转的持续性，保持受灾地区的经济活力和发展的连续性；恢复或重建农村基础设施，保证农业生产的顺利进行；恢复或重建关键性的公共设施，特别是从功能及象征意义两个角度看特别重要的设施，如灾区的地标性建筑；恢复或重建"生命线"设施，使水、电、气、热、通信、交通等基础设施及服务支撑系统的问题优先得以解决。

从自然环境的角度看，危机的影响主要包括：

第一，生物多样性和生态系统受到严重的影响。灾难或灾害可能会使一些珍稀动物失去栖息地和赖以维持生命的食物，污染事件可能会损坏地方的生态系统，令某些物种濒临灭绝。

第二，废物的处理及污染的管理是个必须面对的挑战。特别是在恢复重建的初期，危机及其应对活动所产生的废物和污染问题必须妥善加以解决，严防大灾引发大疫。例如，在强烈地震等危机中，物理破坏严重，清理废墟的工作繁重。而且，废物处理设施和场所有可能也因灾受损。这时，垃圾堆放场所及处理的方法必须经过环境保护部门的许可，避免给未来留下新的隐患。此外，社会在灾后持续运转的过程中不断产生的废物和垃圾也必须及时得到科学的处理。

（五）恢复经济影响

危机对经济的直接影响非常大，间接影响难以评估。比如，"9·11"事件使美国作为世界投资"安全岛"的形象大打折扣。在国内公民消费信心指数下降的情况下，如果国外投资者纷纷撤资，那么美国经济将发生"血崩"。同时，由于恐怖袭击，美国的民航、保险、旅游、餐饮等行业受到了致命的打击。再如，严重的旱灾可能会导致采石场、矿山或其他工业用水的紧张，生产停顿，进而引发经济下滑，就业岗位衰减。

（六）恢复心理影响

危机往往会给一定数量的社会公众造成负面的心理影响，甚至造成严重的心理创伤。对此，要为这部分公众提供心理咨询服务，开展心理危机干预，进行心理辅导。同时，也要关注参与救灾工作人员的心理健康。

第五章 卫生应急资源管理

第一节 卫生应急人力资源管理

一、卫生应急人力资源的概念

（一）应急人力资源含义

应急人力资源是指能够准确发现、及时预防和妥善处置突发事件的人们的统称。这些人所具有的智力能力和体力能力是构成应急人力资源的重要内涵（表5-1）。

表5-1 应急人力资源构成表[1]

类别	组成人员	主要职责
决策指挥人员	各级政府应急管理办公室人员；临时负有应急指挥、决策职责的政府其他机构人员	确立、选择、实施应急预案，总体负责人民群众生命、财产安全，维护国家社会稳定
参谋智囊人员	相关专家或其他可咨询人员	为决策者出谋划策
信息服务人员	政府及其他机构应急信息工作人员；一线应急信息提供者	及时发现、收集或授权发布应急信息，为指挥决策者、人民提供信息
现场处置人员	警察、消防员、医护、勘测等一线处置人员	负责突发事件的现场控制与处理
后勤保障人员	应急物资供应、应急通信保障、道路桥梁等工作人员	提供应急管理过程中所需的各种后勤保障服务
民间组织及其他救援人员	各民间组织安全生产管理人员及其他应急物品或服务提供者	以各种形式协助政府妥善处置突发事件，弥补政府不足

（二）卫生应急人力资源含义与特点

卫生应急人力资源是指突发卫生应急事件发生时，作为突发事件应急体系中

---

[1] 李民昌.建立突发公共危机应急机制的思考［J］.河南社会科学，2003（4）：87-88，99.

重要单位——如卫生管理部门、医院、疾病预防控制中心（CDC）等，能在卫生管理、疾病预防监测、疾病救治和防护方面做出贡献的卫生应急管理人才、疾控人员、医生和护理人才等。卫生应急人力资源具有知识型员工的一般特点，除了有专业特长、有实现自我价值的强烈愿望、高度重视成就激励和精神激励等特点，还具有稀缺性和应急型人力资源获取方式不同的特征。卫生应急人力资源的不同特点，决定了对其管理的特殊性，表现为具有极强的战略导向性、复杂性和整体性。

（三）卫生应急人力资源管理的意义

卫生应急人力资源管理是指根据突发卫生事件发生的特点，按照一定区域内的应急组织应对突发事件的战略要求，有计划地对人力资源进行合理配置。通过对应急队伍中的专家或者应急队员进行选拔、培训、演练、使用、考核、激励、调整等一系列过程，调动他们的积极性、发挥其潜能，为应急组织应对突发事件，减少人员伤亡和财产损失。确保应急组织战略目标的实现的一系列人力资源政策以及相应的管理活动。这些活动主要包括应急组织人力资源战略的制定、专家和队员的招募与选拔、培训与开发、绩效管理、薪酬管理、队员动态流动管理、队员组织内部关系管理、队员安全与健康管理等。

二、卫生应急人力资源管理的方法

（一）提高突发事件管理者素质

（1）树立法治观念，提高法治能力。
（2）提高预测能力，强化危机意识。
（3）提升领导力，优化管理者心理能力。
（4）科学认识危机，提高决策水平。
（5）提高协调组织能力，整合各方面资源。
（6）提高沟通能力，增加危机对外透明度。

（二）科学地规划和优化卫生应急队伍

1.多层次多角度制定卫生应急人才队伍建设规划

卫生应急管理需要一支受过专门训练、行动迅速、装备精良的骨干队伍来完成，这是由它本身是一项专业性强、危险性高、时间紧迫的工作性质所决定的。卫生应急队伍主要由地方各级医院医护人员、应急决策指挥人员、心理专家和卫生行政部门管理人员等人员组成。各地政府应结合本地实际，对卫生应急人力资源所需类型、数量、素质、结构等做出科学预测，提出合理目标，制定出科学合理的卫生应急人力资源招聘、培训、考核等规划和可行的具体措施，为卫生应急人力资源队伍的健康成长打下坚实的基础。并且可以在此基础上，依据本区域人口的数量、区域面积、突发公共卫生事件发生的概率、群众的危机意识和应急能力水平等因素来制定人员配备标准，还可以引进一批专业知识扎实、组织协调能力强、实践经验丰富的军队卫生应急人才充实到地方应急队伍中，从而实现军地联合应急救援、互相学习、取长补短的目的。

2.建立和完善应急专家信息库

由于卫生应急管理是一个涉及各方面的复杂系统工程，必须要多学科多领域专家通力合作。因此，各地政府应吸收一批专业知识扎实、应急理论丰富、实践经验丰富、政治觉悟高、组织性强的医疗专家，建立高素质的专家队伍；另外，各地各级政府需要克服"重建设，轻管理"现象，应加强专家队伍的日常管理，可依据实际工作的需要程度，定期或不定期地召开专家联络会，传达来自上级的指示，以及确定近期工作的内容，指派任务，让专家时刻明了自身的职责，也了解本区域卫生安全形势，并促使其定期反映重大卫生安全问题，汇总后可向上级部门反映或向相关单位提出针对性整改意见和建议。

3.优化人力资源结构

卫生应急人力资源队伍会因为其内在的个人经历、技术知识、年龄和气质等结构不同，各自水平相差较大。地方政府可本着优化本地应急人力资源层次结构的目的，合理地搭配决策型、执行型、信息型、操作型和监督型人才；优化本地卫生应急人力资源队伍的知识结构，可借鉴信息科学、心理学、决策学、管理学等学科知识，以期为应急管理实践提供指导和支持，同时，还可以发挥各自的区位优势，制定出符合本地实际且具有一定特色的优惠政策吸引人才来加入，并充分挖掘本地人力资源潜力。

4.加强应急培训，拓展培训方式

（1）加强对卫生应急人力资源的培训：卫生应急知识是卫生应急能力形成和运用的载体，如果缺乏基本的卫生应急知识，就谈不上卫生应急能力。各级各地政府应重视加强对本地应急人力资源的应急理论培训，使其系统学习卫生应急管理的方针政策和工作部署，明确各地和国家应急管理体系正在做的建设和实践、重大的事故卫生应急处置程序和要求等卫生应急知识的认识，增强卫生应急技能；同时，理论学习还要与实践训练相结合，各地方政府也可以通过大量案例分析或模拟、实地演习，甚至是跨区域、跨行业演习演练等方式，提高有关人员的实际操作能力。但是，也要根据培训对象不同选择不同培训内容。从总体上看，卫生应急人力资源应具备扎实的医疗技术、敏锐的判断力、良好的心理素质、强烈的责任感等，但对于卫生应急决策指挥人员，则应重点提高其领导、决策、预案制定、组织等能力，而第一线的医疗、防疫、卫生监督人员应重点增强其实际操作能力和稳定的心理素质，使其面对危机仍然能够临危不乱，照常开展工作，而来自民间的救援人员则应重点传授其自救、互救的能力等。

（2）拓宽培养和开发渠道：应提倡、鼓励本区域的卫生应急人力资源发挥其主观能动性，积极主动地学习卫生应急管理理论，在平常的医疗实践中积累知识和能力，提升自身实际操作能力。如重庆市可以充分利用本地医学高等院校学科门类齐全、师资力量雄厚等的优势和相关医疗单位卫生应急管理经验丰富的特点，定期地组织卫生应急人员到高校学习或者到经验丰富的单位进行访问学习，以发展一批医学技术扎实和临床实践经验丰富的卫生应急管理人员为榜样，通过他们的讲座或者日常生活中的言传身教，发挥他们的榜样先锋作用，以点带面；鼓励现有卫生应急人力资源进一步发展，使得卫生应急人力资源在使用中不断地提升水平。

（3）开展卫生应急常态化演练：定期组织开展针对性应急人员队伍演练，通过应急演练及时发现相关问题和弊端，提升应急人员综合技能的同时，也对未来应急方案和预案的整改提供相关依据。特别是基层应急管理部门要及时更新卫生应急编制目录和计划，制定科学化与合理性的卫生应急演练管理办法，开展多种形式的应急演练科目及多场景和复杂化的演练内容，各级部门要协助配合，联合演练，达到常态化应急准备的目的。

5.卫生应急人力资源的考核

（1）考核主体的选择：为了有效、客观、公正地评价卫生应急人员的成绩，各地区的承担医疗卫生救治任务较多的医疗机构，应该成为卫生应急人员的考核和日常管理的主体，该医疗机构设立考核委员会，制定考核标准，制度化考核过程，使考核结果能够让卫生应急人员心服口服。考核人员可以由该卫生主管部门领导、医疗机构主要领导、相关科室负责人及应急队队长和部分队员等人员组成。

（2）考核指标设计：卫生应急人员的考核，可以选取协作精神、工作质量、技术水平等方面进行考核。

6.团队建设

突发应急事件中，卫生应急队伍作为一个团队，具有一定的凝聚力，但这种凝聚是基于当时的情境，如果情境一旦消失或因为一些不确定因素，这种凝聚力就容易松散，因此卫生应急队伍具有虚拟团队的特点。同时，工作方式也有虚拟团队的一些特点，在管理中面临着成员间信任水平不高、文化差异较大、孤立感等问题。于是，需要建立以信任为基础的团队文化，用以帮助成员克服孤独感、提高沟通的效率，营造出一种分享氛围。可采取在应急演练中提高成员默契；定期举行培训、演练、团建等集体活动。

第二节　卫生应急物资管理

一、卫生应急物资概念

卫生应急物资是指应对各种突发公共事件时，卫生应急处置过程中所需要的物资、装备，主要是药品、疫苗、医疗器械及相关辅助设备等。

二、卫生应急物资分类

卫生应急物资是以突发各类应急事件的生命救援与救治所需要的应急物资为主体，辅助一些卫生应急队伍和队员生存保障类物资。

1.基于卫生应急工作任务和特点，卫生应急物资可分为五类

医疗救援类、传染病控制类、中毒处置类、核与放射处置类、队伍保障类装备或物资。

2.基于突发公共事件领域划分的卫生应急物资保障分类

按照突发公共事件所发生的领域划分，卫生应急物资保障可以分为突发自然灾害卫生应急物资保障、突发社会危害卫生应急物资保障，以及突发疫情卫生应急物资保障三类。

（1）突发自然灾害卫生应急物资保障主要适用于地震、台风、洪涝等自然灾害发生时的物资保障，保障重点主要是紧急医疗救援物资、应急队员个人生存

物资和生活保障物资、设备、消毒与防疫物资等。

（2）突发社会危害卫生应急物资保障适用于重特大交通事故、恐怖事件、生产性事故等，保障重点为紧急医疗救援物资、特殊防护装备、快速检测设备、化学性泄漏与污染紧急处理类物资与装备等。

（3）突发疫情卫生应急物资保障主要适用于新型冠状病毒、非典型性肺炎、甲型H_1N_1等，保障重点为医疗救援物资、传染病防控类物资、防护装备、消毒与杀虫等防疫物资与设备。

3.基于事件的范围与等级划分的卫生应急物资保障分类

根据突发事件发生的地域范围和其相应的保障等级，卫生应急物资保障可以分为局域级（单一的市或其以下区域）、区域级（2个以上市级区域）、国家级和国际级卫生应急物资保障四类。

（1）局域级卫生应急物资保障主要是发生在单一的市、县或其所属的乡镇区域内的突发事件，通过当地卫生资源能够满足事件处置需要。保障的重点是根据事件发生特性，提供针对事件处置的专用物资和设备。

（2）区域级卫生应急物资保障主要是发生在两个或者两个以上市级区域内的突发事件，通过当地行政区域卫生资源不能够满足事件处置要求。需要省级医疗卫生机构提供并组织指挥卫生应急物资保障。保障的重点是根据事件发生特点，提供针对事件处置的专用物资与设备。加强物资运输协调、组织管理、统筹，以保障现场处置关键物资的需求。

（3）国家级卫生应急物资保障主要是发生在两个以上省级区域或发生在单一区域内但事件所造成的危害极大，通过省级卫生资源不能满足事件处置要求。需要国家级医疗卫生机构提供并组织指挥卫生应急物资保障。保障重点是根据事件发生特性，提供针对事件处置的专用物资与设备。加强物资组织协调，快速调动运输，以保障现场处置关键物资需求。

（4）国际级卫生应急物资保障主要是以国家应急救援队名义参与国际卫生救援，保障重点为应急队员个人生存和生活保障物资、医疗救援物资和设备、消毒和防疫物资等。

三、卫生应急物资储备

1.卫生应急物资储备管理的特点

（1）超前性：突发公共事件具有高度的不确定性。为突发性和难以预测性，甚至不可预测。但可以尽量根据科学预测突发公共事件发生的概率、影响范围以及可能造成的损失，作为储备应急物资的依据。

（2）科学性：突发公共事件具有群体性。往往同时涉及多人，甚至波及整个工作或生活群体，跨地区、跨国界传播。要求根据可能发生的突发公共事件的性质，在储备管理各个环节做到统筹规划和科学合理。

（3）动态性：突发公共事件具有公共危险性。严重影响社会经济秩序，影响经济、政治、军事和文化及社会安定。要求根据突发公共事件的发展趋势、形态特点，做到动态管理。

（4）信息化：突发公共事件具有相对性。同样的突发事件，在不同地域、不同时间造成的危害可能不一样。要求依托信息技术，准确掌握应对突发公共事件需求，实现系统化、网络化和信息化。

2.卫生应急储备的运用

（1）加强组织领导，构建高效的管理体制体系：突发公共事件中医疗救援需要多部门参与，仅卫生部门就涉及疾病控制、卫生监督、院前急救和医疗救治等医疗卫生机构。医疗救援应急物资主要分为事故灾害、生化核的特殊事故和传染病疫情所需，所需调配的应急储备物资的品种和参与救援的部门必须加强组织协调。所以，一要明确应急物资储备组织管理机构；二要明确应急物资储备责任主体；三要明确应急储备物资启动调配权限。

（2）加强协同管理，构建有效的储备机制体系：应急物资信息、管理体制和工作流程组成应急物资管理体制运作的基本要素。应急物资储备管理必须实现信息、业务和资源协同，进行物资资源整合、协调、优化和利用。医疗救援应急物资主要包括个人防护、现场救治的药品器械、通信设备和救护车辆等专业性物资及其他生活必需物品。

具体建议：①建立省、市、区（县）三级应急物资储备监测预警机制。卫生应急管理部门建立医疗卫生救援机构的应急物资储备信息平台，完善数据库，实现应急物资储备的各职能部门间的工作链接；②建立实物储备、市场储备与生产技术储备三个层面的应急物资储备机制。医疗卫生救援机构做好计划定额应急物资储备，卫生应急管理部门建立与应急物资品种生产供销重点企业联系制度，及时掌握生产、库存情况，并按应急需要组织采购或生产；③建立应急物资储备资金保障机制。卫生应急管理部门会同财政部门建立应急物资储备专项资金制度，保证应急物资储备的购置、更新、调配的经费划拨和结算。

（3）加强制度建设，构建科学的仓储管理体系：突发公共事件的发生具有高度不确定性和严重危害性，事件演变极为迅速，救援时间非常紧急，一旦发生即对公众生命安全和健康造成严重威胁，如果不能得到有效应对和及时处理，往往引发危机。医疗救援，尤其是院前医疗救援需要根据突发公共事件发生性质、波及范围和程度，第一时间派出快反救护小分队或帐篷医院，这些主要都是以驾驶员和医护人员和队伍后勤保障人员为主的救援队伍。所以，①建立医疗救援应急基本物资储备库。健全应急物资仓储管理制度，按照应急物资储备责任主体，分别在医疗卫生救援机构设立应急基本物资储备分库，明确保管和使用责任人，实行储备物资动态管理，保证应对突发公共事件的物资及时快速调用。②建立医疗救援应急基本物资储备目录。完善应急物资储备专家认证制度，根据应急保障需要，组织对应急物资储备目录的内容、标准进行修订，提供决策咨询和技术支撑。③建立医疗救援应急物资储备预案。落实包括应急物资储备、监测、预警、调配预案，加强预案的演练、评估、修正，提高预案的知晓率、可操作性和可行性。

四、卫生应急物资调拨

医院后勤物资保障体系以保障医院内部的医疗服务活动为主，随着社会化服务的开展，计划性保障成为日常，应急状况的非计划性保障常常中断日常工作，必然导致与保障医院主体的人力和资源的矛盾，又由于应急救援物资保障需求的多样性，日常分散性物资保障模式将延迟应急响应时间和效率。

四川省人民医院率先于2017年，引入后勤综合信息管理平台，打造"一站式"后勤指挥调度中心，围绕后勤保障决策和组织，建立信息通信平台，对应急需求信息进行汇总，统筹决策供给节点，统一调配闲置人力和资源，保障应急供给。2017年8月8日"九寨沟"地震，相关负责人员利用此工作模型，快速调度后勤保障部、医学装备部、营养科、物资供应商，于1小时30分钟完成2支21人救援队伍的5类43个品目2.4吨各类物资准备。

五、案例分析——方舱医院应急物资保障

1.组织架构及职能职责

（1）组织架构：2020年武汉抗击新型冠状病毒感染疫情救援各方舱医院由全国多支国家紧急医学救援队承建，国家（四川）紧急医学救援队针对传染病救援工

作的需要，重点从管理构架、纪律保障、管控内涵三个层面进行完善，以边组建、边实践、边调整的模式，快速完成人员调集、专业重建、功能改型，5天完成2家方舱医院的筹建和批量患者的收治工作。分别组成了后方物资保障组、前方物资管理组、监督组。物资保障了方舱医院应急物资的筹措、调配使用、质量管理。

（2）职能职责：后方物资保障组主要工作是对方舱医院物资进行补给供应；前方物资管理组主要是进行方舱医院各种物资的接收、分配、检查、保管等工作；监督组主要是对物资管理使用起到督导作用，保障应急物资的合理使用和管理。

后方物资保障组根据前方物资需要，按需保量组织方舱所需医疗物资、防护物资、生活保障物资、药品等。监测紧缺防护物资库存量，对缺乏品种提出捐赠、采购建议。对每日物资信息进行收集、整理、汇总和报告。在疫情期间，将后方物资输送到方舱医院出现困难，后方保障组实施"点对点"运输保障方案，打通中国邮政专用运送通道，将前线所需物资通过这些渠道高速、安全、高效、准确地送至方舱医院。共为方舱医院安排4次专车，总数超1000件的各类医疗和生活物资，安排各类快递运输约100件，各项累计重量约6吨，切实做好前线方舱医院的保障工作。

前方物资管理组建立前方物资仓储管理，进行物资验收入库、养护保管、物资分发、质量监控。每日汇总前方物资信息，包括接收数量、库存数量、预期所需数量，汇总后报回后方物资保障组进行调配。做好方舱各种应急装备、药品的管理。

监督组监督协助前方物资管理组依据国家有关法律法规对捐赠物资的接收办理相关手续。督办协调每日物资情况，保证了前线工作的基本规范，但又不是简单且机械的"死"制度，符合方舱医院实际。

2.方舱医院应急装备

（1）配置要求：应急装备配置主要根据相关法律法规要求进行选择、根据相关预案要求进行选择、根据装备性价比进行选择。主要考虑装备的技术性能、机动性能、环境适应性、勤务性能、工程专业综合、生存性、保障性和外观尺寸质量这些方面来选择。

（2）方舱医院应急装备的分类：

1）医疗救援类：医疗装备、消毒供应装备、检验设备、医技检查设备、药品等。

2）传染病控制装备：个体防护、现场工作人员预防性药物、现场样本采集、保存装备、现场快速鉴定、检测装备和试剂、现场消杀装备和药品。

3）救援人员保障装备：

个人携行装备：服装、生活必需品等。

后勤保障装备：供电、炊具、车辆、食品等。

通信办公装备：指挥车、对讲机、卫星电话等。

标识标牌：由卫生部门统一制作的队旗、臂章，以及标志救援队物资、住址、工作区域的区分标识。

3.工作重点

（1）全面筹集物资，多种方式并举，保障物资供应：方舱医院防护医疗物资的来源方式主要涉及以下几种情况：目录保障（常规保障）、后方医院支援、单位调拨、公益组织或个人捐赠。

2020年新型冠状病毒感染疫情正逢春节长假，随着疫情加剧发展，防护物资属地化管控管理，物资短时间内异常紧缺，目录保障无法满足。依靠后方医院，发挥其在全院范围内的物资调控职能，点对点输送应急物资，保障方舱医院的应急物资供应。前方及时与属地相关部门沟通，发动多种力量、多渠道筹集物资，一些公益组织和个人对物资保障也起到了一定作用。

（2）按照任务需求，总体测算消耗量。根据方舱医院收治床位、功能定位，结合医护人员、勤杂人员数量，测算每日防护物资、所需药品储备用量，提前做好防护物资、药品等的储备工作。

（3）根据传染病防护等级，进行防护物资的分类管控发放，做到"按需发放、合理调配、不重不漏、严格管控"。

根据疫情防护需要和诊疗实际，结合工作强度个人生理需求以及防护用品使用要求等科学安排诊疗班次，根据不同工作岗位，按照防护需要科学、合理地分配防护用品，按照每人每天用量精确计算，确保每一件防护物资用于防疫一线，避免耗材的浪费。

建立库存与消耗使用日报制度。安排专人负责物资管理，每日定点对各类应急物资进行梳理汇总，清点库存量、发放量，全面掌握物资储备和物资供应能力。设定物资库存预警量，并及时把物资情况反馈回后方物资保障组，最大程度保障方舱物资供应。

（4）采用了信息化管理：通过方舱医院云HIS系统在汉阳方舱医院的运行，

极大地提升了方舱医院的运行效率，实现全程信息共享、无纸化，在保障医护人员自身安全的前提下，运行效果良好，极大提升利用紧急医疗救援队的医疗资源抵抗疫情的能力。做到减少人员进入病区即可获取患者的各项信息，这样既减少了防护物资的使用量，又降低了医务人员的感染风险。

第三节　卫生应急资金管理

一、应急经费保障基本概念阐述

（一）应急经费

应急经费指为了有效应对突发卫生应急事件，保障公众身体健康和生命安全，维持社会稳定，以货币形态存在，可立即投入流通并形成支付能力的现金和银行存款等。

狭义上指国家各级财政每年根据财力和应对的保障需求，为保证各级应急体系建设发展和危机发生时的高效应对，通过预算提取一定经费；广义上也包括参与了突发卫生应急事件应对的保险资金和社会捐助资金。应急资金在运行过程中具体表现为货币形态和物资价值两种形式，一部分以货币形式直接支付医疗、防疫、科研等机构人员劳动报酬和保证开展工作所需经费，另一部分则以等价交换形式向市场购买各种设施、设备、救治药品和医疗器械等物资，使价值形式转变为使用价值形式。

（二）卫生应急资金保障

卫生应急资金保障即为保证突发卫生应急事件，应急机构实现应对职能所进行的取得、分配、使用经费的活动及其体现的经济关系，包括经费保障与技术保障、物资保障等。

应急资金保障包括三部分：一是事前投入，用来维持公共卫生机构日常运转和满足战略储备所需；二是事中投入，用来应对突发卫生应急事件所需的"救灾资金"，即一旦出现危机钱从哪里来，有多少，怎么用；三是事后投入，即突发卫生应急事件危机过后用来消除危机影响，恢复正常秩序，对危机应对中发生的费用进行补偿支付，对疾病预防控制体系和医疗救助体系进行重建和升级等。

（三）卫生应急资金保障的特点

卫生应急资金保障除遵循一般财务活动的规律外，还有其自身鲜明特点。

1.资金筹集的政府主导性和稳定性

突发卫生应急事件经费需求大，任何组织和个人都无法在短时间内投入巨额的应对资金，因此，必须发挥政府在资金保障中的主导作用；同时，国家有关于预备资金的相关规定，按照预算法的要求，各级政府每年应当按照本级政府预算支出额的1%~3%设置预备资金，用于当年预算突发卫生应急事件应急资金保障，以及相关对策研究执行中包括突发卫生应急事件在内的不可预见的特殊开支。

2.资金保障活动的及时性

回顾近年来的突发卫生应急事件，都具有很强的不确定性，无法提前预测，任务突然、准备时间短，客观上要求资金保障简化程序，采用便捷的办法和有效的手段，正确处理和解决应急工作中各项资金急需。

3.保障对象特殊化

应急资金的保障对象，包括突发自然灾害事件、突发社会危害卫生应急事件、突发疫情卫生应急事件的问题，如伤员救治、环境卫生整治、传染病预防、受灾群众心理卫生干预、健康教育、流行病检测，受灾地区医疗卫生体系重建等，其应急处置对象具有公共卫生的属性。

4.保障方式多样化

突发卫生应急事件情况瞬息万变，资金保障方式须适时而变，不同环境、不同疫情、不同救援队伍，对资金的需求也不同，要求及时掌握情况，灵活组织保障。保障方式的选择上既有上级财政向下级财政支援的逐级保障，又有同级财政的横向转移支付保障，还有专项经费的越级直达保障；既有医疗救治机构的定点保障，又有突发事件现场应急队伍的伴随保障、机动保障等。多部门协同应对，经费保障要求高。

突发卫生应急事件是对整个社会危机应对体系的一次综合考验，科研机构积极寻找病原、研发防治药物；医疗机构救治病人；防疫机构切断传播途径；加之风险分担的客观要求，各种社会力量作为政府功能空白的有效填补，参与危机应对，要求应急资金保障能统一部署、整体谋划，做到资金与任务同行、与队伍同步。

5.资金监督责任重

突发卫生应急事件一旦发生，社会影响大，客观上要求应急资金使用要接受全程的监管，要通过监督保障其使用得科学有效；在应急资金的使用上，除了指明合作项目和受助对象的捐赠资金外，其余都要经过严格的计划、审批、评估等程序统筹安排。

（四）应急资金保障的影响因素

应急资金保障主要受经济发展水平，政府财政预算，突发卫生应急事件种类、规模，应急响应等级等因素的影响，有的按照年度正常预算就可应对解决，有的需要申请上级或同级政府的转移支付，有的则需要调动社会力量的参与甚至需要接受国际援助。

从政策角度来说，因为财政预备资金是构成应急资金的主体，所以财政收入的变化和预备资金提取比例的变化都会对应急资金产生较大影响。

从经济社会发展水平来看，发达地区的疾病预防控制体系较健全，应急储备基础雄厚，应对一般突发卫生应急事件游刃有余，而经济欠发达地区尤其是广大农村地区，疾病控制体系脆弱，一旦爆发较大规模卫生应急事件，很难在短时间内对事件进行有效控制；而大城市里，虽然各项社会保障体系较完善，但人群情况复杂，存在人口密度大、流动频繁等因素，客观又上给突发卫生应急事件的应对带来不少困难。

突发卫生应急事件中有突发自然灾害卫生应急事件、突发社会危害卫生应急事件、突发疫情卫生应急事件，这些事件的发生都会严重影响公众健康。不同原因类型的事件，对经费的要求也不同。尤其是波及面广的重大疫情卫生应急事件，其救治和防控需要动员大量社会力量参与，经费需求量较大。

应急响应等级是决定经费需求的另一个重要因素，它反映了突发公共卫生事件的严重程度和波及范围。响应等级越高，说明危机的影响越大，参与到危机应对中的应急支援救治力量也越多，需要动用的应急保障经费量也越大。

在处理突发公共卫生事件的过程中也不应忽视市场的作用，市场供需的变化和物价差异对应急物资的生产、采购和流通有较大影响。社会主义市场经济是我们使用应急经费的大环境，应该合理发挥宏观调控机制，在保障救治的前提下有效利用市场手段处理突发公共卫生事件，尽量采用招标方式获取社会资源，提高应急经费使用效率。

二、公共财政在突发卫生应急事件应对中的责任

首先，由于市场机制在公共危机应对领域的"失灵"，使得政府必须承担起突发卫生应急事件应急经费保障及相关对策研究公共危机处置与管理的责任。危机管理理论认为，鉴于突发事件的不确定性、紧急性和后果严重性，消除其社会危害时所耗费的大量社会资源、社会成本通常不能由市场途径解决，必须由政府作为主要责任人来承担。只有政府承担，才能及时有效地进行防御和加快消除突发事件所造成的危害。从本质上说，政府的公共危机管理、突发性卫生应急事件的应急机制就是一种公共物品，作为提供这项公共产品的投入主体——国家财政，执行着资源配置者的职能，其配置的绩效具体落实于投入总量、投入结构以及应急机制的产出效率等各个环节，而政府这一切活动的背后都需要公共财政的支持。

其次，从投入—产出的角度分析。政府提供公共物品、管理公共危机的外在表现是成本由财政支付，消耗了大量的资源；在危机应对中，政府采取积极、有效的管理措施和解决对策，保护了人民群众生命财产安全，维持了国家经济、社会的稳定，产生巨大的社会效益，在公众心目中的良好形象也会大幅提高，会进一步巩固其社会地位和竞争优势，这又可以看作公共危机管理的产出部分。财政作为掌管社会资源再分配的重要部门，应当通过完善制度、调整支出结构、整合资源的方式，建立一套相对合理和完善的应急财政管理体系，以保证危机应对得以有效进行。

例如，新型冠状病毒感染疫情这类突发公共卫生事件，其高度传染性决定了它是一种具有极大负外部效应的"公共产品"，对新型冠状病毒感染疫情的防治不仅仅是患者的事，防治的好坏对患者以外的其他人有直接的影响，这显然是市场解决不了的问题，就必须由政府出面进行直接干预。从这个意义上讲，突发事件应急机制就是典型的公共产品，政府（特别是中央政府）理应是这项公共产品的投入主体，而公共财政对此肩负着不可推卸的责任。

最后，在突发卫生应急事件应急处置的各项保障工作中，政府承担了主要责任，但又不能只靠一家之力。每一次危机应对都是对整个社会的一次考验，政府应正确引导保险行业参与，同时要拓宽渠道，鼓励社会团体和组织通过各种慈善捐赠活动为危机应对提供充足的资金，作为自己有益的补充。

三、相关法规制度在经费管理方面的规定

（一）《中华人民共和国突发事件应对法》

《中华人民共和国突发事件应对法》按照有效控制危机和最小代价原则的思路，规定了一系列有关预防和应急准备的制度。包括规定国家建立重大突发事件风险评估体系；规定建立处置突发事件的组织体系、预案体系；建立突发事件监测网络、预警机制和信息收集与报告制度；建立应急救援的物资、设备、设施的储备制度和经费保障制度；组织社会大众学习安全知识，参加应急演练的制度等。

关于经费管理方面的规定有：第三十一条，国务院和县级以上地方各级人民政府应当采取财政措施，保障突发事件应对工作所需经费。第三十四条，国家鼓励公民、法人和其他组织为人民政府应对突发事件工作提供物资、资金、技术支持和捐赠。第三十五条，国家发展保险事业，建立国家财政支持的巨灾风险保险体系，并鼓励单位和公民参加保险。第六十一条，公民参加应急救援工作或者协助维护社会秩序期间，其在本单位的工资待遇和福利不变；表现突出、成绩显著的，由县级以上人民政府给予表彰或者奖励。第六十三条，截留、挪用、私分或者变相私分应急救援资金、物资的，根据情节对直接负责的主管人员和其他直接责任人员依法给予处分。

（二）《突发公共卫生事件应急条例》

2003年5月颁布的《突发公共卫生事件应急条例》里，关于经费保障和人员补贴方面的规定有：第六条，县级以上各级人民政府应当组织开展防治突发事件相关科学研究，建立突发事件应急流行病学调查、传染源隔离、医疗救护、现场处置、监督检查、监测检验、卫生防护等有关物资、设备、设施、技术与人才资源储备，所需经费列入本级政府财政预算。国家对边远贫困地区突发事件应急工作给予财政支持。第九条，县级以上各级人民政府及其卫生行政主管部门，应当对参加突发事件应急处理的医疗卫生人员，给予适当补助和保健津贴；对参加突发事件应急处理作出贡献的人员，给予表彰和奖励；对因参与应急处理工作致病、致残、死亡的人员，按照国家有关规定，给予相应的补助和抚恤。第四十三条，县级以上各级人民政府应当提供必要资金，保障因突发事件致病、致残的人员得到及时、有效的救治。具体办法由国务院财政部门、卫生行政主管部门和劳

动保障行政主管部门制定。

（三）《国家突发公共卫生事件应急预案》

该预案规定，应急保障突发公共卫生事件应急基础设施项目建设经费，按规定落实对突发公共卫生事件应急处理专业技术机构的财政补助政策和突发公共卫生事件应急处理经费。应根据需要对边远贫困地区突发公共卫生事件应急工作给予经费支持。国务院有关部门和地方各级人民政府应积极通过国际、国内等多渠道筹集资金，用于突发公共卫生事件应急处理工作。

（四）《关于疾病预防控制体系建设的若干规定》

2005年1月5日中华人民共和国卫生部令第40号发布的《关于疾病预防控制体系建设的若干规定》中，第二十四、第二十五、第二十六条都提到了经费保障：第二十四条，疾病预防控制机构向社会提供公共卫生服务所需经费，按照财政部、国家计委、卫生部《关于卫生事业补助政策的意见》（财社〔2000〕17号）和《关于农村卫生事业补助政策的若干意见》（财社〔2003〕14号）的规定，由同级政府预算和单位上缴的预算外资金统筹安排。第二十五条，各级财政、计划等部门要按照疾病预防控制机构编制内人数和预算定额落实人员经费，保证其履行职责的必要经费，根据实际工作需要合理安排业务经费，保证突发公共卫生事件处理、重点疫情监测、重大疾病预防控制、计划免疫等项工作的合理需要。第二十六条，中央和省级财政对困难地区疾病预防控制体系建设、涉及面广危害严重的重大传染病预防控制、地方病和职业病的预防控制、突发公共卫生事件应急处理、重大灾害防疫等项目给予适当补助。

四、应急资金保障的筹资机制

突发卫生应急事件应急资金的筹资渠道主要有国家和地方财政资金、政策保险赔付资金和社会捐助资金三个方面。

（一）国家和地方财政资金

突发卫生应急事件对于资金在短期内的巨额需求决定了必须由政府财政负担主要部分。应对突发事件的事后支出科目的预算来自三部分：一是中央财政与地方财政的预备费，主要用于一些应急性的支出，如突发性灾害的救治资金，突发公共卫生事件应急资金保障及相关对策研究费用由各级政府掌握；二是列在抚恤和社会福利救济费项目下的救灾支出；三是各级财政卫生事业费中的防治防疫经费。

预备资金在处理突发事件中可以发挥巨大的稳定功能，如果预备费不足会严重影响各项应急手段的启用时间，再进行后期调整不利于财政运行的稳定性，并由此带来较高的操作成本。在当前全球化以及中国经济社会转型的大背景下，各类突发事件出现的可能性比以往传统社会更高，因此完全有必要增加财政预备费的数额，无论在绝对数量上还是在财政预算中的比例都应该逐年提高。尤其是近年来，我国中央和地方财政收入快速增长，为适度提高预算预备费提供了良好的时机，可尝试将每年财政收入的增长额按5%~10%的比例提取，用于应急机制建设。在条例修改之前，也应该按照预算法规定的上限，将财政预备费提高到预算总额3%，足额提取预备费。预备费的管理上，目前我国采用的是流量式管理年度余额为零的管理方式，应转变为基金式管理，实行单独的项目管理，结余转存，这样既可以保证应对突发事件时的总量供应和管理的规范性，减少了行政命令对预算基金管理的过度调整，也能保证其他各项预算和财政支出的正常运转。

在设立充足的财政预备资金的基础上，财政对突发卫生应急事件应对的资金支持还可以采取其他应急方式。如转移支付，包括中央向地方的纵向财政资金转移和各地方财政间的横向转移支付；社会资源的征用偿还；发行短期国债，向中央银行或国际金融机构借款；动用外汇储备；政府资产的应急变现等。除了直接为突发公共卫生事件的紧急应对提供资金，政府还可以通过财政税收政策来支持危机的应对，具体措施有税费的减免、财政贴息等，通过减免一些与紧急应对有关物资生产调配和服务提供的税费，鼓励更多的企业和社会团体为应对突发卫生应急事件提供支持。

（二）保险资金

1.积极引导保险业参与突发卫生应急事件应对的作用

完善的医疗保险体系对于突发卫生应急事件的预防和控制可以起到积极作用，从个人角度来说，人人享有保障，可以使疾病得到及时救治；从社会角度来说，发生突发卫生应急事件后，享有保险的患者不会因担心费用而不就医，这有利于疾病的控制；从信息管理角度来说，医疗保险机构和医院之间建立的信息系统，对于突发卫生应急事件的信息收集、患者身份确认有辅助作用。通过运用保险机制，财政对保费、巨灾保险基金提供补贴，可以充分发挥财政投入的放大效应，从而满足快速恢复生产生活的资金需求，并可提高全社会的风险管理意识。因此，丰富突发卫生应急事件应急资金的来源，要促进商业保险快速发展，建立重大突发事件的政府保险计划。

2.保险资金的参与方式

保险业协助公共财政应对突发卫生应急事件时，应在住院审查、医院选择等方面适当放宽条件，减少就医环节；采用患者记账、保险预付的方式，保证患者能及时住院治疗；放宽药品、诊疗、医疗服务设施的支付范围，对在基本医疗保险规定范围以外发生的医疗费用，通过补充医疗保险途径予以解决。

3.保险支付模式

可由医疗保险先行对个人和医疗机构支付，结算医疗费用，再利用医疗保险已经建立起的信息管理系统，由医疗保险经办机构与突发卫生应急事件保障系统进行结算；或者医疗保险按政策规定只支付参保患者医疗费用，其余由突发卫生应急事件保障系统解决。

4.社会捐助资金

社会捐助资金（包括国内捐助和国际捐助）是应对突发事件不可忽视的重要资金来源之一，在我国近几年经历的灾害救助中，国内社会各界和国际捐助的资金都起到了很大作用。

国内捐赠资金的来源一般有个人捐赠和社会团体捐赠等。

其中企业是国内最主要的捐赠主体。在资金使用上，一般是直接划拨定向受捐对象，专款专用。吸收社会捐助资金参与突发公共卫生事件应急保障，需要注意做到拓宽捐赠渠道，加强捐助资金的监管，实时信息公开和提高民众公益捐赠意识。

争取国际捐助方面，要积极探索和世界卫生组织（WHO）、世界银行等国际组织开展合作，吸收多边贷款、赠款，加强国内应急体系和应急支援保障力量的建设。例如，2003年7月启动的"世行贷款/赠款中国严重急性呼吸综合征及其他传染病应对项目"中，85%的世行贷款用于紧急状况下的设备购置、土建等投入；赠款部分重点投向了宏观政策研究制定、实验室安全管理、野生动物研究、管理及技术人员培训等方面。在引进资金的同时，更要注重在资金筹措、财务管理、项目地区选择等方面学习国外先进管理思想和技术手段，利用国际研究机构的优势和技术力量，合作开展应用性研究，提高我国卫生管理和医疗技术人员水平。

五、应急资金保障的分配机制

（一）应急资金分配的原则

1.统一指挥、分类保障

资金的应急保障计划、指挥、协调应集中统管，按照统一理财指导思想、统一财务法规制度、统一财经纪律、统一经费标准等进行管理；根据具体行动任务、强度、环境等实施分类保障。

2.集中财力、突出重点

采用各种手段动员筹集一切可以利用的资金，区分保障对象和保障内容的主次先后和轻重缓急，将有限的资金合理调配使用。

3.方便快捷、讲求效益

建立方便快捷的应急资金保障程序，使各级财政能够快速高效地将资金供应到位。

4.分级负责，全程监督

遵循统一领导、按级负责的原则，成立包括纪检审计、财政、监察、卫生等多部门的综合监督体系，对应急资金的预算请领、分配划拨等过程进行监督，保障资金运行全程的安全。

（二）应急资金的保障对象及范围

由于突发卫生应急事件的防范不是一朝一夕的事，必须坚持常抓不懈才能奏效，因此，相应的经费保障也要分危机发生前预警管理的投入、危机应对中的应急救助投入和危机后的恢复重建投入三部分。

1.危机发生前预警管理投入的保障范围

（1）预案的制定：各级卫生行政机构组织专家制定本级卫生应急事件应急预案。

（2）应急处理专业队伍的建设和培训经费：这是一项长期工作，需定期对医疗卫生机构和人员开展突发卫生应急事件应急处理相关知识、技能的培训，推广最新知识和先进技术。

（3）建立有关的物资、设备、设施、技术与人才资源储备：这些设备大致可分为进行流行病调查、监督检查和监测检验的能力与设备；进行传染源隔离、卫生防护的用品和设施；进行医疗救护、现场处置等有关的防治疫苗、救治药品和医疗器械。要保证应急设施、设备、救治药品和医疗器械等物资的储备和完好状态，定期采购更新补足消耗。

（4）开展防治突发卫生应急事件相关科学研究的经费：如果不加强防治方面的相关科学研究，当突发事件降临时，可能会遭遇比科研投入要多得多的损失。

（5）应急演练：定期组织医疗卫生机构进行突发卫生应急事件应急演练。

（6）预警监测：疾病预防控制机构负责开展突发卫生应急事件的日常监测，并确保监测预警系统正常运行。

（7）信息报告：建立重大、紧急疫情信息报告系统，履行突发卫生应急事件应急报告职责，保证信息传递及时、准确。

（8）宣传教育：对公众开展应对突发卫生应急事件应急知识的专门教育。

2.危机应对中应急救助投入的保障范围

（1）应急响应：组织专家对突发卫生应急事件进行综合评估，初步判断突发事件的类型，提出启动应急预案的建议。

（2）情况通报：向有关职能部门通报突发卫生应急事件情况。

（3）信息发布：向社会发布突发卫生应急事件的信息。

（4）现场处置：对突发卫生应急事件现场采取控制措施，开展流行病学调查，及时对易感人群采取应急接种、预防性投药、群体防护等措施，对疫点疫区进行隔离消杀。

（5）医疗救护：医疗卫生机构对因突发卫生应急事件致病的人员提供医疗救护和现场救援。

（6）卫生防护：参与应急处置的人员应采取卫生防护措施，防止受污染；还要防止患者间的交叉感染。

（7）医学隔离：对传染病患者、疑似传染病患者、密切接触者依法组织隔离治疗和医学观察。

（8）科研攻坚：对新发现的突发传染病、不明原因群体性疾病等尽快组织力量制定相关的技术标准、规范和防治措施。

（三）危机过后恢复重建投入的保障范围

1.预案的制定和补充

各级卫生行政机构组织专家根据突发卫生应急事件的变化和实施中发现的问

题及时进行修订、补充。

2.参与危机应对人员的补助

对参加突发卫生应急事件应急处理的医疗卫生人员，给予适当补助；对做出贡献的人员，给予表彰奖励，对致病、致残、死亡人员，给予补助抚恤。突发公共卫生事件的一个必然结果，就是对人体健康造成伤害，在预防和控制及医疗救护过程中，医疗卫生人员必将成为主力，他们在工作中与病毒、有毒物质接触，处于危险之中，极易受到伤害，因此，对这一部分人员给予适当的补助有利于他们开展工作。

3.突发卫生应急事件发生地疾病预防控制机构和医疗救助机构的财政补偿

在危机应对中，各级医疗卫生机构为了救治患者和控制疫情垫付了大量的资金，对这些预算外投入，财政需要核实情况，按标准进行补偿支付。

4.突发卫生应急事件应急体系升级的费用

任何一次危机应对对应急体系来说都是一次锻炼，涌现出了新的疾病相关知识和预防控制技术，需要在今后的工作中不断加强人员培训，丰富物资储备，加强体系建设；同时，要及时改进应对工作中处理不力的地方，提高应急体系的工作效果和效率。

六、应急资金的拨付方式

主要有银行划拨、现金前送、银行卡支付、就地拆借、开设流动银行等。可实行点对点、面对点的拨付方式，使资金由专门渠道直接进入使用者账户。

七、应急经费保障的运行机制

（一）法律保障

科学高效地使用突发卫生应急事件应急资金，应对其实行法治化轨道上全程监管的运行模式。相关的法律保障有：《中华人民共和国突发事件应对法》《中华人民共和国传染病防治法》《中华人民共和国预算法》《突发公共卫生事件应急条例》《国家突发公共事件总体应急预案》《国家突发公共卫生事件应急预案》等。

（二）依托平台

应急资金运行的依托平台为突发卫生应急事件应急处理体系。应急资金保障在整个突发卫生应急事件应急体系中与其他应对行动有着密切联系，它既为其他应对行动服务，又是各项保障的前提，是形成应急保障战斗力，取得突发卫生应急事件应急处置主动权的关键。

突发卫生应急事件应急处理体系，可以从以下四个方面来剖析：一是组织架构，包括指挥组织体系、卫生执法监督体系等；二是功能实现，包括预警机制、预案制定、人才培养、宣教演练等；三是运行程序，包括信息管理、医疗救助、沟通协作、社会动员、监测控制等；四是支撑系统，指物资、技术储备，后勤保障、专家库储备等。应急资金保障活动的开展，不能脱离这个体系进行。

（三）职责划分

对应急资金保障实行按级负责，是资金管理活动的客观要求，既有利于平时应急体系建设和危机时保障的统一指挥，又有利于实施分级管理，区别权责，调动各方面的积极性。

明确政府、社会组织和个人在处理突发卫生应急事件中各自的责任。这是保证卫生应急事件得到及时有效控制和处理的基础。政府在处理突发卫生应急事件中应承担应急经费提供责任；社会组织指的是受政府指定从事突发事件应急处理的专业技术机构、医疗卫生机构、物资供应及运输组织等，在合理使用应急经费的前提下承担相应技术处理、提供医疗救治和保证急需物资供应和运输责任；个人在危机应对中负有服从指挥、自我保护和约束自己行为的责任。突发卫生应急事件应急资金保障及相关对策研究突出强调政府的职责。政府作为第一责任人应从总体上把握突发事件的全面情况，保证高质量、高效率追踪突发事件的发展。为有效预防和控制突发卫生应急事件的蔓延和减少损害，政府应当为处置突发卫生应急事件提供必要经费。政府提供经费的责任包括：资助防治突发卫生应急事件相关科学研究；为处置突发卫生应急事件应急流行病学调查、传染源隔离、医疗救护、现场处置、监督检查、监测检验、卫生防护等提供物资、设备、技术和人力资源；对支付医疗费用有困难的人给予资助；奖励处置突发卫生应急事件有贡献的专家、医务工作者等；向因处置突发卫生应急事件而受到损害的个人和组织提供补偿或赔偿。

合理划分中央、地方各级政府间的支出责任。危机应对时成立突发卫生应急事件应急处理指挥部，进行统一指挥，保证经费在各职能部门之间的合理调配和使用。横向上明确各部门的职责分工，各行其权、各司其职、各负其责，做好经费的统筹安排，综合平衡。纵向上合理划分中央、地方各级政府间支出责任。中央财政负责全局性支出和均衡性支出。主要包括三个方面：一是要加大科研力度，承担防治攻关科研支出；二是要建立公共防治机制，承担地方疫情和地方兵力的转移性支出；三是要建立独立救治体系，承担对困难地区建立独立救治体系的基本建设费补助支出。地方政府负责当地公共卫生独立救治体系建设和维护支出、医护人员专项补助支出、突发卫生应急事件应急处置系统要素建设支出和公共信息搜索反馈网络建设维护支出。

（四）应急资金保障工作流程

1.监督体系

建立以审计为主，财政、监察、卫生等主管部门为辅的资金审计监督系统。从应急经费的组成来看，不论是政府资金，还是社会资金及医疗机构收入资金，政府审计部门都有责任进行审计检查监督。财政、监察、卫生部门根据各自的职能也各有对经费的检查监督职能。上述多个政府部门都有对本级及对下级的审计检查监督职能。在紧急状态下，对较大的项目、较急的事项进行审计检查应由审计部门牵头及时组织、统筹安排、统一行动。

2.监督内容

对应急资金的筹集、使用、管理进行全过程的审计检查监督，具体内容包括经费的标准结构、保障对象、领报规定、开支范围等方面。检查经费的供应标准是否完善、统一和明确；经费的开支项目、范围，以及使用规定等是否有明确要求；经费的配置、下拨和管理是否有理有据；经费供应、标准执行、清理决算是否透明；对经费标准坚持定期修订与不定期地调整。

3.监督方式

在尽可能的条件下，加强对资金保障供应的监督检查，保障各项规章制度的落实，做到资金供应到哪里，监控职能就延伸到哪里。可对财政资金使用情况实行日报告制度，必要时设置资金管理组，对每项花费实行跟踪管理。有效统计资金的使用方向及数额，做到使用过程的全程监控。

4.评价原则

评价应急资金使用效果的最终标准即是否有效预防、及时控制和消除了突发卫生应急事件的危害，保障了公众身体健康与生命安全，维护了经济发展和社会稳定。

具体说，一是供得上，要求应急经费保障能做到及时、足额、到位；二是用得好，合理分配和调度应急资金，实现向战斗力的迅速转化，强化使用效益；三是管得住，能充分运用财务管理的计划、组织、协调与控制职能，维护特殊活动中的财经活动秩序和纪律，防范各项资金风险，力求实现保障需求实时可知、保障资源透明可视、保障行动精确可控。

第四节　卫生应急的综合保障体系建立和运行

一、卫生应急的后勤保障特点

卫生应急救援是突发事件处置过程中必不可少的环节。后勤保障是救援队在实施救援和队伍生存中各项专业勤务保障的总称。所谓"兵马未动，粮草先行"，充分的保障是救援工作的重要基础和顺利圆满完成救援任务的前提。在高效、统一的应急指挥体系下，医学救援队员和相应的保障有机、整体结合，才能充分发挥救援工作的最大效率。

卫生应急保障是指以提供应对突发事件发生时所需要的装备物资和后勤支持为目的，以追求保障效益最大化和灾害损失最小化为目标的特种保障活动。虽然卫生应急保障也是由流体（具体物资）、载体（运输工具）、流向（保障对象）、流量（保障数量）、流程（管理程序）等基本元素构成。但常态医疗保障是在环境安全的情况下，效益优先，兼顾效率；而卫生应急保障具有突发性、不确定性、时间紧迫、需求集中性、阶段变化性特点，要求安全、及时、高效。

在实施救援的同时，保证医疗应急救援人员的安全与健康不仅是劳动者的权利，也是他们医治患者、挽救生命的先决条件。研究灾害特点规律，加强保障能力建设，提高保障水平，具有重要的现实意义。

二、紧急医学救援中的保障难点和盲点

（一）救援实施突然，时间紧任务重

应急救援，事发突然，对后勤保障提出了很高的要求。保障部门临危受命，要在极短的时间内完成信息收集、灾情评估、制订方案、物资确定、人员收拢、

后续补充等诸多工作，任务繁重且时间紧迫。如果没有健全的组织构架、缺乏"平战结合"准备方案，无内控及监督机制，后勤保障往往混乱和难以及时跟上。

（二）灾害环境复杂，保障任务艰巨

不同的灾害类型，造成的困境不同，需要的保障也有所不同。如自然灾害可能导致基础性设施的破坏，造成运输中断、补给困难，需要医疗保障的同时，生活保障必不可少。城市传染病疫情，能利用当地资源，但防疫防护保障需求明显。全域性的灾害，可能造成采购物流困难，物资获得难度增大。救援队装备物资配置的模块化，可以在应对不同任务时，实现机动组合。物资类别标签清晰简洁，可以方便救援现场快速识别、准确取用。

（三）运载能力有限，多而全不可取

灾害救援，可能需要远距离运输和投送，涉及运载能力的问题。多而全的准备，一方面不切实际，另一方面可能造成物资闲置，反而给救援队的行动带来负担。根据灾害类别、区域、目的、需求，预测灾后可能出现的情况，进行有针对性的保障准备，设计后续补充路径，可以实现"带得动、运得走、卸得下、用得上"以及补充不中断的要求。

（四）医疗培训充分，后勤演练不足

各类报道显示，目前应急培训内容主要集中在医疗救治、群众疏散方面，而涉及突发事件来临时的装备展开使用、物资供给调配、捐赠流程、监督管控等很少进行。这也是新型冠状病毒感染疫情防控初期，一些机构出现保障困难和舆情的原因之一。我们呼吁医疗机构和救援队伍在突发事件应急预案和应急演练时必须包含后勤保障模块的参与。通过演练，检验实际效果，查漏补缺，优化流程。提高后勤保障从业人员的专业技能，真正做到有备无患，在灾害发生时能有序高效地应对。

（五）重视物质保障，精神支持缺位

各种突发事件，不仅严重威胁公众的生命财产安全，也给人们的心理造成了

严重的创伤。

随着国家稳定和社会进步，针对受灾民众的心理干预已经作为重要内容，补充到医学救援的体系中。需要认识到，应急救援人员由于经常直接面对事故灾害，更容易产生精神应激反应，如焦虑、忧虑、发呆、生气、情绪起伏、胃口差、消化不良、睡眠不好等，严重者甚至影响工作表现及社会关系。

目前很多队伍的后勤保障，在资金投入、装备购置、物资准备方面，都有大力的改善。但如何监测救援队员的身心状态，预防心理伤害、进行心理干预，还需被充分认识和加强。适当必要的文体活动，非但不会影响救援进度，反而可以帮助救援人员在短期心理失衡时进行调适，以良好的心态和饱满的热情继续投入到救援工作中。

（六）信息化建设待提升，教学研究待加强

信息时代的到来，为更好地后勤保障提供了技术基础。建设综合性后勤"大数据"平台，在装备管理中通过引入RFID、GPS等物联网，在物资保障采购方面参考地方成熟的OBO电子模式，在医疗救援过程中提供内部资源共享信息化平台及充分发挥"人机交互""远程会诊"等，可以提高救援保障的质量和效率。新型、复合型、小型紧急医学救援装备的研发，可以节约空间，提升运输及部署效率。

目前在国家级紧急医学救援队中承担后勤保障任务的，主要是来自省市级医卫机构的从事后勤保障、装备设备、应急管理、车队等相关职能科室的人员，他们面对的更多是常态化的工作，紧急救援相关的教育不足，没有教学体系，这也是未来需要面对和解决的问题。

三、综合保障体系的构成

2016年国家卫健委制定了《关于加强卫生应急工作规范化建设的指导意见》，借鉴与学习国内外紧急救援队伍的建设思路，结合国家（四川）紧急医学救援队多次参与实战的经验，我们构建了一套以"三要素五功能"为核心综合保障体系（图5-1）。这套体系在多次任务和演练中，均被证明是有效和可行的，受到参战参训救援队员的广泛好评。

"三要素五功能"综合保障体系，将保障内容按照物理属性分为硬件保障（装备、物资）和软件保障（技术保障）三个部分；按功能划分，分为医用保

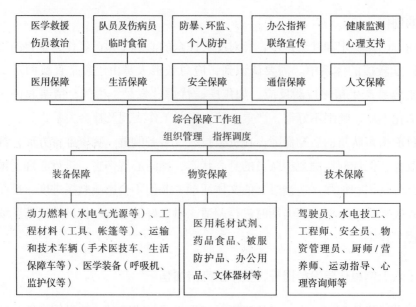

图5-1　国家级紧急医学救援队伍的综合保障体系的"三要素五功能"构成图

障、生活保障、安全保障、通信保障和人文保障五个部分。现将要点和应用案例介绍如下：

（一）装备和物资

装备主要是在救援行动中发挥作用的设备、器械、车辆等，在一段时间内可以重复使用。装备建设包括装备的标准制定、采购、验收、使用培训、保养维护、动用、运输、维修、报废等全过程。要求做到平战结合、分类配置；装备之间及装备与载体之间相互匹配；携行和运行装备有机结合；根据作业单元实行各类装备的模块化组合，尽可能做到箱囊化。

物资是指医学救援过程需消耗的物品或用于生产生活的材料，包括医用耗材、检验试剂、药品食品等。物资筹备的过程包括平时采购、及时补给、质量评定、仓储管理、准确发放、结余处置等全过程。根据不同任务需要的物资和当地可利用的物资差异，对储备物资模块化管理，将可能发生的突发事件按照地区、环境、救援队工作天数需要进行模块分类，做成预案，突发情况时紧急启用。通过与市场供应商提前签订协议，并充分动员社会支持，可以实现"带得动、运得走、卸得下、用得上"及补充不中断，确保救援的顺利进行。

以2013年4·20芦山地震救援为例，国家（四川）紧急医学救援队派出44名医务人员和22名保障人员。医用装备包括中央帐篷1顶、病房帐篷3顶、ICU帐篷1顶、手术车1台、医技车1台、物资保障车1台（含药房）。配备应急车辆10辆，其中卫星通信车1辆，抢救型急救车2辆，车内有全自动心电监护仪、呼吸机、吸氧设备等。指挥车、手术车、医技车、物资保障车、水电车各1辆。ICU床位3张，病房床位18张，应急背囊4个，监护仪4台，呼吸机1台，配有制氧机应急装备。医用物资包括：①药品及医用耗材：携带20种类别200余种常用药品，涵盖各种抢救药，抗生素、止血药、抗休克药、麻醉镇静、脱水剂、碘伏、碘酒、酒精等，医用耗材有纱布、绷带、三角巾、止血带等；②医疗器械及设备：全自动心电监护仪、心电图仪、除颤仪、医用吸引器、吸氧设备、应急背囊4个、抗休克背囊4个、心肺复苏背囊4个、内科急救包4个、外科急救包4个、基础包4个。

（二）生活保障

生活保障主要是指在执行任务中支持队伍自身生存生活的食宿、被服、洗漱等方面的保障，涉及装备如野外宿营车、淋浴车、餐饮保障车、洗衣机等，物资包括队员携行背囊、生活用具、睡袋等。

以川渝高原卫生应急演练为例，演练前对全体队员进行了适应性训练和野外生存工具使用练习。演习内容包括海拔4200m的设备运行测试，3000m营地的帐篷搭建、保温防潮测试等。饮食保障采用基地早晚餐＋救援现场制作午餐＋优质零食（如水果、牛奶、巧克力、坚果等）＋营养补充剂（如可溶性膳食纤维粉、复合维生素矿物质片）模式，保证医疗队员有充足的能量和优质蛋白质供给。要求全员监测血氧饱和度和心率，填写健康监测表，及时提供吸氧支持，对有高原反应高风险队员及时降海拔安置。对演练中暴露的问题进行实时改进、优化对策。

（三）安全保障

安全保障是指在医学救援过程中，监控所有救援行动及环境的危险状况，组织防护行动，负责现场全体救援人员安全。具体内容包括防暴防火、传染源/毒化物的个人防护、驻地安全、垃圾清运和消杀等。硬件涉及特殊燃料、动力增效系统、垃圾处置等装备，以及制氧机、血氧监测仪、喷雾消毒仪等设备，以及手套、防护服、护目镜、口罩、药品等物资。根据事故指挥体系（ICS），承担队伍安全责任的技术人员称为安全员，需要与从事环境监测、医院感染专业技术人员和救援当地消防人员、公安民警等协作完成安全保障任务。

以新型冠状病毒感染疫情武汉方舱医院救援任务为例，国家紧急医学救援（四川）队赴武汉医疗队72人，出发时携带医用防护物资包括：一次性防护服200套、隔离衣800件、N95口罩400个、一次性圆帽2000只、一次性医用口罩6600只、无菌橡胶手套2000双、防护眼罩240个、一次性鞋套700对、体温枪10个、免洗手消毒液200瓶、医用酒精200瓶、背式喷水桶2个、含氯消毒片200瓶、洗手液3箱、污染物垃圾袋2000只。

驻地安全包括：第一时间制定并实行"两圈层""三分区""四流程"感染防控体系。两圈层，是以驻地酒店大厅为第一圈层、队员房间为第二圈层实行双层感染防控管理；三分区，是指每个圈层均设置污染区、半污染区和清洁区；四流程，是指制定并执行《外出人员进入酒店时感染防控处理流程》《驻地消毒管理要求》《驻地紧急隔离应急处置方案》《援鄂医疗队驻地酒店感染防控工作指南》四个标准操作规程（SOP）。

（四）通信保障

通信保障包括保障对外联系通畅和保障内部管理高效。

重大灾难发生时，可能造成电力、广播、通信等基础设施的破坏，甚至完全瘫痪，使灾区成为信息孤岛，影响灾情判断，降低救援效率，救援人员进入后也有自身失联的风险。目前有卫星、宽带自组网、短波、超短波（对讲机）等备用通信方式，适用于不同救援场景。相关设备包括电台、卫星电话、手持机、指挥中心办公设备等。

国家（四川）紧急医学救援队在四川省科技厅社发重点课题资助下正在研制一款一体化便携式应急指挥箱，该设备在技术上综合运用了4G/5G移动通信技术、卫星传输技术、卫星定位技术、地理信息技术、计算机信息技术、音视频压缩技术、流媒体视频处理技术等多种先进技术手段，支持融合语音调度、视频调度、视频聚合、4G/5G路由、视频会议、宽带无线自组网等功能，能够形成"事发现场—前方指挥部—后方指挥中心"三位一体的指挥体系。装备选型上，强调"自主可控"，特别是指挥与通信系统，涉及信息安全，更应特别注意。同时该系统还可用于远程会诊提高救治成功率、用于宣传报道回应大众关注。

内部通信保障方面，国家（四川）紧急医学救援队总结多次救援任务经验发现，批量伤员在固定工作站登录信息，一方面伤员移动不便将造成信息录入困难，另一方面可能造成人群聚集触发安全隐患，可移动小型设备的机动性能可以极大提升救援效率。而传染病疫情期间，信息载体及工具只能从清洁区流向污染区而不能反向流动，对设备的网络信息安全也提出了全新要求。

以新型冠状病毒感染疫情武汉方舱医院运用方舱云HIS平台进行救援管理为例：方舱云系统包括了患者建档模块、医生模块、护士模块、药师模块、医技模块和线上数据统计系统。采用文字、语音、图片等多种方式录入信息，具有智能预警，配送追踪等功能，通过移动掌上终端便捷操作。方舱云实现了对大规模患者的信息化有效管理，帮助解决医师、护理、医技、药事之间沟通协同问题。患者信息无纸化共享，减少了职业暴露风险，提高了工作效率。对指挥决策和资源需求评估等提供有力支持。方舱云已完成专利申请并获得授权。

（五）人文保障

突发事件是人类社会发展所面临的共同危机，紧急医学救援工作是一种带有较高危险性的职业。救援队员在实施对他人的救助的同时，本身也承担着巨大的压力，可能出现应激反应，如焦虑、忧虑、情绪起伏、消化不良、睡眠不好等，严重者甚至影响工作表现及社会关系。适当必要的文体活动，非但不会影响救援进度，反而可以帮助救援人员在短期心理失衡时进行调适，以良好的心态和饱满的热情继续投入到救援工作中。文化激励也有利于鼓舞士气、增加自信、凝聚力量，增强救援队员克服困难、迎难而上的信念。

人文保障的硬件包括队徽队标、图书、数字设备、便携式文体器械、心理干预量表、活动场地的划定等。具体操作可以由队伍中有文体特长的队员和具备心理咨询师、健康管理师资格的人员担任。

以援鄂救援任务为例，国家（四川）紧急医学救援队在汉时间45天，后勤保障组因地制宜，开展了"无接触轻健身"和"心理援助、健康驿站"两项主题活动。

在驻地酒店封锁区的室外环境中，保持队员间隔安全距离的前提下，每天固定时间，安排擅长健身运动的队员组织团队锻炼，包括动态热身5分钟、中强度有氧快走或慢跑20分钟、静态牵拉放松5分钟，再根据队员个体化差异，自选锻炼项目，提供必要的器械。

心理援助包括尽早开展心理健康教育支持；合理排班、适当轮休、加强工作心理预期；鼓励多与家人沟通，从家庭中汲取力量和温暖。开展线上心理科普宣传，并组织线上冥想练习、压力宣泄等身心放松活动，推送正念相关的自我放松及调试的技巧音视频文件；对心理反应过度的队员在个人接纳的前提下进行个体访谈或利用情绪团体和巴林特小组进行队内团体心理干预；对于因焦虑、失眠、抑郁等症状已严重影响到正常工作的医务人员，及时由专业的精神心理医生会诊，必要时给予精神科药物治疗。

四、未来发展方向

新型、复合型、小型紧急医学救援装备的研发，可以节约空间，提升运输及部署效率。建设适用于救援队的物资管理平台，在装备管理中引入物联网技术，在医疗救援过程中提供内部资源共享信息化平台及充分发挥"人机交互""远程会诊"等，可以提高救援保障的质量和效率。加强应急管理、急救/灾害医学、生物医学工程、后勤保障专业的交叉融合、互相借鉴，培养具有交叉学科背景的"一专多能"的后勤保障人才，研究保障需求特点、提高业务水平。国家（四川）紧急医学救援队后勤保障组将在备战和实战中不断完善紧急医学救援综合保障体系，时刻准备着迎接新的挑战。

第六章　卫生应急处置现场的组织管理

　　紧急医学救援是卫生应急处置工作的重要一环。事件发生后，为保证救援工作快速、有序、高效地开展，最大限度地减少突发事件所致人员伤亡和健康危害，保障人民群众身体健康和生命安全，维护社会稳定。必须按照统一指挥分级负责的原则对救援资源进行有效的统筹管理，既要保证紧缺资源及时合理供给，又要防止过度投入造成浪费。

第一节　紧急医学救援的资源组织

　　紧急医学救援的目标是挽救生命、减少伤残、尽最大的努力抢救最多伤患。需要由卫生行政、医疗机构、医疗护理人员共同构成的紧急救援体系来完成，救援体系包括一个救援网络、二层指挥组织、三级医疗救治、四类救援队伍、五项应急保障。

一、救援网络

　　以省级区域为例，应设置一个覆盖省、市、县、乡区域的医学救援资源网络，由卫生医疗机构、救援队伍、转运组织组成。所有公立卫生医疗机构资源在应急状况纳入统筹管理，日常由卫生行政管理部门赋予预警监测、信息报告的职责，按功能定位分为省、市、县三级定点收治医院网络（综合性、中毒、传染病、核辐射）；紧急医学救援队伍作为处置突发事件的专业救援力量，按专业分为创伤、中毒、传染病、核与辐射四类，按环境分为高原、水上、航空、山地四型，按省、市、县三级构建属地管理分级负责的现场处置网络，社会机构和志愿者专业救援队作为特殊环境紧急医学救援的补充力量；伤患转运网络由院前急救机构承担的公路转运网络与政府社会企业协作构建的轨道、航空、水上网络组成。

二、指挥组织

我国紧急医学救援的指挥组织按省、市、县三级设置，日常由领导组、咨询专家组、应急办或指定部门承担应急预案制定、网络体系和队伍建设、协调联络工作。事件发生时，领导组视情况组建专项工作组，启动后方与前方两个层面的指挥部，统筹医疗资源开展医疗救治工作，咨询专家组对救援工作提供技术指导、风险预测、决策支持工作。

1.后方指挥部

（1）综合协调组：承担组内综合协调工作、信息收集统计，制作收发相关文件。

（2）医疗救治组：承担"两点一线"现场、转运、后方医院伤员的医疗救治工作，医疗救援队伍或专家的协调派遣，医疗秩序的组织，医疗安全督导和救治技术支持。

（3）卫生防疫组：承担事件发生地传染病疫情监测预警、卫生防疫技术支持和队伍派遣、心理卫生资源组织工作。

（4）新闻宣传组：承担医疗卫生新闻报道、公众宣传、舆情引导工作。

（5）药物器械组：承担药品药械（含血液及血液制品）调拨配送、社会捐赠的接收下发。

（6）后勤保障组：承担非药械外的应急物资的组织派发，救援人员的生活和办公后勤保障，捐赠物资接收调剂配送。

（7）复原重建组：负责卫生健康系统受灾（害）情况统计、灾后重建、项目资金协调等。

（8）督导检查组：督导事发地医疗卫生应急措施的落实，核实应急物资使用去向。

2.前方指挥部

由现场最高级别的政府或卫生行政负责人作为领导人，视情况设置综合协调组、医疗救治组、公共卫生组、信息统计组、新闻宣传组、后勤保障组。

（1）综合协调组：承担联络接收各类医疗救援资源，明确定点收治医院和转运组织机构，对接协调政府、社会资源与需求匹配。

（2）医疗救治组：承担建立现场医疗秩序，开展伤患搜救营救、检伤分类、初步处置、转运撤离、对接后方医疗机构工作，梳理优化分级分类救治流程，保证大批量伤患的医疗照顾和连续救治，为救援人员和灾民提供生命健康保障。

（3）公共卫生组：承担现场卫生学调查和评价，生活饮用水、食品卫生监督监测，实验室检测，消毒杀虫灭害，健康教育，心理危机干预。防止突发事件造成次生或衍生的突发公共卫生事件发生。

（4）信息统计组：承担及时收集前方指挥部辖区灾情、舆情，定时统计辖区伤患经治数量、转运数量和伤情，以及公共卫生情报。

（5）新闻宣传组：承担及时开展报道，引导社会舆论，开展教育宣传。

（6）后勤保障组：承担收集救援资源需求，药品器材的组织、接收和配送，现场救援人员的生活保障等工作。

三、医疗救治

按照事件发生的医疗救治工作环境场所，以及分级分类救治伤患的工作流程，医疗救治工作分为三级。各级指挥组织应掌握三级医疗救治的资源特性、救援中的工作状况，筹备备份资源，合理调派。

1.一级医疗救援

指自救互救、现场急救、检伤分类、伤患转运工作。主要由灾区当地医护人员和组织（或临时组织）、灾区临近医疗机构的院前急救单元（急救小组）承担。

2.二级医疗救援

指紧急救治、损伤控制、早期救治、院间转运，保证中度和轻度伤患的确定性治疗，有条件的队伍组织进行危重伤患的损伤控制性治疗。主要由灾区未完全毁损的市县级医疗机构、灾区临近县市级应急医疗急救小分队、国家和省级紧急医学救援队承担。

3.三级医疗救援

指危重症伤患的确定性治疗，包括专科治疗、集中收治、跨省转移、康复治疗。主要由医疗能力未受自然灾害损害或影响、临近灾区的省市县级综合性医疗机构承担。

四、四类救援队伍

根据赶赴现场开展救援工作的时间特性和伤患处置能力，救援队伍分为四类。各级指挥组织应掌握各类队伍的能力特性、合理调派。

1.一类救援队伍

指事发地未毁损的医疗机构的医护人员临时形成的救援组织。处置及时，处置能力与其基础医疗条件、容纳能力和毁损程度相关。

2.二类救援队伍

指事发临近地市县级医疗机构先期派出的院前急救小组（急救单元）和市县卫生应急医疗队。先期到达的支援力量，多为转运力量和专科技术人员，仅能对事发地救援能力提供补充，其后勤保障仍需事发地提供。

3.三类救援队伍

指具有专业救援能力的移动医疗队伍，主要为省级紧急医学救援队。主要为事发地提供技术和人力保障，包括对指挥组织的协助、危重症伤患的主要救治，有7天的自我保障能力。

4.四类救援队伍

指具有移动重装医疗设备的国际国家级救援队、灾区后方的省市级综合性医疗机构的专家团队。主要作为重大、特大突发事件使用，替代事发地毁损医疗机构，开展二级医疗救治工作，有14天的自我保障能力；较大和一般突发事件，提供专家技术支持和前方指挥部的协助工作。

五、应急保障

人员、通信、经费、物质、后勤五个方面的保障工作，决定了救援工作的应急反应速度和持续工作能力。各级紧急医学救援指挥组织在日常管理工作中，应督导参与医疗救援活动的各机构和救援队伍树立自我保障理念，充分建立极端条件下的应急预案和准备。

第二节　救援现场的工作管理

事件发生后，救援现场常常多点呈现，救援人员在各现场通常专注于伤患救治工作，因此各救援现场的指挥人员、前方指挥部负责人应重点关注灾损评估、医疗救治两类工作，以掌握事发区域的整体状况。统一指挥现场医学救援力量依照"边救边评""分级分类"救治的原则开展紧急医学救援工作。

一、灾损评估

灾损评估与医疗救治工作同时开展，遵循"边救边评"原则。评估内容包括医疗情报和卫生情报两个方面，医疗情报包括灾区医疗机构服务设施、人员损失的情况，现存医疗秩序和服务能力，收治伤患数量、伤情，伤患生活保障状况等；卫生情报包括饮用水、食品存量和安全，紧急避难场所的容量和条件，厕所的布局和消杀管理，垃圾清运和处理，城市灾难救援还包括交通、电力、通信、社区生活物资供应等。上述两方的情报是保证救援决策的基础情报，各现场和指挥部应将情报核实汇总（表6-1），由前方指挥部报告同级政府和后方指挥部。

表6-1 灾损评估统计表

医疗情报	EMS	□毁损 □运行 可维持时间： 天
	医院	□毁损 □运行 可维持时间： 天
	药房	□毁损 □运行 可维持时间： 天
	乡村卫生所	□毁损 □运行 可维持时间： 天
	伤患伤情	经治数量： 伤情数量：轻 中 重 转出数量： 待转数量：
		儿童/高龄/孕产妇 数量： 烧伤/爆炸伤/辐射/危化品伤害 数量：
卫生情报	流行病	□无 □有 病名： 状况：
	传染病	□无 □有 病名： 状况：
	饮用水	□无 □有 可维持时间： 天
	食品	□无 □有 可维持时间： 天
	避难场所	□无 □有 状况：
	厕所	□无 □有 状况：
	垃圾处理	□无 □有 状况：
评估分析	紧急需求： 工作建议：	

由于现场资源的紧缺，现场救援领导者应随时关注医疗次序和主要需求矛盾的问题（表6-2）。

表6-2　医疗次序和主要需求矛盾

现场医疗优先次序	医疗需求和紧缺资源的矛盾
●按优先次序分类伤患，有序进行营救、处置和撤离	○医护及急救人员种类及数量缺乏
●优化使用医疗、护理和急救人员	○灾难现场通道缺乏
●优化使用支援和装备	○医疗设备及补给品的缺乏
—	○运送工具的缺乏
—	○医疗设备性能整合性差

二、医疗救治

医疗救治采取统一的"分级分类"救治模式，包含搜寻与营救、分类与初步治疗、转运疏散、确定性治疗四个方面的工作环节和措施，其目标是保证大批量伤患得到医疗关注和连续救治。事件发生后，在救援指挥系统未能开展统一指挥前，事发地医疗机构和先期到达的救援队伍可根据自身能力及时开展上述四个方面的工作；待救援指挥系统实现统一指挥后，所有救援力量服从统一工作安排。

（一）搜寻与营救

在保证自身安全的情况下，协助搜寻营救人员，对在事发地危险现场无法脱险的伤患进行医疗救助，包括基础的生命支持、止血包扎、脱险截肢、创面保护等救护工作。

引导批量伤患快速脱离危险现场。按能走与不能走，分为"急性"与"非急性"两类，条件许可，用简单的颜色标记：急性"红色"，非急性"绿色"，分类引导到安全区安置。

（二）分类与初步治疗

1.检伤分类

（1）按照"边分边救"原则开展工作。

（2）检伤分类工作由有救援经验或在场高年资医护人员担任，通常按照ABCD法分类，边分类，边干预，边标识，同步完成，对有呼吸循环危机的伤患（气道阻塞或大出血）给予临时帮助，后续救治工作由协助人员完成。

（3）检伤标识所用标志牌（卡）采用国际公认的四色系统颜色；标志牌（卡）上必须记录伤患处置的信息，如伤情和评分；标志牌（卡）一式两联、预先编好号码（两联同号），一联挂在每一位伤患身体的醒目部位，另一联现场留底方便统计。

（4）准确统计伤亡人数和伤情，分流转送人数和去向，及时汇报。

2.初步救治

（1）现场急救区的划分：通常在现场救治区设置急救区、后送区、收容区、太平区，分类集中安置红色、黄色、绿色、黑色表示伤患。

（2）工作流程：第一优先重伤患（红色标识）：很严重、危及生命需要立即处置；其次优先中度伤患（黄色标识）：严重、无危及生命需要尽快处置；延期处理轻伤患（绿色标识）：较轻、可行走可以暂缓处置；最后处理死亡遗体（黑色标识）：死亡伤病员不必处置。

（3）处置工作：诊查工作包括全面查体和问诊，初步处置根据伤患具体情况实施以下技术措施。

1）吸氧、吸痰、心肺复苏术、除颤。

2）气管插管术、困难气管插管、人工辅助通气、机械通气。

3）包扎、止血。

4）静脉穿刺输注、胸腔穿刺引流、腹腔穿刺诊查。

5）心电监测、血压监测、血氧饱和度监测、血糖测定。

6）脊柱固定、骨折固定、躯干固定、颈椎固定。

7）搀扶转送、轮椅转送、担架转运、脊柱板固定转运。

8）催吐、导尿。

9）物理降温、保温处置。

（4）现场伤患检伤分类和初步救治是一个持续循环的工作过程，伤患的伤情轻重因救治资源的丰富和廉寡而发生改变。

（三）转运疏散

救援现场的主要转运对象为急危重症患者，由于转运资源的稀缺性和伤情的紧急性，伤患转运的优先次序，创伤通过PHI定量评分、非创伤早期预警评分（MEWS）决定疏散转运秩序；转运去向为二级医疗救治机构或单位，以便释放转运力量返回救援现场。通常由救护车辆公路转运，特殊情况和特殊地理环境通过前方指挥部与政府、应急管理部门协调军队、民航、铁路、水运企业单位启用航空、轨道、水上工具转运。

积极吸纳参与现场抢险救援的公安、消防人员、志愿者参加伤患搬运工作。分类时做到伤患随到随分、随分随送，以提高分类、转送效率。让他们负责抬担架、填写分类标志牌等简单工作。

（四）确定性治疗

确定性医疗服务的需求因突发事件规模的大小及伤害流行病学的不同而存在差异，主要由二级或三级医疗救援队伍和医疗机构来完成。

无论事件规模大小，除非事发地医疗机构完全毁损，都应利用灾区医疗机构补充外来救援资源，设立二级医疗救援组织。由支援力量设置的移动医院或医疗救治所，选址应首先考虑交通、水源、安全因素，其次优先设置在灾区未毁损的医疗机构附近和转运疏散患者的交通要道。

二级医疗救援的临时性队伍应具备基础生命支持、手术干预、紧急护理功能，除了为突发事件伤患提供确定性医疗服务之外，还要为受灾非伤人群、救援人员提供确定医疗服务，如提供灾民临时居住点的巡诊服务。

三级医疗救援机构及其专家团队既是前方救援队伍的技术和后勤保障，又是危重症伤患最终确定性救治的收治平台。

第三节　危重伤患"四集中"救治模式的组织

一、"四集中"救治模式的指导思想

"四集中"即"集中患者、集中专家、集中资源、集中救治"，其指导思想是：在突发事件群体伤患救治过程中，将优质医疗资源集约化使用，集中危重伤患进行高水平同质化救治，从总体上降低群体伤患中危重患者的病死率和致残率。这种救治模式是紧急医学救援确定性医疗服务的重要方式，从汶川地震医疗救援开始，在四川省历年的突发事件救援工作屡经检验和印证。

"四集中"救治模式的实施，医学救援体系要做到以下几点：

（1）各级医疗救援机构对收治的伤患分类分级管理。

（2）拟定详细的危重伤患转运计划，分期转院到有优质医疗资源的医疗机构。

（3）接收医院集中专家，整合区域外医疗队的集体介入，充分发挥专家的作用。

（4）接收医院集中伤患救治区域，加强急诊医学、创伤外科和重症医学科等为主的医疗人力与物资资源配置，开展同质医疗救治工作。

二、"四集中"救治的组织机构与职责

由省市级以上紧急医学救援指挥部组织实施，主要职责包括组织转运、指定医院、召集专家、提供资源、制订筛选标准等。前四项职责由救援指挥部负责及具体实施，而制订筛选标准专家组完成。

三、实施"四集中"救治的具体措施

实施"四集中"原则的具体措施包括确定定点医院，构建专家体系，筛查危重伤患，明确医疗措施和规范，调集专家支援，加大救治力度，开展专家巡诊或远程医疗会诊，建立上报制度和改善救治条件。

（一）确定定点医院

定点医院由政府和卫生计生行政部门在应急准备中，根据平时在各个区域建立的区域性医疗中心的医疗资源能力事先划定。在物资、设备储备、专家网络建设、建筑物建设、后勤保障设施等诸多方面给予先期建设，制定集中收治预案并进行演练，当重大突发事件发生时，可以随时启用。

事件发生后，紧急医学救援指挥部根据死亡规模、交通状况、转运时效确定启用定点医院的层级和数量。邻近事发地仍保持基本救治能力的市县级医疗机构开展二级医疗救治工作，区域内基本未受到损害的国家省市级医疗中心开展三级医疗救治工作。

一旦确定启用的定点医院，由政府和紧急医学救援指挥部启动危重伤员集中收治转运。

（二）构建专家体系

应急准备期建立三级专家咨询体系，包括专家顾问组、国家、部省联合专家

组和医院院内专家组，采取专家驻院、分工负责的方法，充分发挥专家作用，提高救治效果，根据治疗进展情况，及时调整专家组专业结构，形成重症医学科、急诊科以及各个外科等多学科紧急医学救援专家库。

事件发生后，根据大型救援的需要，选择相应的专家并进行集中。如有需要可通过指挥组织的安排到前方指导。

（三）筛查危重伤患

伤患伤情筛查，参照四等级国际分类标准，将伤患分为轻伤、中度伤、重伤、死亡4级。评估工具根据不同救治环境选择使用（表6-3）。

表6-3　筛查危重伤患

救治环境	评估工具
适用于突发事件现场伤员	ABCD评分
适用于入院收治前伤员（含转运前、途中、到达医院收治前）	（1）创伤类伤员：PHI定量评分 （2）非创伤类伤员：早期预警评分（MEWS）
适用于收治入院后，初步诊治的伤员	（1）创伤类伤员：ISS创伤评分 （2）非创伤类伤员：早期预警评分（MEWS）

突发事件批量伤患的医院救治中，医疗资源相对严重不足；加上伤患伤情复杂多样，一次检诊发生危重伤患漏诊概率较大。各专业组反复检诊是保证减少危重伤患漏诊的重要方法，必要时设置巡诊组协助工作，及时发现可能的初检漏诊危重病例并及时转诊。

通过不断完善的辅助检查，及时对伤情做出修正完善，进一步伤情分拣，以及及时会诊转诊；并及时完成早期治疗处置，从而为后续治疗准备良好的条件。

（四）明确危重症伤患转运措施和规范

根据伤患情况、灾损情况和医疗资源情况，制定和调整批量危重伤患救治和上转标准，明确转运组织，规范危重伤患治疗、转院等工作流程。

（五）调集专家支援

根据事件情况和当时的医疗资源情况，由属地指挥部进行专家组需求评估，并向上级卫生计生行政部门提出需求，尽快在全省或全国范围内组织相关专家进行支援。

（六）加大救治力度

定点收治医院，成立由院领导担任组长的救治组，充实重症监护室以及所有临床和辅助等相关科室力量和空间床位，调配设备、药品、器械、保障救治工作顺利进行。

打破科室建制，实行集中监护治疗。同时与支援专家密切配合，采取组建治疗小组，多学科集体查房，复杂伤患重点讨论，实时优化治疗方案等措施救治危重伤患，严格制度和管理。

（七）开展专家会诊

专家组定期对定点医院的危重伤患进行病例讨论、完善治疗计划，同时对下级医疗机构提出的会诊或转院进行审核和监控，及时通过临床床旁会诊、远程网络会诊、远程电话会诊等方式给予具体救治计划的建议。

（八）建立动态监测

定点医院需要对收治的危重伤患实施定时汇报，定时（通常是每日1次）汇报危重伤患病情变化，并由专家组综合分析，实行动态监测。

（九）改善救治条件

调配院内人员和设备，保障救治工作顺利进展，积极改善伤病员大量增加时的救治条件。如有困难，立即向卫生健康委提出申请，派遣区域外医护人员或医疗物资实施支援。

第四节 临时医疗点的设置和管理

临时医疗点可以设置在广场空地，由救灾帐篷和紧急医学救援车辆组成；可以由公共建筑改造；也可以依托于当地还保留功能的医疗机构。

一、临时医疗点的功能

（1）伤员检伤分类。

（2）急救处置，紧急手术，早期治疗，影像诊断，部分专科治疗。

（3）临床生化、血液学、细菌学检验。

（4）手术器械、衣巾单、敷料等洗涤和灭菌。

（5）药材供应，处方调剂，供血配血。

（6）水、电、医用气体、空调等技术保障。

（7）伤员收容留治及人员工作基本环境条件保障等。

二、功能分区及设置要求

为保证进入医疗救援点的患者生活和医疗活动的有序进行，按照医疗、病房、生活、卫生、通道、保障、安保7个功能进行分类分区规划，在各功能区开展不同的生活医疗活动，详见表6-4。

表6-4　功能分类分区表

功能	生活医疗活动内容
医疗区	分诊、抢救、治疗、观察、医护站、药房、影像检查
病房区	高危单元、高龄单元、亲友单元、普通单元
生活区	饮食、饮水、活动、仓储
卫生区	厕所、洗漱、洗澡、污物收纳
安保区	治安、保洁
保障区	通风、保温、维修、改建
通道区	医患出入、消防疏散、物质输入、污物转出

病房区是患者入住生活并进行临床治疗和观察的区域，可以下设分诊区、抢救区、治疗区、观察区、医护站、舱区药房、影像检查区、临床检验区、特定功能区域。病房区根据医疗高危关注、高龄看护、亲友互助、普通照护划分病房单元，便于医疗关注和生活帮助，其中高危关注区相对独立，配置氧气瓶、抢救车、抢救药品、监护抢救设备、转运平车等，用于入院时已是重症以及轻症患者住院期间病情加重人员的观察救治。抢救区尽量毗邻患者转出通道，以介于分诊

区和高危单元为佳；观察区、医护站根据患者人数和重症患者数量进行多个设置。由于医疗管理、患者隐私、居住干扰的问题，患者居住的病房区，按40~50床位分割为舱室单元，公共通道150~200cm，隔断高度在220~240cm，床间距离在100~150cm。

影像检查区由多组影像车构成，承担X线、CT、超声等多种影像检查任务。临床检验区由多组检验车构成，承担血常规等多种实验室检验任务。在传染病疫情处置中，核酸检测区由移动P3实验室构成，承担新型冠状病毒核酸检测任务。

生活区设置患者餐食、饮水取配区，物资储备区，患者交流活动区（书吧、电视、谈话、运动），便于患者物资分配的可视透明和互助交流。

卫生区设置主要功能单元包括厕所、洗漱、洗澡、污物收纳，既要考虑队员使用方便性，也要考虑对环境的污染等影响。

安保区是为舱内治安和保洁人员提供工作交接和值守的区域。

保障区是为舱内开展通风、保温、维修、改建工作存储设备工具的区域。

通道区是舱内的人和物质路径通路，设置有医患出入、消防疏散、物质输入、污物转出各自的路径。患者入口的分诊区，应满足150~200名患者同时涌入的容纳面积。由于分诊区介于舱内外交通区，也应为大批量物质输入通过提供承余面积。常规按不低于300m²预设。出舱通道，按照每位出舱人员的平均耗时35分钟/每班出舱人数进行综合设置，避免出舱人员的长时间等待和暴露。方舱医院出口常规按1入2出的比例设置。

建议建立基本的医疗信息化系统，具有清洁区和污染区互联互通的医生、护士工作站（包括电子病历系统和信息统计系统，有条件的应有患者身份识别系统等）。建立病区视频监测系统，使指挥部、清洁区能实时监测到病房全景和局部情况。病区医护人员配备移动电话、对讲机等通信设备。配备电子血压计、体温测量仪、血氧饱和度监测仪。

三、人员配置

临时医疗点建议每100张床位配备医生10~15人、护士40~50人，实行24小时轮值。公安民警、保洁、保安等保障人员由所在区根据实际情况测算配备。

根据防疫要求，确定每日进入医疗区的工作人员的防护级别和工作时常。防护物资由所在区级政府部门根据实际情况测算配备。

四、医生团队的组织和管理

参与灾害救治的医生来自不同等级的医疗机构，拥有不同的学历背景，对卫生应急救援可能存在认知的有限性和不统一性，影响工作效率，造成风险。

为提高参与紧急医学救援的医生的岗位胜任力，建议以下组织管理流程。

（一）人员的快速培训

1.纪律培训

制定生活驻地和工作场所工作和卫生防护纪律。全员进行必需的技能培训。通过实地考察或利用平面图，介绍工作场所分区划分。设置进出通道，规划上下班路径。严防医生队伍非战斗减员。

2.建立共识

日常救治中，医生关注单个患者，但灾害救援中，需面对批量患者。灾害救援原则是基于科学情况下，以最短时间、最快速度进行应急处置。所以要求医生转变观念，学会对患者进行迅速分拣，轻症患者留院观察治疗，病情较重或有基础疾病者尽快转院。

3.知识培训

以国家卫生健康委员会发布的诊疗指南、专家共识为基本纲要，在方舱医院不做探索性、创新性治疗。

（二）人员分工和治疗方法

（1）将全体医生根据职称、从业年限，分为一线医生组、二线医生组、专家组，实行三级医疗责任制度。一线巡视所有患者，向二线汇报。二线巡视重点患者。专家组每人值班24小时，负责整合临床信息，制定留观、转院、出院策略。这些策略与二线沟通确认，二线再下达一线具体执行。

（2）根据医生专业特长，可以设置内外妇儿专科小分队、影像分队、中医分队、心理干预分队、康复训练分队等，为全部或特定患者提供专科指导。

（3）重视心理干预治疗：突发事件由于破坏人们对生活的掌控感，会给人造成紧张、焦虑、恐惧、愤怒等急性心理创伤。参与应急救援的医生，除了要提供医疗救助外，还可以以陪伴、支持、倾听、共情等方式，给幸存者、罹难者及其家属安全感、稳定感，帮助他们进行适度情感宣泄。

（三）批量患者的分区、分级处理

突发事件可能产生大批量的伤病员，由于需求激增、资源不足，参与救援的医护人员可以根据事件造成损害的共性和伤病员的个性，对批量伤病员进行分区分级管理。

以批量的传染病轻症感染者为例，可以根据以下分级标准将进入医疗点的患者进行标记：

A级：轻症，症状明显缓解，准备出院的患者。

B级：轻症，症状无明显缓解，尚待复查的患者。

C级：轻症，伴有单一心血管、呼吸系统等慢性基础疾病，但长期控制良好，生命体征平稳。

D级：具有多种重要脏器基础疾病患者，或平静吸入空气条件下93%<SpO2<95%，或需要吸氧但氧合指数大于300的患者。医生再根据患者每日病情变化，更改分组。对症状加重的患者及时转院。

这样的分级管理方式，有利于提高工作效率，控制医疗风险，保障重点患者的安全。

五、护理团队的组织和管理

从临时医疗点的建设到运行，大致经历了三个阶段：第一阶段为筹建阶段，第二阶段为启动阶段，第三阶段为运行阶段。

（一）筹建阶段

该阶段的主要任务为完善基础建设、完成医疗物资储备、制定院感防控措施、制定护理工作制度、穿脱防护服培训等。工作目标是以最快速度完成医疗点的建设并收治患者。第一阶段是顺利开展后期工作的重要基础，主要由核心团队负责，其他队员继续强化救援培训。

护理管理组设组长1名，全面负责护理工作及与外部沟通协调工作。设副组长5名，分别负责全队人力资源统筹、合理分组及排班；医疗和防护物资品规、数量计划及规范管理要求；主要护理工作流程、制度、岗位职责制定；院感控制方案制定与实施；保安、保洁等工勤人员培训等。其中物资管理副组长和院感副组长，参与到方舱医院物资管理组和院感组中，负责护理方面的相关内容

（图6-1）。

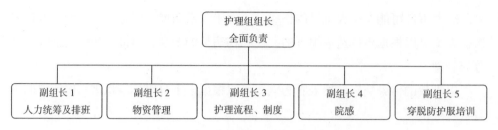

图6-1 第一阶段护理管理组织构架

（二）启动阶段

该阶段的主要任务为完成大批量患者短时间进入医疗点、数据采集归档及上报、完善相关工作制度。工作目标是顺利完成大批量患者收治。随着医疗点的启动，护理团队全面投入工作，护理管理组升级为护理部。

设护理部主任、副主任各1名，护理部主任全面负责护理工作及与外部沟通协调工作，副主任负责护理工作流程、制度、岗位职责、文件书写、应急预案的细化和完善。科护士长5名，3名科护士长分别负责3个大组护理人员管理、病区质量安全管理及数据统计上报，下设3名护士长；1名科护士长负责物资统筹计划、5S管理；1名科护士长负责院感控制的持续改进与监督（图6-2）。

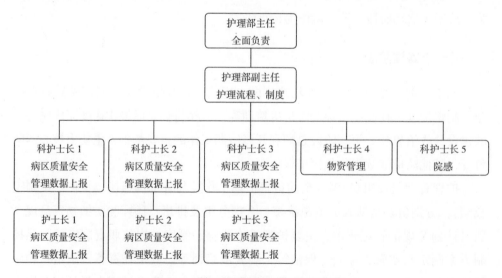

图6-2 第二阶段护理管理组织构架

（三）运行阶段

该阶段的主要任务为医院患者的护理常规、检查检验、出舱流程、信息系统建设、制定质控标准、开展健康教育等。工作内容较前面两个阶段有较多增加，工作目标从高效解决患者集中批量收治，转变为提升质量，逐步完善护理服务内涵。因此，在护理部下可增设健康宣教组、信息组、质控组、采样组等。原有岗位任务基本不变，信息组负责信息系统建设及运用，健康宣教组负责健康教育计划和实施，质控组负责质控标准制定及督导，采样组负责每日核酸检测采样和数据上报（图6-3）。

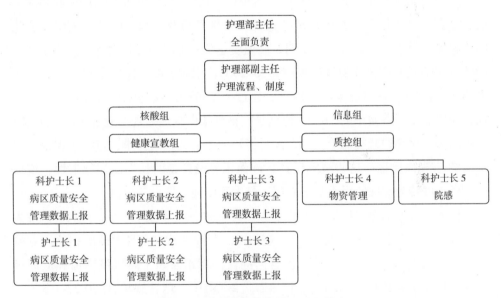

图6-3　第三阶段护理管理组织构架

六、移动CT系统的组织和管理

CT设备通常安装在防护严格的放射科，但是在应对突发重大自然灾害和公共卫生事件时，尤其需要CT设备发挥强大的机动性能，以满足及时快速的临床诊断需求。

（一）移动CT设备和功能介绍

移动方舱式CT作为一个集合系统，其内设有CT设备、辐射防护装置、独立检查操作间、独立扫描间、紫外线空气消毒设施、网络系统、空调、除湿机、电源分配系统及通风系统等，具有可移动性、网络化、室外安装极速、交叉感染风险小、受检者流通量高等诸多特点。

移动方舱式CT的外部舱体由镀锌钢板、铅防护层、竹木纤维板和防护阻燃层的复合层组成，最大程度降低了户外高温、日照、降水等复杂环境对设备稳定性的影响。扫描间六面安装铅板，铅板与箱壁压制一体成形，防护水平达到5mm铅当量。舱体各壁及铅玻璃的辐射防护等级均符合目前CT机房辐射屏蔽防护规范，包括：扫描间以外的人员受到照射的年有效剂量应<0.25mSv；空气比释动能率在距机房外表面0.3m处<7.5μSv/h。工作人员在方舱式应急CT机房内隔室操作可以不再附加其他辐射防护措施。方舱CT扫描间及操作间均配备空调和除湿机，从而保证了恒温、恒湿环境，避免因外部环境及内部空间温度大幅度变化而影响图像噪声水平。有研究表明，当温度达到30℃时会导致密度分辨力下降，因此方舱CT适宜的操作温度应控制在20~25℃，相对湿度宜保持在30%~70%（无凝露）。因CT设备对震动比较敏感，超过一定负荷的震动就会造成影像质量不佳，所以需要对方舱中的CT机，特别是扫描机架做减震处理。通过为CT机安装8个金属橡胶材料的减震器等技术，满足了不同方向的减震需求，进一步保证了高精度的CT影像质量。这些减震设计，确保了方舱设备的长寿命和稳定性，疫情结束后还可转为常规使用或基层应用，最大程度地发挥设备价值。

性能参数：方舱CT最初配备为双层CT，随着技术发展，目前以16层CT为主，部分机型配备了64层及以上的高端CT，支持一站式全身大范围扫描。方舱CT探测器宽度≥20mm，能够确保各向同性，真正兼顾了高质量影像和低剂量扫描。扫描机架孔径750mm，球管热容量≥2MHU，球管旋转时间0.27~0.8s/r，管电压80~140kV，管电流10~225mA。全肺扫描时间≤10秒，采集层厚5mm，重建层厚1.25mm，重建矩阵512×512或1024×1024。设置固定管电压时建议兼顾体质量指数（BMI），BMI<19kg/m²宜选择100kV，BMI为19~24kg/m²时则选择120kV。如患者配合屏气效果不佳时，建议调整扫描方向为自足至头，避免因憋气时间不足造成的运动伪影；或者采用缩短扫描时间，增大螺距至1.5~1.7mm、提高球管转速、加大准直器宽度等方法来达到减少呼吸运动伪影的目的。为避免屏气失败，GE的方舱CT还配备了专用固定带进行胸部加压，减弱呼吸引起的运动伪影。迭代重建算法的应用，能在明显降低CT辐射剂量的同时提高影像信噪比，优化后的CT扫描协议更适用于短时间内接受多次CT扫描的患者，避免了因不必要的辐射损伤导致的潜在致癌风险。方舱CT相比普通CT，其独立性、隔离

性更强：患者与技师通道入口由隔离带及警戒线明确分隔。技师按感控标准顺序穿脱防护用品，由医务人员专用通道进出操作间，最大限度地实现与患者零接触；患者按地标指示在专用通道内往返，避免因随意走动而造成污染区扩大。方舱CT内空间布局合理：CT机架的宽度和扫描床的运动范围决定扫描间大小，因此在满足CT工作和防护的条件下，设计的操作间和扫描间空间分布比例达到了最优。方舱CT实行隔室扫描操作：在操作间可以遥控扫描床升降进退，并实现人工智能（AI）摆位，无须影像技师往返扫描间与操作间，一方面避免了直接接触造成的交叉感染；另一方面也明显提高了病员密集时的工作效率。

移动CT适用于全身各部位的扫描（包括增强检查及血管成像），在地震、抗洪救灾中起到过重要的作用。在创伤骨折方面，方舱CT可进行快速大范围扫描，一次检查就可以清晰显示全身各部位骨质结构，明确有无骨折、骨折严重程度和关节有无脱位等，依据扫描数据还可进行三维影像重组；在颅脑损伤中，可及时诊断脑挫裂伤、硬膜外或硬膜下血肿；在多发脏器损伤中，一次扫描可以及时发现胸腹部内脏器官的损伤，如气胸、肝脾破裂、包膜下血肿、活动性出血等。新型冠状病毒感染疫情暴发以来，根据《新型冠状病毒感染诊疗方案（试行第七版）》和方舱医院管理规定，方舱CT主要用于轻型和普通型患者肺部高分辨CT扫描。COVID-19典型CT表现为沿胸膜下区分布的磨玻璃密度影、实变影或铺路石征等，这些细微的影像特征必须依赖高分辨率CT进行诊断。目前的方舱CT影像分辨率均能满足要求，部分机型还具备了百万像素（1024×1024）矩阵，不仅可以清晰显示小叶内间隔增厚出现的细网格征，还能显示磨玻璃密度内扩张的细支气管和小动脉分支。典型CT影像特征的判定可以早于RT-PCR核酸阳性的检测结果，为数万轻症患者赢得了宝贵的治疗时机。此外，方舱CT也适用于其他重大传染病防控中的影像筛查；还可助力全民大健康服务，如用于老年心脑血管疾病筛查、肺癌的低剂量筛查；也能为乡镇卫生院或偏远地区提供先进的医疗服务。

（二）检查舱室的选址和建设

（1）移动方舱CT需具有良好的电力配套设施可为其提供支撑：CT检查室的建立，首先要考虑的是机器设备取电的问题，CT机一般功率较大，需要380V动力电源。在考虑取电便捷的同时还要兼顾取电后的安全性问题，及其对周边人群及交通的影响，建议选择在靠近露天照明电桩的位置附近。

如果临时医疗点建立在野外或公共设施不完善的地方，要考虑CT检查室周边地理环境的安全性、供电系统的便利性、患者检查时运送的便利性。检查舱室的屏蔽防护要达到国家标准，防止X线泄露对患者及工作人员造成辐射伤害。检查舱室要具有抗风、防水功能。检查舱室还应该注意离地高度，防止暴雨时地面积水对机器造成损坏。

（2）CT检查室的修建，要充分考虑患者检查的便利性、院感的要求，以及对周围人群及环境的影响，更要考虑医务人员及患者的通道问题。根据周围实际环境考虑能否建立独立的医务人员消杀区域。

（3）设置患者候诊区域：CT检查室外可利用帐篷等设备，设置患者候诊区域，避免患者因日晒雨淋、天气寒冷等出现情绪焦躁等问题，也方便集中管理患者。检查舱室和候诊室应根据季节配备取暖或降温设施，以应对恶劣天气对患者及检查设备的影响。

（4）如果检查舱室和候诊室是建立在露天开放空间，应把该区域建立在下风口并远离办公区域，以减少工作人员感染风险。

（5）医疗点规划初期，放射专业人员应该积极介入，听取相关专业医生对放射专业的要求，建议病区应预留一些需要铺设的管道和配套设施，方便后期检查、传输设备的跟进。

（三）检查技师及患者的防护

（1）检查舱室应与周围设施、人员活动区域保持足够的安全距离。应按照国家相关法规，做好检查室与操作间的屏蔽防护、检查室与周围环境的屏蔽防护。检查室内应按要求配备相应防护设备（铅衣、铅帽、铅围裙、铅围脖等），防止射线对患者及工作人员造成不必要损伤。CT安装调试完成后应请有资质的机构及时进行检查和测评，达到相关要求后方可使用。

（2）候诊区域、检查舱区域及诊断工作区域应该配备消杀设备。诊断组及技师组应按照方舱医院院感要求，根据相应级别防护措施及相关消杀工作要求，最大程度做好工作区域的防护和消杀工作。检查室与候诊室还要配备高效灭火器具。

（四）图像的传输和PACS系统的建立

目前图像传输分为有线和无线两种。有线传输优点多，如传输速度快、速率稳定、造价低、图像质量稳定等。目前无线传输系统的建立虽然快速简捷，但是图像传输受干扰因素较多，图像传输速度、质量及稳定性尚有欠缺，且成本相对较高。单机版PACS系统的建立及良好运行，对患者登记、检查、报告书写提供了一个完整的平台，可以减轻放射技师工作强度，同时使CT诊断医生和病区医生均能及时看到患者的CT图像，准确判断患者情况。在可能的情况下，可以将PACS系统接入医院信息平台，达到影像、检验、临床信息共享，更好、更快地完成对患者的评估和救治。

（五）人员的配置

应设置临时负责人1名，协调各方面工作对接。尽可能地多配备技师，诊断医生和检查技师的比例可以按1∶2或2∶5的比例配置。在三级防护状态下高强度工作时，每班舱内工作时间应控制在4小时之内，以多班次、短时间状态工作，尽量减少单位时间内放射技师受到的辐射。每组检查技师2人，负责核对受检患者信息、患者体位摆放和机器操作。在三级防护状态下工作时，2人一组的配置，可以防止放射技师工作时突发意外而检查室外无人知晓的事件发生；影像小组应建立放射技（医）师突发意外应急预案，保证放射检查工作的顺利开展。

（六）建立完善流畅的工作交流协调平台

（1）建立相关制度及工作流程。CT室应根据实际情况，建立科学的工作制度和工作流程，如患者信息查对制度、防护物品管理制度、患者检查流程、诊断组报告工作流程等（图6-4）。

（2）影像诊断组、放射技师组与方舱内医疗组间要相互衔接。CT检查室、诊断室均要与方舱内医疗、护理组建立对接平台和流程，做好衔接，以明确受检批次、每批次受检人数，前后批次之间的衔接等，尽量加快检查速度，减少患者与技师不必要的等待时间，避免患者的躁动，患者的检查结果也可以得到及时的反馈。

（3）通过云HIS系统，可以及时了解患者的临床表现和检查结果等信息，有利于对患者CT图像做出准确的诊断，同时可以及时将CT诊断报告出给病区医疗组。

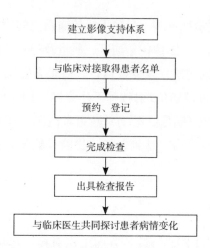

图6-4 方舱医院影像支持系统工作流程

七、超声系统的建立和运行

随着超声技术的飞速发展，高质量、高分辨率的超声影像检查以其便于操作、无创、无放射性损伤、可重复性等优点被广泛接受。并可为排除一些临床疑似疾病、临床快速诊断、制定临床干预措施提供了可靠的依据，缩短了救治时间。在重大灾害的医疗救护中，由于灾区环境恶劣、伤情复杂，超声影像检查可以更好、更快地对伤员进行筛查，既可有效地诊断需要治疗的患者，又能很快排除许多不需要进行处理的病例，可大大提高救治效率。

（一）仪器设备

1.仪器配置

医疗点应配置具有高分辨率的多功能彩色多普勒超声诊断仪，以能够在复杂环境下配合临床进行各系统疾病的医疗救治。配置3台综合超声诊断仪较为合适：1台用于方舱技术保障方舱（应配置独立诊断室及工作站），1台为手持用于随时外出巡诊或病房床旁急诊使用；1台用于院前急救（便携式及手持式均可）。

2.探头选择

（1）线阵探头：主要用于肺、外周血管、浅表器官和软组织等检查。

（2）相控阵探头：主要用于心脏检查。

（3）凸阵探头：主要用于肺、腹部、妇产和深部器官的检查，是常用探头。

（4）腔内探头：主要用于经食管、直肠、阴道内超声检查等。

3.探头频率

1~5MHz（凸阵探头）、4~10MHz（高频线阵探头）、2~4MHz（相控阵探头）。

4.图像深度

10~15cm（凸阵探头）、5~7cm（高频线阵探头）、8~24cm（相控阵探头）。

5.超声医学会诊和质控平台

远程超声医学会诊平台，通过5G网络支撑，建立数据中心。

（二）检查流程

1.常规检查流程（图6-5）

图6-5　常规检查流程

2.远程会诊（图6-6）

（1）现场图像获取。

（2）联网呼叫传图。

（3）远程指导会诊。

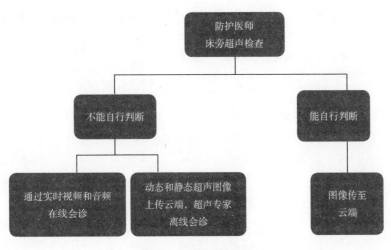

图6-6　远程会诊流程

（三）图像存储

（1）每个脏器均采集动态或静态图，至少一幅。

（2）动态图像存储时长应大于3~5秒。

（3）存储测量病灶范围的静态图像。

八、移动检验系统的建立和管理

检验设备通常安装在防护严格的生物安全实验室，但是在应对突发重大自然灾害和公共卫生事件时，需要检验设备发挥强大的机动性能，以满足及时快速的临床诊疗需求。

（一）移动P2+（PCR）微生物实验室的设备和功能介绍

移动P2+（PCR）微生物实验室为特种医疗车辆，通过对底盘、方舱、化验设备等设施的合理排布和系统集成，使检验车满足对伤病员进行血液检验、尿液检验、生化检验、核酸检测等医学检查和运输平台的要求。具有较强的机动性和环境适应性，能为上述工作提供机动、安全、标准的微生物检验技术平台。整车采用二类底盘加装车厢，由空调系统、送风系统、生物试验设施等部分组成。

性能参数：移动P2+（PCR）微生物实验室内部各功能区域的洁净度、温度、湿度、换气次数、与室外压差、噪声、照度等参数由送风净化空调系统、净化排风系统和密闭大板车厢保证，具体参数要求见表6-5、表6-6。

表6-5　移动P2+（PCR）微生物实验室内部各功能区域具体参数要求

功能间名称	洁净度级别	夏季室温（℃）	冬季室温（℃）	湿度（%）	换气次数（次/h）	与室外压差（Pa）	噪声（dB）	照度（lx）
常规生化检验间	—	25~28	15~20	30~60	≥12	0	≤68	500
样式制备间	8级	25~28	15~20	30~60	≥10	−30	≤68	500
扩增产物分析间	8级	25~28	15~20	30~60	≥10	−20	≤68	500
缓冲间1/2	—	25~28	15~20	30~60	≥10	−10	≤68	200

表6-6　移动P2+（PCR）微生物实验室外部使用环境参数要求

序号	项目	指标
1	环境温度	工作温度：-20℃~+46℃；贮存极限温度：-40℃~+60℃
2	湿热	舱体内所有零、部件均应具有适应高温+60℃，低温-30℃，相对湿度95%环境条件的能力，金属件不应锈蚀，涂层不应破坏
3	风速	工作条件：地面稳定风20m/s，承受条件：稳定风30m/s
4	降雨量	≤6.0mm/min
5	雪压	允许承受80mm雪压
6	太阳辐射	能承受强度1120W/m² 的太阳辐射
7	霉菌	承受条件为温度29℃，相对湿度≥95%，生霉等级≤2级
8	盐雾	舱体应有抗盐雾腐蚀的能力，金属件不应锈蚀，涂层不应破坏
9	砂尘	工作与承受条件，砂浓度为1.1g/m³，风速18m/s，尘浓度10.6g/m³，风速8.9m/s

　　移动P2+（PCR）微生物实验室采用东风 DFH1250A9 底盘进行改装，通过电气控制系统的调控，保证实验间温度、湿度、压力、洁净度、噪声和照度达到设定参数值，为工作人员提供一个符合国家生物安全标准的生物检测技术平台。移动P2+（PCR）微生物实验室具有很强的独立工作性、机动性，当发生重大突发公共卫生事件、事故，能适应快速反应行动，快速到达指定地点，展开对可疑病原体的采集、保存、分离、培养等作业。移动P2+（PCR）微生物实验室主要由底盘、厢体、送排风系统、电气控制系统、固定设备、设施、移动实验设备、送排风系统、电气控制系统和裙边箱等组成。厢体又分为缓冲间、生化检验区、样本制备间、扩增产物分析区，送风空调设备间和排风净化设备间。空调外机间主要安装送风空调机组的外机，缓冲间是工作人员准备实验的地方，可更换防护服。生化检验区、样本制备间、扩增产物分析区是实验室的核心工作区，全车安装有生物安全柜、全自动生化分析仪、凝血分析仪、核酸提取仪、医用冰箱、定量荧光 PCR 仪、灭菌器和洗手装置等。送风空调设备间和排风净化设备间主要安装送风系统和排风系统。

（二）移动P2+（PCR）微生物实验室的选址和建设

移动P2+（PCR）微生物实验室需具有良好的电力配套设施可为其提供支撑。检验系统的建立，首要考虑的因素是机器设备电力保障的问题，由于移动实验室设备一般功率较大，需要380V动力电源。建议在能够提供动力电源处，就近在人流交通影响小处选址，同时设置隔离带和警示标识。另外要考虑的是环境污染，移动实验室应建立在露天开放空间，应把该区域建立在下风口并远离办公区域，以减少病人样本检测带来工作人员感染风险。

医疗点规划初期，检验专业人员应该积极介入，在院感专业人员的指导下，确定出符合院感要求的检验车选址；同时，建立样本的采集、运送、交接、检测的流转通道，送检人员和检测人员的工作流转通道。

（三）检验人员和环境的生物安全防护

移动P2+（PCR）微生物实验室应与周围设施、人员活动区域保持足够的安全距离，设置明显的生物安全警示标识和隔离带。

应按照国家相关法规，按生物安全二级实验室及新冠核酸检测实验室的标准对人员、环境、检测样本进行标准处置。

移动P2+（PCR）微生物实验室不同检测舱区域应该分别配备消杀设备。检验人员应按照方舱医院院感要求，根据相应级别防护措施及相关消杀工作要求，定时做好工作区域的防护和消杀工作。

（四）检验结果的获取和信息系统的建立

检验结果的获取可以通过纸质、有线和无线电子报告三种方式传递。纸质报告虽然直观且独立性好，但存在不便于传递且后期不易保存和管理等诸多缺点。利用医院搭建的HIS进行有线电子报告，结果传输虽然结果稳定，但是搭建有线HIS系统耗时较长，所需计算机终端较多，成本相对较高，不利用灵活机动的快速响应。利用云HIS移动医院信息平台，同时使检测人员和病区医生均能及时看到患者的检验申请、检测进度和结果上传，更能及时准确判断患者情况，云HIS终端仅为个人智能手机安装APP即可，病区医生不受工作区域的限制，可以实现远程医疗区外医嘱下达，但是需要提前准备云HIS的建立和运行的软硬件技术储备。

（五）人员的配置

应设置临时负责人1名，协调各方面工作对接。根据方舱医院收治病院的人群的数量和病种不同配备检验人员，当处置地震等灾害救援时，以外伤病人为主的情况下，可安排每日3班次的检验人员，每班次8个小时，全天24小时均能保证急诊检验项目的开展。当处置传染病病员新冠核酸检测时，检验人员在三级防护状态下高强度工作，每班舱内工作时间应控制在6小时内，以多班次、短时间状态工作进行轮换，每组最少保证检验人员2人，按照新冠核酸检测的分区要求合理地开展工作。在三级防护状态下工作时，2人一组的配置可以防止检验人员工作时突发意外而检查室外无人知晓的事件发生；检验组应建立检验人员突发意外应急预案，保证检验工作的顺利开展。后期方舱医院病员相对稳定的情况下，可以根据现场方舱医院病员救治情况合理协调非急诊检验申请的样本送检时段，更高效地安排检验医疗资源。

（六）建立完善流畅的工作交流协调平台

1.建立相关制度及工作流程

移动实验室应根据实际情况，建立科学的工作制度和工作流程，如检验物资的管理制度、防护物品管理制度、检验样本转运及交接流程、检验组报告工作流程等见图6-7。

检验组和方舱医院各部门之间协同开展工作流程图

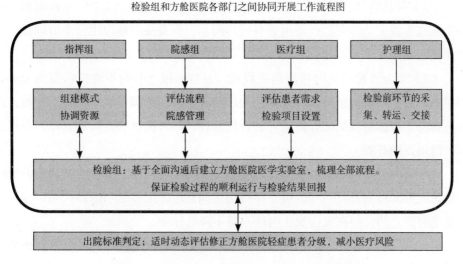

图6-7 检验组与方舱各部门协同工作流程图

2.检验组与院感组、医疗组、护理组间要相互衔接

检验组接受院感组对检验全流程的院感生物安全防护指导；检验组要与方舱内医疗组对接，了解医疗需求，选择开展有针对性的检验项目，同时告知其检验项目的报告周期；检验组要与护理组对接，明确建立样本转运及交接中涉及时间、地点和交接方式等各环节的流程，保证医疗所需的检验项目能够及时得到检测，检验结果能够及时反馈给医疗组。

3.搭建云HIS系统

通过云HIS系统接收检验申请，完成检验后再通过云HIS发送检验结果，有利于医疗组全天候跨区域关注方舱病人，及时给予医疗处置。

九、卫生应急药事管理

急救药学主要是指应对突发自然灾害、突发公共卫生事件、突发人为破坏或事故等造成的群体性人员伤亡急救所需药物的研发、生产、供应、使用等药事活动。接到伴有人员伤亡的突发事件、重大事故和重大疫情任务时，应对突发灾害事件的性质、区域情况、受损害程度进行全面了解，立即启动临灾应急药品供应预案，布置任务，根据实际情况调整和补充原来计划储备的药品。

急救药师的意义：

（1）携行保障：制订出药材储备计划，选择有效、常用的品种，包装宜简单实用，携行方便，建立与药品生产商和经营商的联系方式。

（2）药品清理：后继供应和社会捐赠药材堆积一起，其中可能有假劣、过期失效或非救灾急需药品，还可能有进口药品，需要按药理作用分类清理摆放，以便使用和分发。

（3）参与治疗：灾时可用药品数量、品种有限，有时不能按医嘱调配，如伤员多，需要大量抗感染药；婴幼儿用药品种缺乏；医嘱与携带品种不符等，此时药师需要根据适应征推荐最适合的替代品种，同时提供剂量折算方面的意见，保证使用正确有效。

（4）用药指导：灾害时，除了因灾致伤致病的人外，还有许多其他类型的急症患者需要得到及时治疗，可在征得医生同意后，配发适当的替代品，这在平时是绝对禁止的，但在灾害发生时期不得不降低标准。

（5）特殊药品的正确使用：掌握药品的适应证和禁忌证，根据患者病情判断是否使用。

移动医院药房是指没有固定医疗外环境做支撑，配备持有药事职业技术资质证件的技术人员，具备独立药事处理能力的救援特种改装车辆或者救援特种改装船只。移动医院药房所具备的优势是医院药房与社会药房都无可比拟的，移动医院药房最大特点是可以抵近灾害点，实现快速用药，以最快速度、最大效率为受灾群众建立起药物支持，减轻各种生理及心理伤害。移动医院药房既要承载不同灾害类型下受灾群众用药需求，又要能够满足救援队伍自保自救所需，因此，移动医院药房在应急准备期、应急任务期、应急灾后恢复期的工作都不尽相同。

（一）应急药物准备期

任何灾害都不会提前预知，但是我们可以根据不同灾害往期发生的各种数据来进行相应推断，从而做出较为合理的准备工作。应急药物的准备也是如此，应急药师应当了解各种灾害的类型；对发生灾害后造成的伤情进行分类；并在医院各个相关部门的配合下，完成应急药物前期准备工作。

（1）应急药品准备工作由应急药师联合医、护、防疫及辅助检查科室共同完成。

（2）应急药品目录当由医院药学部负责人和应急队伍行政负责人共同审批，达成共识无异议之后，形成书面版和电子版留存。

（3）应急药品药物目录应当制作成标准模块，根据不同灾害类型、不同受灾环境、受灾害影响范围等因素，制定不同类型的"救援药物模块"。例如，地震救援用药模块、台风救援用药模块、洪涝灾害救援用药模块、传染病及公共突发卫生事件用药模块等。

当"救援药物模块"设计定型之后，再根据"模块"设计"模块化用药清单"；"模块化用药清单"中包含药物名称、规格、剂型、储备基数量。

（4）应急药品储备有两种方式：

1）应当参照当地易发灾害类型、地理位置和人口数量进行"模块化用药清单"设计；并设定常备基数，此常备基数并非恒定基数，而是一个可变基数，它需要根据灾害点人口数量进行增减，设计成之后，经讨论验证合格后，交由应急救援队伍承建医院药学部。若该承建医院有应急药库，可直接交付应急药库，由应急药库负责人和应急药师共同准备药品，双人复核并签字。

应急药品模块应当每半年更新一次，核查库内药品效期批号，原则上6个月即为近效期药品，近效期药品及时更换流通，及时增减药品，以确保药品模块内药物始终处于与医院现有药物相匹配，确保不会出现缺药的情况。

2）若该承建医院没有应急药库，可将"药品清单模块"交付于药房，由药房承担应急药品保障工作；或者与本应急队承建医院相关医药公司联盟，由医药公司在第一时间负责集齐、调运"模块"中药品，交付应急队验收、使用。

（二）任务时药事工作

当灾害发生后，应立即启动灾害救援响应工作，首先确定该灾害属于何种类型，再确定受灾地点及大概受灾人数，然后立即通知应急药库，按照灾害用药模块开始准备救灾药品，冷链药品需用冷藏保温箱保存转运；药品出库做好出库记录，一式两联，药库留存一份，应急药师留存一份，药品完成出库后由应急药师和应急药库负责人双人复核签字。

抵达灾害现场后，首先确定移动医院主要救治区位置，移动药房不应离主救治区太远，距离10~15米为宜，如果是传染病救治，移动药房需撤离至洁净区域，避免受到污染。

确认现场环境安全后，应急药师需将移动药房车载电源接通，首先对车载药房内各种设备进行检查，并同时开启车载冷链系统，降温至标准温区2~8℃。

各设备检查完毕后，应急药师应立即将所携带的所有药品，按照类别及存储条件开始进行分类存放，分类存放的同时需在车载药箱标识处进行标识，冷藏药品及时转存进入车载冷藏箱中。

所有药品需做好台账，逐笔登记。

发放应急药品分为两种发放方式：

（1）常规发放：需要移动医院医生提供纸质或电子处方，由应急药师审方后发出。

（2）特殊发放：该种方式主要是应对重急灾害或者条件受限情况下使用，以批量发放方式为主，先将药品投入救治现场使用，做好临时记录；等到救援压力稍有缓解时，立即将临时药品发放记录转登记为正式药品发放记录，并做好出库台账。

灾害现场所有药品的发放均应有相关发放记录，包括药品名称、规格、使用数量、库存剩余数量，库存剩余数量不足时，应立即通知随队后勤主要负责人，随时补充缺失药品。

药品补充方式也分为两种方式：

（1）后方直接补给：将需补充药品清单罗列出来后，交由救援队后勤行政负责人审批，审批通过后，联系承建医院药学部应急药库负责人，将增补药品清单通过远程信息传送方式报送，并通过合理的运送方式发送到灾害救援现场，由应急药师核准后方可签收。

（2）自行搜集调度药品：后方直接补给线路阻断时，可以自行展开所需药品搜集方法，将急需补充且用量较大的药品列出清单，交由救援队行政负责人审核，审核通过之后，交付于灾害现场指挥，由灾害现场指挥负责调运相关药品；或者从灾害现场就近各个医院调用相关药品，由当地应急指挥部做好相关财务和政策指导工作。

（三）毒麻精放药品

毒麻精放药品应放入车载保险柜，保险柜钥匙由双人保管，应急药师一把，另一把由队伍内行政领导或指定人员保管，如果没有车载保险柜，需单独使用带双锁的药箱存放。

该类药品的发放依旧需要专用处方，由具有相关处方权限的队内医生出具相关处方，计算用量之后，经由应急药师审核，双人开启保险柜；双人复核之后发放，处方妥善保存，待任务结束后带回并重新逐笔登记。

如果在任务期间发生毒麻精放药品遗失或损坏，应立即通知队内最高行政领导并报警，协助配合警方共同调查。

（四）应急灾后恢复期

当应急救援工作结束后，将剩余药品及发放记录、剩余库存台账整理归档，返回承建医院后，于30天内和应急药库负责人对接，确认并接收剩余药品，核对相关发放药品目录、发放记录、增补药品清单及本次救援用药总金额等信息，确认无误后双人复核签字，并将材料报送本应急救援队行政负责人，签字后将材料报送财务科室，由专项金对本次救援用药进行专项补助。

注：任务区若在凡能造成接触性感染的灾害地区：如大规模接触性疫区、爆发性传染病地区、核泄漏区等，原则上从该地区返回时，药品均不带回！由救援队和当地卫生行政执法部门共同监督，一并做妥善处置。

第五节　伤患转运的组织

重大、特大突发事件在短时间内导致一个区域大量人员伤亡，不仅涉及单个伤患的转运，还包括群体伤患的疏散，不仅是现场到二级医疗救治的转运，还包括整个三级医疗救治体系的伤患转运。需要启动事发地和邻近地区的伤患转运体系，这项工作涉及救援体系的各个环节，需要政府、军警、卫生行政、交通航空、EMS、各紧急医疗救援机构和队伍的共同参与。

为做好快速、平稳的转运工作，提高伤患转送率，必须按照以下要求开展组织工作。

一、转运工作的组织

批量伤患的转运疏散应由各级指挥部统一组织。一般由综合协调组和医疗救治组共同完成，传染病伤患的转运应有卫生防疫组介入，工作内容包括收集区域伤亡情报、转运疏散需求，掌握事发地周边市县可调用的院前救护车数量，启动伤患收治定点医疗机构和确定备用医疗机构，指令院前急救机构承担转运任务。需动用航空、轨道、水上联合转运的事件，由前后方指挥部与同级政府指挥部协调。

二、伤患转运的次序

伤患转运的优先次序由伤患所在场所的医疗官或负责人决定，判断依据如表6-7所示。

表6-7　伤患转运的优先次序

后送伤患条件	暂缓后送条件
符合下列情况之一： 1.后送途中没有生命危险者 2.手术后伤情已稳定者 3.应当实施的医疗处置已全部做完者 4.伤病情有变化已经处置者 5.骨折已固定确实者 6.体温在38.5℃以下者	符合下列情况之一： 1.休克症状未纠正，病情不稳定者 2.颅脑伤疑有颅内高压，有发生脑疝可能者 3.颈髓损伤有呼吸功能障碍者 4.胸、腹部术后病情不稳定者 5.骨折固定不确定或未经妥善处理者 6.大出血、严重撕裂伤、内脏损伤、颅脑重伤、开放性骨折、严重挤压伤、窒息性气胸、颈部伤时，伤情特别危重，无法后送 7.伤患被污染 8.伤患伴有传染性疾病

三、伤患转运去向规划

根据医疗资源状况，转运去向通常为：重伤，向就近的三级医疗救治机构或专科救治医疗机构转送；中度伤，向就近的二级医疗救治机构转送；轻伤，回社区医院养护。

四、伤患转送的工作程序

由前后方指挥部联合指挥，各级医疗救治组织、转运机构组织共同协作执行。流程如下：

（1）确定转运工具，联系转运或运输部门。

（2）严格掌握后送指征，排列伤患次序。

（3）准备伤患医疗文书，由伤患携带。

（4）提前将伤患送到车站，码头、机场，或约定地点。

（5）登载前再次核查后送伤患伤情，复核数量。

（6）向后送转运组织作好伤患数量、伤情交接。

（7）送出组织向当地前方指挥部汇报后送伤患数量、伤情情况。

（8）后送转运组织向后方指挥部和命令发出部门汇报伤患情报。

五、转送途中的医疗关注

（1）伤患在转运途中随时可能出现病情恶化，批量伤患转运前必须对准备转运的伤患进行再次详细的检查和处理，病情稳定、并发症控制的伤患方可转运，确保转运安全。

（2）使用密集装载的运输工具（如飞机、列车、船舶、大型车辆等）转运批量伤患，重伤患的安置应严格遵循"后抬进、先抬出"的顺序实施。

（3）转送途中，对参与转运的医护人员的能力要求、配置比例、抢救装备、急救药品等方面要有充分的考虑和准备，对航空转运应加强应对。

1）医护人员要求：伤患往往病情复杂，缺乏必要的检验检查支持，因此要求承担转运任务的医护人员具备各种急危重症的处理技能，应选择急救技能精湛、知识全面、经验丰富、遇事沉着的人员承担转运工作，以确保能顺利完成转运途中各种突发事件的医疗救护。

2）医护人员配置：一般由1名医疗组长总负责，每组另配置1名医生和3名护士，明确各自工作职责，做好分工协作。

3）急救设备准备：主要有便携式呼吸机、除颤器、脚踏式吸引器、多功能心电监护仪、便携式血氧饱和度计等急救医疗设备，具体数量应由需转运的伤患数量、病情等因素决定。对各种需要携带的仪器，护士均应事先检查性能，以免转运途中因器械问题影响治疗与抢救工作。

4）急救药品配备：除各种常规的急救药品外，针对某些伤患病情需要，还需为其准备足够的后备液体和药品。有文献报道，危重烧伤患者，每例伤患每小时需配备1000mL生理盐水及200mL血浆。

5）航空转运应对：转运前，对航空转运的禁忌病症（如未处置的气胸、气腹、肠梗阻、不能稳定性心脑血管损伤）进行分拣干预，延后转运。为防止因飞行而导致的转运伤患脑部缺血和体位性低血压，在机舱环境允许条件下，飞机起飞时，伤患的头部应转向机尾，飞机降落时，伤患头又应转向机头；并在整个飞行转运途中常规给氧以缓解气压过低引起伤患呼吸困难的问题。

六、伤患转运的交接

按照先重后轻的顺序逐次将伤患转运到相应指定的接收医院。向接收医院详细报告伤患病情以及途中用药情况，完善各项转送记录，统计转运物品的消耗并及时向命令下达部门或指挥部报告交接情况、返回时间，以便安排下一轮的转送任务。

伤患的交接，必须做到书面交接记录清楚，交方与接方要共同核实伤患情况，尤其是身份信息，做好记录并双方签字。

第六节　疫病监测

事发地伤患和灾民的现场救援工作，除了事件致伤和基础疾病的医疗服务处，还应关注传染病的发现和监测，发现以下症状疾病应向属地救援指挥部或疾控中心报告（表6-8）。

表6-8　疫病监测表

编号	症状名称	人数	其中小于5岁儿童数
1	发热伴呼吸道症状		

续表

编号	症状名称	人数	其中小于5岁儿童数
2	发热伴出疹		
3	腹泻（水样便）		
4	腹泻（血便）		
5	急性黄疸		
6	脑炎或脑膜炎		
7	其他发热性疾病		
8	食物中毒		
9	破伤风感染		

第七节　心理危机干预

当灾难性事件发生时，人们的心理防线会被打破，心理结构或迅速或逐渐瓦解。当心理结构被瓦解时，人会出现急性精神症状；而蓄积的心理结构破坏，可以表现为在灾难发生时尚无突出心理问题，但随着时间推移，可能出现迟发心理问题。

因此，针对突发事件导致的伤患、受灾人群、救援人员的心理危机干预，应尽早组织和动员心理卫生专业人员开展心理状况评估，帮助受灾人群提高应对灾后心理应激反应的阈值，对反应较严重者进行早期心理干预，对已经出现了严重心理障碍者进行心理咨询和治疗。

第七章　自然灾害卫生应急管理要点

第一节　自然灾害概述

一、自然灾害的定义

自然灾害，指自然界中发生的异常现象，这种异常现象给周围的生物造成悲剧性的后果，相对于人类社会而言即构成灾难。

自然灾害的形成必须具备两个条件：一是要有自然异变作为诱因，二是要有受到损害的人、财产、资源作为承受灾害的客体。

地球上的自然变异包括人类活动诱发的自然变异。自然灾害孕育于由大气圈、岩石圈、水圈、生物圈共同组成的地球表面环境中，无时无刻不在发生。当这种变异给人类社会带来危害时，即构成自然灾害。因为它给人类的生产和生活带来了不同程度的损害，包括以劳动为媒介的人与自然之间，以及与之相关的人与人之间的关系。灾害都是消极的或破坏的作用。所以说，自然灾害是人与自然矛盾的一种表现形式，具有自然和社会两重属性，是人类过去、现在、将来所面对的最严峻的挑战之一。

二、自然灾害的分类

自然灾害分类是一个很复杂的问题，根据不同的考虑因素可以有许多不同的分类方法。根据自然灾害特点和灾害管理及减灾系统的不同，可将自然灾害分为以下七大类：气象灾害、海洋灾害、洪水灾害、地质灾害、地震灾害、农作物生物灾害、森林生物灾害和森林火灾。

世界范围内重大的突发性自然灾害包括旱灾、洪涝、台风、风暴潮、冻害、雹灾、海啸、地震、火山、滑坡、泥石流、森林火灾、农林病虫害等。

中国国土空间上常见的自然灾害种类繁多，主要包括洪涝、干旱灾害，台风、冰雹、暴雪、沙尘暴等气象灾害，火山、地震灾害，山体崩塌、滑坡、泥石流等地质灾害，风暴潮、海啸等海洋灾害，森林草原火灾和重大生物灾害等。自然灾害是地理环境演化过程中的异常事件，却成为阻碍人类社会发展的最重要的自然因素之一。

（一）气象灾害

地球是一个自然灾害频繁发生的星球，而气象灾害占到自然灾害的70%以上。

1.气象灾害特征及分类

气象灾害是指由气象原因造成的灾害，是自然灾害中最常见的一种灾害现象。从全球及我国气象灾害来看，气象灾害具有以下特征：造成的生命和财产损失十分严重；旱涝等灾害持续特征明显；群发性突出，常常在同一时间段内出现多种气象灾害；具有明显的区域性特征；发生频率高、季节性强；种类多，易引发次生灾害。

在全国总受灾面积中，干旱灾害所占比例最大，约占51%；其次是洪涝灾害，占27%；风雹、低温冷冻和雪灾、台风灾害所占比例分别为10%、7%和5%。

2.气象灾害影响

据有关资料统计，在1992~2001年的10年里，气象灾害及其次生、衍生灾害占各类自然灾害的90%左右，导致62.2万人死亡，20多亿人口受影响。近年来气象灾害发生频率急剧上升，近30多年全球自然灾害发生频次增加3.2倍，直接经济损失翻了三番。

面对自然灾害的影响，所有国家无一幸免。数据表明，1975~1990年，亚洲遭受的各种自然灾害最多，占总灾数约41%，随后是非洲（约为30%）、美洲（16%）、欧洲（10%）和大洋洲（3%）。

3.气象灾害防御

我国地域辽阔，东部处于东亚季风区，而西部地处内陆，气候复杂，是世界上受气象灾害影响最严重的国家之一。

气象灾害伴随着人类社会发展的全过程，我们虽然不能阻止其发生，但是可以逐步掌握其规律，及时做出预警，积极进行防御，将灾害的损失降至最低。我国初步建立了比较完善的、适合我国国情的减灾体制和机制，有效提高了包括气象灾害在内的自然灾害监测、预警、应急和救助能力，经过多年的探索和实践，形成了一整套气象灾害的防御体系：气象现代化建设为防御气象灾害提供了技术支撑；气象灾害监测预报水平不断提高，建立气象灾害应急响应系统并发挥了巨大作用；同时加强应对气候变化能力建设，做好气候变化决策服务。

（二）海洋灾害

1.风暴潮

来自高纬地带的冷空气与来自海上的热带气旋通过交互影响，使沿海大风与巨浪接连发生，因此形成风暴潮。西太平洋是生产风暴潮最多的地区，我国的风暴潮遍及沿海各地。

2.灾害性海浪

在海上引起灾害的海浪称为灾害性海浪。

3.海冰

海冰是由海水冻结而成的，也包括流入海洋的河冰和冰山等。我国冬季易于结冰的海域包括渤海、黄海北部和辽东半岛沿海海域，以及山东半岛部分海湾。

4.海啸

海啸主要是太平洋沿岸国家遭受的由于猛烈的地震所引起的海洋灾害。

5.赤潮

赤潮是因海水中一些微小的浮游植物、原生动物或细菌，在一定的环境条件下突发性地增殖，引起一定范围内在一段时间中的海水变色现象。

（三）洪水灾害

由于地域辽阔、地形复杂、气候多变，中国可发生多种类型的洪水灾害，如暴雨洪水、融雪洪水、雨雪混合洪水、冰凌洪水、溃坝洪水、山洪灾害、风暴潮灾害等。就全国而言，对社会和经济发展影响最频繁、范围最广泛、危害最严重的是暴雨洪水。

（四）地质灾害

自然变异和人为的作用都可能导致地质环境或地质体发生变化，当这种变化达到一定程度时，所产生的诸如滑坡、泥石流、地面下降、地面塌陷、岩石膨胀、沙土液化、土地冻融、土壤盐渍化、土地沙漠化，以及地震、火山、地热害等后果，会给人类和社会造成危害。这种现象被称为地质危害。地质危害也包括派生的灾害。

泥石流是在山区沟谷中，因暴雨、冰雪融化等水源激发的、含有大量泥沙石块的特殊洪流。

滑坡上的岩石山体由于种种原因在重力作用下，沿着一定的软器面（或软弱带）整体地向下滑动的现象围滑坡。俗称"走山""跨山""土溜"等。滑坡的活动时间主要与诱发滑坡的各种外界因素有关，如地震、降雨、冻险、海啸、风暴潮及人类活动等。

崩塌也叫崩落、垮塌或塌方，是陡坡上的岩体在重力作用下突然脱离母体崩落、滚动、堆积在坡脚（或沟岩）的地质现象。崩塌具有地域性，西南地区为我国崩塌分布的主要地区。

地面下沉是由于长期干旱，使地下水位降低，加之过量开采地下水等导致的地壳变形现象。

（五）地震灾害

地震就是地球表层的快速振动，在古代又称为地动。它就像刮风、下雨、闪电、山崩、火山爆发一样，是地球上经常发生的一种自然现象。引起地球表层振动的原因很多，根据地震的成因，可以把地震分为构造地震、火山地震、塌陷地震和诱发地震。

（六）农作物生物灾害

危害农作物的病、虫、草、鼠等有害生物在一定的环境条件下暴发或流行，造成农作物大面积、大幅度减产，甚至完全失收，或者导致农产品大批量损坏变质，由此而造成的损失称为农作物病、虫、鼠害，或统称为农作物生物灾害。农作物病害在空间上东部重于西部，从北向南大体上有：东北为玉米大小斑病，华北为小麦锈病，长江流域为小麦赤霉病，华南为稻瘟病；从北向南主要的虫害是东北和华北的黏虫，黄河河滩和沿海滩涂的蝗虫，长江流域及以南地区的稻螟虫，显示了按温度梯度分区的特点。

（七）森林生物灾害和森林火灾

森林中的微生物、昆虫、鼠类的生存和活动，当其超过一定限度时就给森林带来灾难，使林木减产、死亡，称为森林病虫鼠害，亦称森林生物灾害。由于自然火源引起森林焚烧，当失去控制时，使森林大片烧毁，称为森林火灾。此外，森林还受虫害、雪害、风灾、干旱、洪涝、滑坡、泥石流、环境污染和人为因素的破坏等影响，给林业生产造成严重经济损失和人员伤亡，这些统称森林灾害。

第二节　自然灾害的特点

自然灾害的特点归结起来主要表现在六个方面：

一、自然灾害的广泛性和区域性

不管是海洋还是陆地，地上还是地下，城市还是农村，平原、丘陵还是山地、高原，只要有人类活动，自然灾害就有可能发生。另外，自然地理环境的区域性又决定了自然灾害的区域性。

二、自然灾害具有频繁性和不确定性

全世界每年发生的大大小小的自然灾害非常多。近几十年来，自然灾害的发生次数还呈现出增加的趋势，而自然灾害的发生时间、地点和规模等的不确定性，又在很大程度上增加了人们抵御自然灾害的难度。

三、自然灾害具有一定的周期性和不重复性

在主要自然灾害中，无论是地震还是干旱、洪水、它们的发生都呈现出一定的周期性。人们常说的某种自然灾害"十年一遇、百年一遇"，实际上就是对自然灾害周期性的一种通俗描述，自然灾害的不重复性主要是指灾害过程、损害结果的不可重复性。

四、自然灾害具有一定的联系性

各种自然灾害既有各自的形成、发展和致灾规律，以及不同的时空特点，同时各种灾害之间以及它们与其他自然因素之间又相互依存，有着明显的相关性。

1.同一地域自然灾害的关联性

一个区域的自然灾害往往不是单一的，而是许多灾害的组合。其中以一两种灾害为主导，不同灾害之间存在着生成联系。如四川、云南、贵州接壤地带地壳活动强烈，地震频发，震级高，形成了以地震、滑坡、泥石流为主的自然灾害系统。

2.原发灾害和诱发灾害的关联性

在一次灾害发生过程中，往往由一种原发性的主灾引发和诱发其他灾害。如暴雨引发洪涝灾害，同时诱发山崩、滑坡、泥石流灾害；地震同时造成地裂、土地沙化，并诱发火灾、海啸、山崩、滑坡以及由于人员伤亡所引起的疫病蔓延等。

3.不同地域自然灾害的关联性

一地域的灾害往往成为另一地域灾害的诱因。如黄河中游水土流失严重，河水含沙量高，使下游泥沙淤积，是洪患的主要根源。

4.缓发灾害与突发灾害的关联性

有些灾害尽管生成缓慢，但却是许多突发性灾害致灾强度增加的重要因素。如植被覆盖面积的大量减少，不仅引起水土流失、土地荒漠化，而且在相同降雨条件下，雨水渗量减少，导致洪涝频繁，并使大量泥沙淤积下游。

5.人类活动与灾害的关联性

现今自然灾害的发生并不完全出于自然因素的作用，而在相当程度上是由人类活动造成或诱发的。如对地下水、地下能源的开采，引发了地面沉降、地表坍陷、斜坡破坏以及沿海地带的海水入侵等灾害。据统计，全球滑坡灾害中，70%以上与人类工程活动相关。

五、自然灾害所造成的危害具有严重性

例如，全球每年发生可记录的地震约500万次，其中有感地震约5万次，造成破坏的近千次，而里氏7级以上足以造成惨重损失的强烈地震，每年约发生15次，干旱、洪涝两种灾害造成的经济损失也十分严重，全球每年可达数百亿美元。

六、自然灾害具有不可避免性和可减轻性

由于人与自然之间始终充满着矛盾，只要地球在运动、物质在变化，只要有人类存在，自然灾害就不可能消失，从这一点看，自然灾害是不可避免的。然而，充满智慧的人类，可以在越来越广阔的范围内进行防灾减灾，通过采取避害趋利、除害兴利、化害为利、害中求利等措施，最大限度地减轻灾害损失，从这一点看，自然灾害又是可以减轻的。

第三节　自然灾害卫生应急处置面临的问题

一、面临的主要问题

（一）组织指挥困难

重大以上自然灾害发生后，一般会出现通信（线路繁忙或通信设施破坏）和交通道路不畅，灾区及灾区与外界之间信息传递、人员往来受阻。组织指挥者对灾区人员伤亡、医疗卫生机构受损、受灾地区的需求等基本信息无法及时掌握，影响组织者对灾情的科学、准确判断，造成对灾区紧急医学救援组织指挥困难。

（二）医疗卫生救援困难

重大自然灾害往往导致医疗卫生机构诊疗场所、设施设备、药品器械等不同程度损毁，从硬件条件上影响医疗卫生体系的完整性。自然灾害导致医疗卫生人员伤亡，从组织管理体系、技术能力保障等方面影响医疗卫生体系的完整性。信息交换和传递系统受损，区域之间、医疗卫生机构之间的联系渠道破坏，影响医疗卫生体系的整体性和协同性。自然灾害灾区本地医疗卫生体系受损制约伤员的及时救援和一般疾病有效救治，也降低了疾病防控和公共卫生服务的可及性。

二、面临的公共卫生问题

（一）饮水水质不合格

重大自然灾害发生后，地质结构改变，可能导致水源水质改变；山体滑坡、泥石流等造成水源破坏，可能影响水源水质。自然灾害造成卫生设施毁损，大量人畜粪便、生活及工业污水、污物等会污染水源；大量救援人员进入灾区，卫生设施严重不足，生产生活对水源造成了污染。自然灾害可能造成集中式供水和分散式供水等供水设施破坏，水处理设施无法正常运转，水处理工艺不完整，水处理效率降低，导致饮水水质不合格。

（二）环境卫生问题突出

灾害造成的人畜死亡后如果没有及时清理，在气温高、日照强烈的气候条件下，会很快发生腐败分解，一旦发生暴雨、洪涝灾害，会造成严重的环境污染。

（三）传染病暴发风险增加

自然灾害通常并不会直接引起传染病的广泛传播，但会增加疾病传播的机会。包括灾害导致的垃圾、排泄物等污染水和食物，传染病媒介昆虫的大量滋生会增加传染病暴发流行的风险；野生和家养动物的迁移和在人群住地的活动，会增加人畜共患病发生和传播的危险。

（四）食品安全隐患增加

由于自然灾害后房屋垮塌或成为危房，居民一般集中居住，不能在家煮饭，集体用餐成为主要用餐渠道，食品安全风险就会增加。

（五）精神疾病发病增多

由于受到突然惊吓、目睹灾难场景，以及失去亲人、朋友等强烈刺激，人体会产生应激反应，部分人群可能出现心理问题和心理疾病。

第四节　自然灾害卫生应急职责和任务

一、总体职责

自然灾害发生后卫生部门的主要职责包括组织灾区医疗卫生人员进行伤员救治，调动灾区外医疗卫生人员前往灾区进行支援，对伤病员数量和卫生系统受灾情况和伤员伤情等进行统计，组织灾后传染病的预防和开展爱国卫生运动，开展卫生知识宣传，加强对生活饮用水监督监测，为灾区群众提供医疗卫生服务，开展心理卫生干预，组织灾后重建等工作。

二、具体任务

1.伤员救治

组织开展灾区伤员救治是卫生部门的首要任务，72小时是黄金救援时间，务必及早组织实施。

2.卫生防疫

主要包括传染病监测报告、环境消毒、病媒生物消杀灭、群众健康教育四个方面。重建疾病监测系统确保信息报送渠道通畅、数据更新及时；尽早发现和处理传染源，加强患者的隔离、治疗，做好重点区域的随时消毒和终末消毒工作；落实应急计划免疫；大力开展爱国卫生运动，做好传染病媒介生物控制；加强健康教育工作，印发宣传资料，多种形式宣传灾后卫生防病知识，提高灾民的卫生知识知晓率和卫生行为形成率。

3.饮用水监督监测

恢复生活饮用水卫生监督监测系统；组织开展灾区饮用水水质卫生安全监督检测；指导集中供水单位、临时供水点、群众安置点供水开展饮用水消毒等处理；开展卫生安全用水知识宣传。

4.食品安全风险评估

开展灾区食品安全风险检测及评估工作，发布自然灾害灾后饮食安全注意事项。

5.医疗服务

及时评估医疗机构受损情况，合理编制灾区医疗服务体系重建规划，积极推进受灾地区医疗机构建设，医技人员培训，重建和恢复医疗卫生服务体系；为灾区群众提供临时的、永久的医疗服务，解决群众看病问题。

6.公共卫生服务

重建和完善重大疾病防控体系、卫生监督体系、妇幼卫生体系、健康教育体系、突发公共事件卫生应急体系等公共卫生服务体系，恢复并为灾区群众提供基本公共卫生服务。

7.伤员康复服务

加强对灾区伤员康复治疗、指导功能恢复等。

8.灾后心理卫生服务

通过举办心理讲座等方式，对群众开展心理辅导、心理咨询、进行心理干预。建立心理疾病筛查网络，查找心理疾病人员，尽快给予治疗。

第八章 事故灾害和社会安全事件卫生应急管理要点

第一节 事故灾难概述

事故灾难指人为因素即人类活动或社会活动导致的突发事件。常见的事故灾难有火灾、危险化学物品泄漏、交通运输事故及安全生产事故等，其爆发往往带来人员和财产的巨大损失。进入工业社会以后，日常生活和劳动生产过程中不断出现的事故灾难已成为威胁人类生命财产安全的主要元凶之一。由于现代生活生产活动规模集中、环境复杂，特别是一些危险因素大量存在，一旦触发则很可能造成人员伤亡和财产的巨大损失。因此，要预防和控制事故灾难的发生，就必须制定关于事故灾难的专项预案，按照标准化流程开展紧急救助工作。

一、事故灾难的常见种类

（一）安全生产事故

安全生产事故是指生产经营单位在生产经营活动（包括与生产经营有关的活动）中突然发生的，伤害人身安全和健康，或者损坏设备设施，或者造成经济损失的，导致原生产经营活动（包括与生产经营活动有关的活动）暂时中止或永远终止的意外事件。安全生产事故灾难按照其性质、严重程度、可控性和影响范围等，一般分为四级：Ⅰ级（特别重大）、Ⅱ级（重大）、Ⅲ级（较大）和Ⅳ级（一般）。

（二）交通运输事故

交通运输事故可分为公路交通事故、铁路交通事故、民用航空器飞行事故和水上交通事故四类。

（三）火灾事故

火灾事故是指在时间和空间上失去控制地燃烧所造成的灾难。在各种事故灾难中，火灾是最经常、最普遍的威胁公众安全和社会发展的主要灾难之一。

二、事故灾难的特征

事故灾难一般呈现出以下三个特征：

1.事故灾难的发生环境较复杂

事故灾难多发于不同生活和生产区域，由于事故本身所处的环境复杂，对施救的方法、装备和技术等救援资源的需求也不尽相同，加之事故灾难环境中诱发衍生灾难的因素增多，人员大量集聚、危险品存放不当、生产与生活区限不明等大大增加了衍生事故灾难发生的概率。

2.事故灾难的救助难度较大

事故灾难的现场往往人员密集，伤员多，伤情重，救助设施设备简陋，疏散空间有限，现场初期救助力量不足，技能缺乏，导致救助难度大，救助效果差。

3.事故灾难的救助专业性要求高

事故灾难往往对救助提出多学科、多领域的专业要求。救助人员需要配备专业设备，具备专业知识，具有专业技能。现实中事故灾难现场的客观障碍又对专业设备正常发挥功能、救援人员熟练操作专业设备提出了更高的要求。

第二节　社会安全事件

一、概念

社会安全事件是在社会冲突不可调和的情况下，由于暂时的矛盾激化导致的突然发生的部分社会成员做出的包含不可预料性因素的，在主观上违背一般社会认同感并且在客观上违背国家安全政策的行为。这种行为包括重大刑事案件、恐怖袭击事件、涉外突发事件、经济安全事件、群体性事件、民族宗教事件及其他社会影响严重的突发性社会安全事件等。

二、社会安全事件的分类

根据社会安全事件形成的诱因、参与主体、影响范围、程度，社会安全事件主要可以分为突发群体性事件、恐怖主义事件、重大刑事犯罪案件等。

（一）群体性事件

此类事件大多由于人民内部矛盾处理不当而导致突然发生，由部分社会公众参与，有一定组织性和目的性，采取围堵党政机关、静坐请愿、阻塞交通、集会、聚众闹事、群体上访等极端性行为，并对政府管理和社会秩序造成不良影响，甚至使一定范围内陷入一定强度对峙状态的群体性聚集事件。

群体性突发事件的基本类型可以从不同的角度进行划分。从参与主体看，可以分为职工群体的、居民群体的和特殊群体的；从不同性质看，可以分为政治性的和非政治性的；从影响区域看，可以分为局部的、区域性的和全国范围的；从不同规模看，可以分为小规模、较大规模、大规模和超大规模的。我国公安部《公安机关处置群体性治安事件的规定》把其分为游行示威、严重扰乱公共秩序的上访行为、严重影响社会稳定的罢工、罢课、罢市、非法组织或邪教组织的聚集活动、聚众围攻冲击党政、司法机关和重要警卫目标、大型文娱体育等活动中出现的严重扰乱公共秩序的行为、哄抢公私财产的行为、集体械斗和其他严重扰乱社会秩序的行为等九类。

由于传统群体性事件处置的路径依赖，群体性事件处置陷入"大闹大解决，小闹小解决，不闹不解决"的怪圈，导致群体性事件参与者往往以"闹大"为主要行动目标。近年来，事件参与者为了扩大事件影响，采用的方式与手段进一步升级，通过了网络蛊惑和宣传等方式，造成的社会影响更加恶劣。

（二）恐怖主义事件

恐怖主义在全世界范围内都是一种严重危害社会安全的行为方式，并且在近些年来发生的数量呈现逐年增长趋势。恐怖主义对全球的影响并非偶然因素造成的，它的产生、发展是非常复杂的政治、宗教、民族、文化和经济等各方面的历史、现实等因素综合作用的结果，也是国外与国内之间多种困境综合作用的结果。尤其要强调的是，全球一体化条件下的贫富差距扩大造成的穷国向富国的移民潮、涉及毒品犯罪、民族分裂主义及宗教极端思想等，都可能是恐怖主义产生的重要因素。恐怖主义的发生和扩大与一个地区的经济、政治文化等很多方面都有很紧密的联系。不同国家对恐怖主义的认识也不一样，西方学者通常从文化、宗教差异等方面对恐怖主义产生的根源进行分析，我国学者更侧重从治理政策和社会矛盾等方面进行综合分析后得出结论。总体来说，产生恐怖主义的现实性因素应该有以下方面，民族主义造成的种族冲突、全球一体化及国家战略冲突、全球霸权主义、宗教极端思想、各种社会矛盾的激化、科技发展及武器扩散等。

（三）重大刑事犯罪案件

刑事犯罪都具有社会危害性，但并非所有的刑事犯罪都是社会安全事件。一般纳入社会安全事件的主要是涉及危害国家安全罪、危害公共安全罪、妨害社会管理秩序罪等重大案件。例如，涉及危害国家安全罪的武装叛乱、暴乱事件等，涉及危害公共安全罪的纵火、爆炸、投毒案件，组织、领导、参加恐怖组织案件，劫持船只、汽车、飞机案件，非法买卖、运输核材料案件等涉及妨害社会管理秩序的聚众扰乱社会秩序案件，冲击国家机关案件，聚众扰乱公共场所秩序、交通秩序案件，非法集会、游行等。

三、社会安全事件的分级

将社会安全事件划分为不同的级别，从而采取不同的应急措施，这是各国应急管理的共同经验。当前，西方发达国家政府预警系统一般都强调对突发公共事件进行分级预警管理，对程度不同的突发公共事件实行不同级别的认定并采取相应的对策。例如，"9·11"恐怖袭击事件发生后，美国建立了一套五级国家威胁预警系统，用绿、蓝、黄、橙、红五种颜色分别代表从低到高的五种危险程度。

社会安全事件分级主要可以从事件的危害程度和政府的控制能力来考虑，两者的角度是不一样的。社会安全事件分级的难点在于：是按照社会安全事件的客观属性（产生原因、影响范围、损失后果等）来分，还是按照应急管理的主观属性（突发公共事件的影响程度、政府应对能力的强弱等）来分。分级的意义在于从政府的应急管理能力出发，科学地确定社会安全事件的级别。例如，有些社会安全事件损失和影响重大，但政府处理快速简单，这类事件的级别就不一定很高（如特大交通事故）；相反，有些事件起初危害和影响不大，但潜在危害很大，波及迅速，难以控制，这类事件的级别就应当被列为较高（如新型传染病）。

四、社会安全事件的分期

突发公共事件分期制度主要涉及应急管理的微观问题，旨在建立一个"全过程"的政府应急管理模式。突发公共事件通常遵循一个特定的生命周期。每一个级别的突发公共事件都有发生、发展和减缓的阶段，需要采取不同的应急措施。因此，需要按照社会危害的发生过程将每一个等级的突发公共事件进行阶段性分期，以此作为政府采取应急措施的重要依据（若有必要，可再将每一个阶段期划分为若干等级）。根据社会危害可能造成危害和威胁、实际危害已经发生、危害逐步减弱和恢复三个阶段，可将突发公共事件总体上划分为预警期、爆发期、缓解期和善后期四个阶段。政府应急管理的目的，是通过提高政府对突发公共事件发生的预见能力、事件发生后的救治能力以及善后恢复阶段的学习能力，及时有效地化解危急状态，尽快恢复正常的生活秩序。对突发公共事件进行分期的目的，在于科学地规定与上述各个阶段相适应的应急措施。

1.预警期

主要任务是防范和阻止突发公共事件的发生，或者把突发公共事件控制在特定类型及特定的区域内，其关键在于预警预备能力。

2.爆发期

主要任务是及时控制突发公共事件并防止其蔓延，其关键在于快速反应能力。

3.缓解期

主要任务是降低应急措施的强度并尽快恢复正常秩序。

4.善后期

主要任务是对整个事件处理过程进行调查评估并从事件中获益，其关键在于善后学习能力。

当然，由于突发公共事件演变迅速，各个阶段之间的划分有时不一定很容易确认，而且很多时候是不同的阶段相互交织、循环往复，从而形成突发公共事件应急管理特定的生命周期。

五、社会安全事件的特点

本章所探讨的社会安全事件是指突然发生，造成或者可能造成严重社会危害，需要采取应急处置措施予以应对的社会安全事件。它兼有社会性、安全事件和突发事件等多重属性，主要具有以下一些特点：

（一）突发性和紧急性

虽然突发社会安全事件的爆发具有某种必然性，但具体在何时何地、以何种方式、发展到何种规模，是有一定偶然性的。它可能由某一很小的事情引起，也可能根本没有任何先兆突然爆发，完全是一种突发性事件，很多是非人力所能预测的。在顷刻间爆发而弥散开来，涉及面广，影响力大，破坏性强，波及社会的各个领域，而且处理时间非常有限，要求特别迫切。因此，突发性社会安全事件的出现，也是对我们社会组织能力和政府管理能力的最大考验。对于肩负维护社会安全与稳定、保障公民各项权利义务重任的政府组织而言，应对突发性公共危机不仅是职能所系，而且应该放到提高执政水平的层面给予高度重视。

（二）严重的危害性

突发性社会安全事件所造成的危害性是多层次的，任何一种形式的突发事件，都足以造成对国家公共权力和社会公共秩序的冲击，关系到社会生活的各个方面。社会安全事件给经济带来巨大损失的同时，更不利的是对民众心理造成极度的不安全感和恐慌情绪，并可能对政府社会管理能力产生不信任感。有学者指出，"美国恐怖袭击后，除经济损失达到了九百多亿美金，伤亡人数上千人外，还对美国人的心理上造成极度伤害。"

（三）影响的双面性

突发社会安全事件在某种程度上并不只是意味着对社会的损害，同时还经常伴随社会发展的机遇。这就是突发社会安全事件的社会影响的双面性。也就是说，突发社会安全事件虽然造成了社会损害，但如果我们决策时不回避事件的发生，同样可以使制度得到革新并使社会环境得到一定改善。

（四）跨地区性

这是突发社会安全事件在全球一体化下出现的新情况。在全球一体化下，一些突发社会安全事件会出现新特点。如国外的某些突发社会安全事件可能短时间影响到国内。现代社会条件下，人与人之间建立起非常密切的联系，这可能使突发事件在地区范围内短时间迅速扩散，并可能超越国与国之间界限，极可能演变为全球性质的突发社会安全事件。

（五）社会关注性

由于现代社会传媒非常发达，可能使某一个地区的突发社会安全事件在比较短时间内传到其他地区乃至发展到世界范围。突发事件在其发生初期就会立即引起公众、媒体和有关组织及个人的关注，涉及突发社会安全事件的信息的传递速度可能比事件本身的发展还要迅速。

第三节　交通事故的医学救援

交通事故造成的人体损伤称为交通事故伤，简称交通伤。交通事故一般分为机动车事故、摩托车事故、自行车事故和行人事故等类型。广义的交通事故也包括火车事故。全球每年因交通事故死亡人数超过120万人，伤3000万人以上，致残约500万人。WHO明确指出：道路交通安全是一个严重的人类健康问题。

一、危害特点

1.交通创伤的种类

交通事故可造成车内外人员创伤的种类如下：

（1）撞击伤：人体与车辆或其他钝性物体相撞而导致损伤。

（2）碾压伤：人体被车辆轮胎碾轧、挤压导致损伤。

（3）切割/刺伤：人体被锐利的物体如玻璃、金属等切割、刺入所造成的损伤。

（4）跌落伤：交通事故致车内人体飞出车外或车外人体撞击后弹起再跌落，跌落后撞击地面或其他物体造成损伤。

（5）挥鞭伤：车内人员在撞车或紧急刹车时，因颈部过度后伸或过度前屈导致颈椎和颈髓损伤。

（6）安全带伤：指在交通事故中，司机和乘员因使用安全带时发生的损伤。

（7）方向盘伤：车辆撞击时司机撞于方向盘上造成上腹和下胸部损伤。

（8）烧伤/爆炸伤：车辆撞击后起火爆炸引起的损伤。

2.伤情特点

在交通事故发生过程中，致人损伤的因素多，致伤机制复杂，伤员个体情况不一，导致伤员的伤情变化差异很大，使交通伤临床诊断与救治难度加大。严重交通伤有以下特点：

（1）致伤因素多、损伤机制复杂：交通伤损伤过程中同一伤员可同时发生多种损伤，而同一类损伤可能出现在多个身体部位和系统。

（2）伤情严重、病死率高：由于交通伤的损伤机制复杂，伴随一系列复杂的全身应激反应，且相互影响，容易造成复杂的伤情，多发伤、复合伤、休克发生率高。

（3）诊治难度大：交通伤所致损伤多为闭合伤与开放伤，同时存在多部位、多系统创伤，很多伤情症状和体征相互掩盖。病情多危急，需要紧急救治，时间紧迫，同时伤员常无法自诉伤情。对其多发伤进行及时、准确、完整的诊断和治疗难度很大。

二、交通事故的救援原则

1.交通伤现场救援要点如下。

（1）环境评估。

（2）请求支援。

（3）确认损伤机制。

（4）初期评估：气道、呼吸、循环、意识。

（5）保护气道、颈椎，给氧。

（6）控制外出血。

（7）建立静脉通道，输液。

（8）后送，记录医疗文件，通知接收医院。

（9）整个救援过程牢记"不伤害"原则。

2.现场环境评估和自身防护

交通事故的救援从现场环境评估开始。要确保伤员和施救者的安全。交通事故后的危险因素包括车辆、危险物质、火灾灰尘及伤员的血液和体液等。

救援人员应具备自我保护意识，采取有效措施来避免自身和其他人员受到伤害，将救援过程中受伤或受感染的危险降到最低。救护人员应该正确评估自己面临的潜在的或正在发生的危险。最常用和简单有效的方法是设置提醒标志使用灯光和反光背心等，防止其他来往车辆的伤害。同时还要注意车辆是否会燃烧或爆炸，是否有落石、坍塌等危险等。施救者应进行标准防护。

第四节 火灾的医学救援

火灾是严重威胁生命财产安全，影响经济发展和社会稳定的常见灾害。全球每年发生火灾约600万起，造成数万人死亡和数以亿计的经济损失。我国每年发生火灾超过1万起，造成1000多人死亡，数千人受伤。火灾常发生在商场、影剧院等公众聚集场所，工矿企业、家庭和居民聚集区，也发生于车辆、地铁、轮船等交通工具。由于城市高层建筑增多，火灾也不断增加。高层建筑具有烟道效应，火灾具有蔓延快、人员疏散困难、灭火难度大的特点，所以，高层建筑火灾重在预防，建筑设计施工要符合更高的防火级别。

一、危害特点

1.灾情特点

（1）火焰、烟气蔓延迅速：火灾发生后，在热传导、热对流和热辐射作用下，极易蔓延扩大，给人的逃生和灭火救助带来极大威胁和困难。

（2）空气污染通气不畅、视线不良：火灾情况下通常出现断电。断电后，建筑物内光线极弱，烟雾阻隔，基本处于黑暗状态。人的视线也受到很大程度的影响，不便侦察火情和灭火救人。污染的空气中夹带着有毒物质，可能对人体造成伤害。

（3）人、物集聚，杂乱拥挤：火灾突发性强，救灾形势紧迫，现场常发生人员、车辆、交通、指挥方面的混乱。车辆拥挤，交通堵塞，各级通信指挥的口令、人员的呼喊声混为一片，造成人为阻滞，降低了救人灭火效率。

（4）心理紧张、行为错乱：火灾中，人们处于极度的紧张状态，救生者也面临生死考验，在巨大的心理压力下，面临烈火浓烟，紧张的心理使人思维简单、盲目，最终有可能导致判断和行为的错乱。救助人员由于心理压力过大，可能造成轻信、失信、胆怯、"热疲劳"性失调等不理智行为，对救援产生不利影响。

（5）大量人员伤亡和财产损失：火灾常发生于人口密集的场所，加上建筑防火标准不符合国家规范，消防设施不健全，人们缺乏必要的自救逃生训练，发生火灾时常造成较大的人员伤亡和财产损失，甚至影响社会稳定。

2.损伤机制

火灾可通过直接伤害和间接伤害造成人体损伤。

（1）直接伤害：

1）火焰烧伤：火灾中火焰表面温度可达800℃以上，而人体所能耐受的温度仅为65℃，超过这个温度值，就会被烧伤。

2）热烟灼伤：火灾中，通常伴有烟雾，烟雾中的微粒携带着高温热值，当人吸入高温的烟气，就会灼伤呼吸道，导致组织水肿、分泌物增多，阻塞呼吸道，造成窒息。

（2）间接伤害：

1）浓烟窒息：火灾中伴随燃烧会生成大量的烟气，人体吸入高浓度烟气后，大量的烟尘微粒有附着作用，使气管和支气管严重阻塞，损伤肺泡壁，导致呼吸衰竭，造成严重缺氧。

2）中毒：现代建筑火灾的燃烧物质多为合成材料，所有火灾中的烟雾均含有毒气体，如CO_2、CO、NO、SO_2、H_2S等。资料统计表明，火灾中死亡人数的80%是由于吸入有毒性气体而致死。

3）砸伤、埋压：在高温条件下，建筑结构材料在超过耐火极限时就会造成坍塌，造成砸伤、摔伤、埋压等伤害。

4）刺伤、割伤：火灾造成建筑物、构筑物坍塌，许多物质爆裂后形成各种形式的利刃物，可能刺伤人体。

二、火灾的救援原则

火灾的救援包括救人和灭火两个方面，"救人第一"是火灾救援的总原则。救援人员在火灾现场实施救援时首先必须进行现场环境评估，注意自身安全的防护，避免自身伤亡。

1.医疗救援

烧伤是火灾中常见的创伤之一，烧伤急救总原则是迅速灭火，阻止烧伤面积继续扩大和创面继续加深，防止休克和感染。具体措施有：

（1）脱离热源：脱去燃烧的衣服，就地滚翻，用水喷洒着火衣服。切勿奔跑，以防风助火势，越烧越旺。不宜用手扑打以防手部烧伤。不得呼叫，防止吸入高热气流或烟雾造成吸入性损伤。

（2）开放气道：要检查呼吸道是否通畅，清除口腔异物，吸氧。

（3）冷水湿敷：对Ⅰ～Ⅱ度中小面积烧烫伤可用冷清水局部冲洗肢体、浸泡伤处，头面部等特殊部位用冰水或冷水湿敷，以降低皮肤表面温度。现场对Ⅲ度烧伤和大面积烧伤则无此必要。

（4）包扎、止血、固定：对Ⅱ度烧伤，表皮水疱不要刺破，不要在创面上涂任何油脂或膏药，应用干净清洁的敷料或干净的毛巾床单覆盖或简单包扎。伤处的衣着如需脱下应先剪开或撕破，不应剥脱，以免再受损伤。对暴露的烧伤创面可用三角巾、消毒敷料或清洁的被单、毛巾、衣服等覆盖并进行简单包扎，以减少创面的污染和再损伤。对伴有外伤大出血者应予止血。对骨折者应做临时固定。

（5）补液：严重烧伤伤员应尽快建立静脉通道，快速有效地补液，预防和纠正休克。未建立静脉通道者可口服糖盐水。

（6）镇静、镇痛：对烧伤后创面疼痛难以忍受者，要安慰和鼓励受伤者。可酌情使用地西泮或哌替啶肌内注射，或口服止痛药物。

（7）中毒急救：火灾时产生大量有毒物质，均可使人员发生中毒，严重者可导致死亡。呼吸道吸入中毒对人员危害最大。迅速将伤者移至通风处，呼吸新鲜空气，给予吸氧。严重者立即转送医院。

（8）坠落伤急救：可伤及多个系统和器官，严重者会当场死亡。应按创伤救援原则进行急救。

2.现场环境评估和自身防护

发生火灾时，应当报警与救火同时进行。救援人员到达现场后，需待消防人员确定现场环境安全后开展医疗救援。在救援过程中随时与消防人员联系，一旦有突发情况，立即撤出现场，切忌在火灾现场盲目开展医疗救援。

第五节　矿难的医学救援

我国煤炭产量居世界首位，但事故频发，造成大量矿工伤亡。煤矿多是井下作业，自然条件复杂，作业面狭窄、低矮、分散，加上井深巷远，底板凹凸不平，矿井上下交通运输频繁，常存在塌方、冒顶、片帮、跑车、礅罐、瓦斯爆炸、电缆失火、透水等不安全因素。此外，井下存在通风、照明、煤尘、湿度、炮声、炮烟、机械声及其他噪声等不良因素，影响矿工的精神状态、视力和听力，这些因素也促使矿难发生。

瓦斯爆炸伤是矿山最严重、破坏性最强的群体伤亡事故。因为我国的煤矿均为瓦斯矿井，瓦斯爆炸一直是中国煤矿安全生产的"头号杀手"。瓦斯是井下有害气体的总称，它在煤的生成过程中产生，在开采时释放出来。井下有害气体的80%以上是沼气（甲烷），是一种无味、无色、易燃、易爆的气体。井下瓦斯的安全允许浓度<1%，达到5%时遇到火源立即发生爆炸，浓度达到8%~10%时，爆炸力最强。瓦斯爆炸时的压力为749.8~1013.3kPa。爆炸时的冲击波和反射冲击波压力很大，连续爆炸时的冲击压力更大。当它作用于人体时，将造成多种严重损伤。在井下瓦斯爆炸的瞬间，密闭空间温度可高达2850℃，自由空间温度也高达1850℃。高温可致皮肤、呼吸道的灼伤。瓦斯爆炸时，在氧气不足的条件下可产生一氧化碳。现场检测一氧化碳浓度达0.6%，为允许浓度的400倍，尸检血液一氧化碳定性阳性率达86%。一氧化碳中毒系现场死亡的重要因素。

透水事故是矿井在建设和生产过程中，地表水和地下水通过裂隙、断层、塌陷区等各种通道无控制地大量涌入矿井工作面，造成作业人员伤亡或矿井财产损失的水灾事故，是矿山安全事故中最难预测、危害最大的事故之一。

一、危害特点

1.损伤机制

（1）砸伤：井下工作面的片帮、冒顶、塌方、煤块、渣块由高处落下等，均可砸伤人体，导致多部位的损伤，如四肢骨折、颅脑伤、胸腹及内脏损伤等。

（2）挤压伤：矿车等移动物体挤压、碾压人体导致损伤，致使胸腹部、骨盆、四肢等部位损伤。

（3）坠落伤：人体由高处坠落时，多数先为足踝部着地，地面的反作用力向上传导，造成典型的足踝、下肢、脊柱、颅脑损伤。

（4）切割伤：绞车钢丝绳切割人体，致人体切割伤。

（5）爆炸伤：开山放炮，井下处理哑炮时或违章操作突然爆炸，造成身体多处开放性损伤，引起内脏损伤及出血，以及头、面、颈、胸等部位广泛损伤。瓦斯爆炸造成多种损伤，并产生多种有害气体。雷管爆炸伤受伤部位广泛，以人体暴露部分面部为主，受伤部位出血多、创面不整齐、创面内异物较多、处理复杂且比较困难。

（6）溺水窒息：透水事故时，人员躲避不及被水冲走，导致溺水窒息。

2.伤情特点

矿难伤具有发生率高、病死率高、致残率高的特点。主要特点如下：

（1）受伤者：以井下矿工为主，年轻、文化素质偏低。

（2）时间特点：以1~3月创伤发生率最高，其次为7~9月三个月。在一天中，凌晨4~6点为事故高发时间。

（3）受伤部位：依次为四肢（61.3%）、颅脑（14.6%）、脊柱（10.4%）、胸腹（5.28%）、骨盆（1.9%）。

（4）损伤类型：主要有骨折、颅脑伤、内脏伤、软组织伤、烧伤等。还常发生窒息、中毒、溺水等。

二、矿难的救援原则

我国煤矿系统的急救工作由井下和井口保健站、矿医疗站、矿务局总医院三级急救医疗网负责，制定了《全国煤矿创伤急救工作规范》，强调组织领导、解脱急救、转运等各环节的有机结合。增强自救互救意识和技能是矿难创伤救援的基础，救援中如何尽早开始医疗救援是影响救援成功的关键。煤矿救护队是矿难救援的主力，矿难发生后首先下井实施救援。煤矿救护队员的急救技能训练是提高矿难现场救援水平的重要措施。

发生矿区火灾和爆炸时，必须及时采取灭火措施，及时报告，及时撤离人员。井下遇险人员应由在场负责人或有经验的老矿工带领，有组织、有秩序地选择避灾路线，迎着新鲜风流撤离危险区。位于风侧人员应戴上自救器或用湿毛巾捂住口鼻，绕道新鲜风流方向撤离。险区无法撤离的人员应迅速进入预先筑好或临时构筑的避难所，等待救援。

第六节　踩踏事件的医学救援

踩踏事件指大量人流在拥挤空间活动时，由于某种因素发生秩序混乱，导致人群互相推挤踩踏，造成伤亡的事件。

一、危害特点

1.成因

由于发生踩踏事故多数是重大活动或集会，现场人数众多，秩序极度混乱，人群失去控制。主要致伤因素有撞击、挤压、碾挫，以及烧伤、烫伤等因素，这些因素可单独发生在某个伤员身上，也可能几个致伤因素同时作用于一个伤者，造成身体多处受伤。

2.伤情特点

机体在强大暴力作用下，一般伤情比较严重。伤者多见多脏器损伤，如颅脑损伤、血气胸、肝脾破裂、肢体及肋骨骨折、脊柱损伤等。伤者的致残率及病死率均很高。最初受伤的患者得不到及时救助，混乱中遭受反复踩踏，伤情不断加重。

二、踩踏事件的救援原则

对于踩踏事件中伤员的伤情判断，与交通事故伤或地震坍塌伤等基本类似，需要特别注意的是在踩踏事件中，伤员有可能多处或反复遭受严重踩踏、挤压，伤情可能较为复杂。现场救护要分清主次、轻重、缓急。

第七节　危险化学品事故的医学救援

化学品中具有易燃、易爆、毒害、腐蚀、放射性等危险特性，在生产、储存、运输、使用和废弃物处置等过程中容易造成人身伤亡、财产毁损、污染环境的均属危险化学品。危险化学品分为爆炸品、压缩和液化气易燃液体、易燃自燃和遇湿易燃物品、氧化剂和有机过氧化物、毒害品、放射性物品、腐蚀品等八大类，常见的有数千种，每一种危险化学品可具有多种危险性。

危险化学品由于性质活泼或不稳定，容易受外界条件的影响，若在运输、装卸、贮藏作业中，受到了光、热、撞击、摩擦等条件的作用，就极易发生爆炸、燃烧、中毒、腐蚀、放射线辐射的严重事故，造成人员伤亡、财产损失和环境破坏。

一、危害特点

1.突发性

危险化学品作用迅速，发生往往是无法预测的。

2.群体性

瞬间可能出现大批化学中毒、爆炸伤、烧伤伤员，需要同时救护，按常规医疗办法，无法完成任务。事件具有发展成为社会公众事件的普遍趋势，激发相关矛盾，影响社会稳定。

3.高致命性

在事故现场，化学品对人体可能造成的伤害为：中毒、窒息，化学灼伤、烧伤、冻伤等。在较短的时间内可导致多人同时中毒或受伤，病死率高。如硫化氢、氮气、二氧化碳在较高浓度下，均可于数秒内使人发生"电击样"死亡。其机制一般认为与急性反应性喉痉挛、反应性延髓中枢麻痹或呼吸中枢麻痹等有关。

4.危害极大

危险化学品事故在危害程度上远远大于其他一般事故，事关国家公共安全、民众健康。对人体的危害主要是中毒，包括急性中毒和慢性中毒。其表现为：①引起呼吸道炎症或发生化学性肺炎或肺水肿；②对神经系统危害，引起运动障碍、肌肉萎缩、头痛、头晕、视力模糊；③引起溶血、再生障碍性贫血、白血病等；④引起出血性胃肠炎、中毒性肝病等；⑤引起心慌、胸闷、心前区不适等；⑥对泌尿系统的危害，引起尿结石等；⑦对骨骼、眼睛、皮肤的损害，引起化学灼伤、放射性损伤和职业性肿瘤。

二、危险化学品事故的救援原则

危险化学品突发事件所造成的巨大损失令人瞩目。目前许多国家比较一致的做法是：政府职能部门牵头负责；动用国防、司法、环保、消防、卫生、交通等职能机构，掌握一定的资源，制定高效率的联动方案加以应对。

危险化学品突发事件应急救援工作是一个完整的系统工程，需要一整套合理、高效、科学的管理方法和精干熟练的指挥管理人才，负责应急救援及抢救的指挥，迅速组织强有力的抢救队伍进行加强治疗和护理等措施。同时，还必须充分发挥现场一线救治和应急救援专家组的技术指导作用。

1.应急处置的主要内容

（1）创建一条安全有效的绿色抢救通道。

（2）控制危险化学品事故源。

（3）控制污染区：通过检测确定污染区边界，做出明显标志，制止人员和车辆进入，对周围交通实行管制。

（4）抢救受伤人员：将受伤人员撤离至安全区，进行抢救，及时送至医院紧急治疗。

（5）检测确定有毒有害化学物质的性质及危害程度，掌握毒物扩散情况。

（6）组织受染区居民防护或撤离：指导受染区居民进行自我防护，必要时组织群众撤离。

（7）对受染区实施洗消：根据有毒有害化学物质理化性质和受染情况实施清洗和消毒。

（8）寻找并处理各处的动物尸体：防止腐烂危害环境。

（9）做好通信、物资、气象、交通、防护保障。

（10）抢救队伍所有人员还应根据毒情穿戴相应的防护器材，并严守防护纪律。

2.医学救援

根据病情、接触情况和毒物性质，救治原则为：迅速将伤病员撤离现场，清除毒物以阻止局部进一步损伤和吸入体内，加速毒物排出，对症和支持治疗。

（1）迅速转运：现场正确施救对降低病死率最为重要，应按照现场救治原则实施现场抢救，根据伤情，对伤病员及时进行鉴别分类，掌握后送指征，使伤员在最短时间内能获得必要治疗。

（2）注意必要的防护措施：①呼吸防护：在确认发生毒气泄漏或危险化学品事故后，应马上用手帕、餐巾纸、衣物等随手可及的物品捂住口鼻。手头如有水或饮料，最好把手帕、衣物等浸湿。最好能及时戴上防毒面具、防毒口罩；②皮肤防护：尽可能戴上手套，穿上雨衣、雨鞋等，或用床单、衣物遮住裸露的皮肤。如已备有防化服等防护装备，要及时穿戴；③眼睛防护：尽可能戴上各种防毒眼镜、防护镜或游泳用的护目镜等；④食品防护：污染区及周边地区的食品和水源不可随便动用，须经检测无害后方可食用。

（3）积极地对症和支持治疗：危险化学品事故造成的复合伤，在临床上病情发展迅猛，救治极为困难，病死率极高，所以综合治疗是至关重要的，包括吸氧、超声雾化吸入、抗过敏或碱性中和剂的应用、消除高铁血红蛋白血症、适当的体位、保证组织细胞供氧、纠正水电解质紊乱、酸碱失衡等维护重要脏器功能的对症治疗和支持疗法，积极促进机体的修复和愈合。

第八节　核与辐射事故

一、背景

自1895年伦琴发现X射线以来，核能和放射性元素被人们广泛用于军事、工业、医疗等领域，与普通公众的生活密切相关，给人们带来了巨大的财富。但正当核电发展步入一个全新的阶段时，核电的安全问题日益突出。1979年3月28日美国三里岛核电站事故，导致放射性物质泄漏，虽未造成人员伤亡，但带来了沉重的经济负担。1986年4月26日苏联切尔诺贝利核电站4号反应堆发生爆炸，造成大量放射性物质释放，当量相当于广岛原子弹的10倍。至今仍有数百万人生活在受污染的地区。核事故指核设施内部的核材料、放射性产物、废料和运入运出核设施的核材料所发生的放射性、毒害性、爆炸性或其他危害性事故，意外向环境释放大量放射性物质，导致工作人员和公众受到意外的过量照射，威胁人员生命和健康。辐射事故指封闭型或开放型放射源丢失、被盗，以及辐射装置控制失灵或操作失误导致工作人员或公众受到意外的过量照射的意外事故。

二、危害特点

1.核事故分级

针对核设施（核电站）而言，根据其发生核突发事件对于场内、外和纵深防御能力的影响，国际上将核事件分成8个级别，用于同公众和媒体的沟通。

0级：偏离，就安全方面考虑无危害。

1级：异常，指偏离规定功能范围。

2级：事件，指场内明显污染或一个工作人员受过量照射，具有潜在安全后果的事件。

3级：严重事件，指有极小量的场外释放，公众受小部分规定限值照射，场内严重污染或个工作人员有急性健康效应。其效应接近事故且丧失纵深防御措施。

4级：主要在设施内的事故，指有少量场外释放，公众受规定限值级照射；反应堆芯放射屏障重大损坏或一个工作人员受致死性照射。

5级：有场外危险的事故，指场外有限释放，很可能要求实施计划的干预；堆芯放射屏障严重损坏。

6级：严重事故，指场外明显释放，很可能要求实施计划的干预。

7级：特大事故，指场外大量释放，有广泛的健康和环境影响。

2.核与辐射事故的特点

（1）突发性和快速性：核事故往往突然发生，事故发生时要求能及时、迅速、有效地执行好医学应急救援任务。包括医疗救护，饮用水和食物的应急监测和控制，稳定性碘片的发放，应急响应工作人员的个人剂量监测等。因此，核应急必须具有快速反应功能。

（2）损伤多为复合伤，照射种类多样：事故发生后，放射性物质进入大气形成放射状烟云和悬浮颗粒，造成人体外照射。吸入人体的悬浮颗粒造成内照射。悬浮颗粒可沉降到地面、水源和食物，造成持续性危害。除急性外照射和内照射损伤外，常合并其他损伤。除放射性损伤，还可发生多种机械性损伤、烧伤等。

（3）社会心理影响大：由于公众对于核的恐慌，极易引起人群心理紊乱、焦虑、压抑等。由于人们对核知识的缺乏，往往认为灾后的一切疾病都与核辐射有关，导致持久的心理障碍。

（4）影响范围大，持续时间长：核电站爆炸事故形成大量的放射性烟云，扩散到周围地区甚至其他国家，半衰期长的核素长期污染土壤、水源和食物，严重影响人员健康，并造成巨大经济损失。

三、救援原则

核与辐射事故医学救援指核设施发生事故或事件后，立即采取医学救援措施，以便最大限度减轻核事故造成的损失和不良后果，避免或减少人员伤亡，保障人员的健康和安全。同时，对于已受伤的人员，积极进行救治，尽量减少伤亡。根据患者受照射情况受污染的程度和临床表现，进行分类和分级救治。对于受急性放射损伤或怀疑受急性放射损伤的患者，则需立即转运到放射损伤专科医疗机构治疗。

1.辐射防护

辐射防护是一项贯穿于整个医学应急活动中的措施。防护对象主要可分为三类：

（1）公众卫生防护：医学应急组织与相关部门合作，指导公众采取适当防护措施，尽量避免或减少辐射对公众的照射。其措施包括隐蔽或撤退，服用抗放药，对体表和呼吸道进行防护，对可能或已污染的饮用水和食物进行控制，消除体表放射性污染，以及心理效应防治等。

（2）救援人员的防护：采取应急救援控制水平和剂量限制原则；穿戴防护衣具，使用防护器械；实施剂量监测，服用辐射损伤防治药和控制作业时间等。

（3）应急人员防护：首先是其全部活动都应在照射尽可能低的原则下进行，其中包括：不在剂量超过1mSv/h的地方逗留；小心进入剂量>10mSv/h的地区；未经允许不得进入100mSv/h的地区等。其次，应该采取时间、距离和屏蔽手段防护自己，不在污染区吃、喝和吸烟。最后，要注意甲状腺的防护，按规定服用稳定碘。应在预计照射前4小时服用，而照射后8小时服用则无保护作用。

2.现场急救

现场医疗救治主要由核设施的医疗卫生机构组织医务人员和安防人员实施，即有现场医护人员、辐射防护人员和剂量人员。总体本着快速有效、先重后轻、保护救护人员与被救护人员的原则。其主要救治对象可分为两类，即非放射性损伤和放射性损伤人员。实施救治的原则是对伤员进行分类诊断，并积极治疗危重症患者。对于非放射性损伤患者，如创伤、烧伤等的救治和常规医疗救护无差别，按通常急救原则进行。对于放射性损伤人员，首先处理危及生命的损伤，然后考虑患者的受照情况，以便对辐射损伤做出合理的估计。对体表、伤口及体内有辐射污染者，应给予及时检查、诊断和必要的初期治疗。

总之，一级医疗救护的主要工作应包括：①对危重伤员的救治；②设立临时分类点，初步确定是否存在体表污染和内污染，并尽可能收集用于受照剂量估算的物品和生物样品；③酌情发放稳定碘或抗放药；④对体表污染伤员进行去污洗消；对内污染者采取促排治疗；⑤填写伤员登记表，根据初步分类诊断，组织及实施后送伤员至二级医院或三级医院。

第九章　公共卫生事件应急管理要点

第一节　公共卫生事件的概念及背景

公共卫生是通过组织社会医疗卫生资源，利用预防医学、健康促进、环境卫生、社会科学等技术和手段，通过评价、政策发展和保障措施为公众提供疾病预防和健康促进的一门科学和艺术。其支撑体系由国际公共卫生组织、国家公共卫生组织、地方公共卫生组织和社区公共卫生组织组成。

公共卫生事件是指突然发生，造成或者可能造成社会公众健康严重损害的重大传染病疫情、群体性不明原因疾病、重大食物和职业中毒及其他严重影响公众健康的事件。

大规模灾难/突发公共卫生事件可严重损毁公共卫生基础设施，导致大量民众流离失所。如果医疗服务中断可能会引起继发效应，从而造成非直接事件引起的发病率和病死率升高，因此大规模灾难/突发公共卫生事件对社会和公民健康的直接影响可能是深远的。针对灾难制订的应急响应计划应考虑灾难及创伤所产生的生理、心理及行为问题。公共卫生和急救系统（包括第一响应人员、前急、医院急诊科、创伤中心、志愿者及其他各部门相关人员）的合作是成功的关键。

当发生重大灾难时，受灾的个人和地方有大量的生理和心理需求，此时医疗和救援服务资源将会相对不足，因此公共卫生等职能部协调合作，落实各项措施，控制局面，防止次生灾害的发生。这些指包括定先后次序和标准，建立水、食品、医疗、清除固体废物、避难场所、动物和病媒控制、传染病防治的监测系统。公共卫生专业人员应与应急部门合作，确保受灾群众知晓健康和安全风险，以及如何避免和应对这些风险。有关部门应及时公布诊断、护理和报告的流程，以及分配稀缺医疗资源的准则，公共卫生人员应着眼于整个受灾地区的恢复，而非个人。

第二节 公共卫生事件的种类和分级

公共卫生事件种类主要包括传染病疫情、群体性不明原因疾病、食品安全和职业危害、动物疫情，以及其他严重影响公众健康和生命安全的事件。

根据突发公共卫生事件性质、危害程度、涉及范围，突发公共卫生事件划分为特别重大（Ⅰ级）、重大（Ⅱ级）、较大（Ⅲ级）和一般（Ⅳ级）四级。

一、特别重大突发公共卫生事件（Ⅰ级）

有下列情形之一的为特别重大突发公共卫生事件（Ⅰ级）：

（1）肺鼠疫、肺炭疽在大、中城市发生并有扩散趋势，或肺鼠疫、肺炭疽疫情波及其他省并有进一步扩散趋势。

（2）发生传染性非典型肺炎、人感染高致病性禽流感病例并有扩散趋势。

（3）涉及其他省的群体性不明原因疾病并有扩散趋势。

（4）发生新传染病或我国尚未发现的传染病发生或传入并有扩散趋势，或发现我国已消灭传染病重新流行。

（5）发生烈性病菌株、毒株、致病因子等丢失事件。

（6）与我省通航的国家和地区发生特大传染病疫情，我省出现输入性病例，严重危及我国公共卫生安全的事件。

（7）国务院卫生行政部门认定的其他特别重大突发公共卫生事件。

二、重大突发公共卫生事件（Ⅱ级）

有下列情形之一的为重大突发公共卫生事件（Ⅱ级）：

（1）在1个县（市、区）行政区域内，1个平均潜伏期内（6天）发生5例以上肺鼠疫、肺炭疽病例或相关联的疫情波及2个以上的县（市、区）。

（2）发生传染性非典型肺炎、人感染高致病性禽流感疑似病例。

（3）腺鼠疫发生流行，在1个市（地）行政区域内，1个平均潜伏期内多点连续发病20例以上或流行范围波及2个以上市（地）。

（4）霍乱在1个市（地）行政区域内流行，1周内发病30例以上或疫情波及2个以上市（地），有扩散趋势。

（5）乙类、丙类传染病疫情波及2个以上县（市、区），1周内发病水平超过前5年同期平均发病水平2倍及以上。

（6）我国尚未发现的传染病发生或传入，尚未造成扩散。

（7）发生群体性不明原因疾病，扩散到县（市、区）以外的地区。

（8）发生重大医源性感染事件。

（9）预防接种或群体预防性服药出现人员死亡。

（10）一次食物中毒人数超过100人并出现死亡病例或出现10例以上死亡病例。

（11）一次发生急性职业中毒50人以上或死亡5人以上。

（12）隐匿运输、邮寄烈性生物病原体、生物毒素造成我省行政区域内人员感染或死亡的。

（13）省级以上人民政府卫生行政部门认定的其他重大突发公共卫生事件。

三、较大突发公共卫生事件（Ⅲ级）

有下列情形之一的为较大突发公共卫生事件（Ⅲ级）：

（1）发生肺鼠疫、肺炭疽病例，1个平均潜伏期内病例数未超过5例，流行范围在1个县（市、区）行政区域以内。

（2）腺鼠疫发生流行，在一个县（市、区）行政区域内，1个平均潜伏期内连续发病10例以上或波及2个以上县（市、区）。

（3）霍乱在1个县（市、区）行政区域内发生，1周内发病10~29例或波及2个以上县（市、区）或市（地）级以上城市的市区首次发生。

（4）1周内在1个县（市、区）行政区域内，乙、丙类传染病发病水平超过前5年同期平均发病水平1倍及以上。

（5）在1个县（市、区）行政区域内发现群体性不明原因疾病。

（6）一次食物中毒人数超过100人或出现死亡病例。

（7）预防接种或群体预防性服药出现群体心因性反应或不良反应。

（8）一次发生急性职业中毒10~49人或死亡4人以下。

（9）市（地）级以上人民政府卫生行政部门认定的其他较大突发公共卫生事件。

四、一般突发公共卫生事件（Ⅳ级）

有下列情形之一的为一般突发公共卫生事件（Ⅳ级）：

（1）腺鼠疫在1个县（市、区）行政区域内发生，1个平均潜伏期内病例数未超过10例。

（2）霍乱在1个县（市、区）行政区域内发生，1周内发病9例以下。

（3）一次食物中毒人数30~99人，未出现死亡病例。

（4）一次发生急性职业中毒9人以下，未出现死亡病例。

（5）县级以上人民政府卫生行政部门认定的其他一般突发公共卫生事件。

第三节　公共卫生体系及职责

一、公共卫生体系

公共卫生体系主要指各级卫生行政部门、疾病预防控制机构、卫生监督管理机构、医疗救治机构、检验检疫机构和公共卫生研究机构等，其作用是保障国家免遭创伤疾病及众多环境和职业健康的危害，评估和监测公众健康问题，制定和实施健康保护相关的法律法规，实施和评估促进健康、预防疾病的政策，确保为大众提供医疗保健服务。公共卫生的基础设施包括所有确保公共卫生服务计划制订、实施和评估的设施，这些基础设施可应对灾难/突发公共卫生事件，维持基本公共医疗服务。

公共卫生基础设施基本要素的维护要靠：①公共卫生工作人员；②监测、信息和数据系统；③社会保障机构及组织能力。它们是支持公共卫生系统工作的构件，使之得以预防流行性疾病传播，预防环境和职业危害，预防伤害，提倡和鼓励健康行为和心理健康，应对灾难并协助地区恢复，以及保障卫生服务的质量和普及。

我国公共卫生体系的基本结构为：国家卫生行政部门、检验检疫机构及慈善和人文关怀等部门→省级卫生行政部门和相关疾病预防控制、医疗救治、卫生监督、卫生检疫和慈善机构→地市级卫生行政部门和相关疾病预防控制、医疗救治、卫生监督、卫生检疫和慈善机构→县市级卫生行政部门相关疾病预防控制、医疗救治、卫生监督→乡镇（办事处）卫生院防疫科→村（居委会）及社区卫生服务站、保障医疗机构及防治专业人员。其总任务是负责辖区的疾病监测、预防、控制，以及卫生监督。公共卫生体系工作人员应由富含医学、护理学、流行病学、社会工作、健康教育、传染病防控、环境卫生、基础研究等各类的专家组成。

二、国际卫生机构和组织

在大多数自然灾害中，大部分死亡发生在最初的几小时或几天内，大多数生命也相应是在当地组织和自发的赈灾行动中的早期被救治的。大型灾难会耗尽一个穷国的资源，毁坏应急基础设施本身，进一步损害当地本就脆弱的经济及防护性基础设施，如遇饥荒或传染病疫情，甚至摧毁整个系统。国际援助组织在灾后提供的及时援助在避免健康危机和恢复社会运转方面发挥重要作用。

三、国际卫生组织

国际卫生组织通常分为三类：多边组织、双边组织和非政府组织（也称民间志愿者组织），所谓"多边"，是指其资金来自多个政府（以及非政府资源）并被分配到许多不同国家。主要的多边组织隶属于联合国。以下国际卫生组织直接参与难民和灾难救援。

联合国人道主义事务协调办公室确保联合国成员和重要的非政府组织在国家级别上协调行动，维护人道主义危机受害者的利益，代表整个联合国系统通过联合呼吁和捐赠会议来调配资源。它不对灾难恢复进行部署，因为那是联合国开发计划署和世界银行的权责范围。

世界卫生组织（WHO）可能是公认度最高的国际卫生组织。它的主要工作是指导和协调国际卫生活动，向各国提供技术援助。它制定规范和标准，传播健康信息，促进研究，提供国际卫生培训，收集并分析流行病学数据，同时开发监测和评估卫生项目的系统。

双边组织是单个国家内的政府机构，为发展中国家提供援助，其中最大的是美国国务院下属的美国国际开发署。大多数工业国都有类似的政府双边组织（如英国国际发展部和澳大利亚政府海外援助项目）。

第四节　公共卫生体系在灾难响应中的作用

灾难/突发公共卫生事件发生时，快速有效的行动可以拯救生命、保护健康、稳定局势、避免情势恶化。有关公共卫生健康的重要措施包括：提供维持基本生活的物品（如食物、水和庇护所），监控疫情及其他事件的发生，分发疫苗和药物，控制环境，控制受灾群众的转移，应急风险沟通，提供基本治疗和预防。在美国，为保证响应迅速，公共卫生部门必须尽力使用各种办法应对新情况，包括制定行动的法律法规，提供足够的医疗保健设施和治疗服务。

每一种灾难/突发公共卫生事件都有其特殊性，应根据不同情况具体实施救灾措施，大多数情况下，水、环境卫生、基本医疗服务、庇护所、食品都是必需的，如发生严寒相关的灾害，则涉及提供热能。因此，根据不同的灾难/突发公共卫生事件应制订相应合理的、可执行的优先事项，如妥善处置排泄物是避免水污染的重要方面，而保证水源充足、安全运输和储存是保证个人卫生的重要途径。

灾难突发公共卫生事件发生的快速反应阶段重点在于提供食物、庇护所、医疗服务、水和卫生设施，控制传染病公共卫生监测，风险评估和沟通，遏制或去除化学或放射污染，以及疏散群众，值得注意的是，受灾群众可能会出现不同程度的身体和精神创伤，在灾难突发公共卫生事件应急响应期间，公共卫生系统应向群众提供关于自我保健、疏散或就地避难的方法和信息，公共卫生人员不仅需妥善医治伤员，还需与丧葬部门协调处理遇难人员的残骸，与动物救护和控制机构协调安置幸存动物并处理动物尸体。

第五节　疫区救援时的个人防护

在开展传染病有关的紧急救援工作中，医疗救援人员必须遵循《中华人民共和国传染病防治法》《传染病信息报告管理规范》《突发公共卫生事件应急条例》《国家突发公共卫生事件相关信息报告管理工作规范》《传染性非典型肺炎防治管理办法》《医疗机构传染病预检分诊管理办法》《消毒管理办法》《医疗机构消毒技术规范》《医院隔离技术规范》等，并关注国家卫健委或（和）国家疾病预防控制机构针对某一疾病的医院感染预防与控制技术指南等，如《新型冠状病毒感染诊疗指南》。

在急性呼吸道传染性疾病的感染控制措施中，个人防护极为重要。个人防护分为基础防护、加强防护和严密防护。医务人员应当根据导致感染的风险程度、停留区域和工作内容等采取相应的防护措施。个人防护的有效与防护物资的供应、知识技能培训和操作有关，特别是工作人员是否采取正确的行为直接影响防护效果。培训有关人员，确保采取最新防控措施并对执行情况进行监督，采用循证的方法，包括多种策略来提高医务人员的可依从性。

一、标准预防

在任何时候至少要执行标准预防。标准预防是指认为病人的血液、体液、分泌物、排泄物均具有传染性，需进行隔离，不论是否有明显的血迹、污染，是否接触非完整的皮肤与黏膜，接触上述物质者，必须采取预防措施。根据传播途径采取接触隔离、飞沫隔离、空气隔离。

标准预防的操作原则：

（1）标准预防针对所有为患者实施操作的全过程。

（2）不论患者是否确诊或可疑感染传染病均采取。

（3）包括洗手、戴口罩、戴手套、穿隔离衣、戴防护眼镜和面罩等基本措施。

（4）进行可能接触患者体液、血液的操作时须戴手套。

（5）操作完毕脱去手套后应洗手，必要时手消毒。

（6）手部皮肤破损有可能接触患者血液、体液时戴双层手套。

（7）戴手套操作过程中，应避免已经污染的手套触摸清洁区域或物品。

（8）有可能发生血液、体液飞溅到医务人员面部，应戴具有防渗透性的口罩、防护眼镜。

（9）有可能发生血液、体液大面积飞溅污染身体，应穿戴具有防渗透性的隔离衣或围裙。

（10）进行侵袭性诊疗、护理操作过程中保证充足的光线；特别注意防止被针头、缝合针、刀片等锐器刺伤或划伤。

（11）使用后的锐器防刺伤：①直接放入耐刺、防渗漏的锐器盒；②使用具有安全性能的注射器、输液器。

（12）禁止将使用后的一次性针头重新套上针头套。

（13）禁止用手直接接触使用后的针头、刀片锐器。

（14）立即清洁污染的环境。

（15）保证废弃物的正确处理：①运输废弃物的人必须戴厚质乳胶清洁手套；②处理体液废弃物必须戴防护眼镜。

二、标准预防措施

1.洗手

接触血液、体液、排泄物、分泌物后可能污染时、脱手套后，要洗手或快速使用手消毒剂洗手。

2.手套

当接触血液、体液、排泄物、分泌物及破损的皮肤黏膜时应戴手套；手套可以防止医务人员把自身手上的菌群转移给患者；手套可以预防医务人员变成传染微生物时的媒介，即防止医务人员将从患者或环境中污染的病原带出来在人群中传播。在两个患者之间一定要更换手套；手套不能代替洗手。

3.面罩、护目镜和口罩

戴口罩及护目镜可以避免患者的体液、血液、分泌物等液体的传染性物质飞溅到医护人员的眼睛、口腔及鼻腔黏膜。

4.隔离衣

隔离衣在防止被传染性的血液、分泌物、渗出物、飞溅的水和大量的传染性材料污染时才使用。脱去隔离衣后应立即洗手，以避免污染其他患者和环境。

5.可重复使用的设备

（1）可复用的医疗用品和医疗设备，在用于下一位患者时根据需要进行消毒或灭菌处理。

（2）处理被血液、体液、分泌物、排泄物污染的仪器设备时，要防止工作人员皮肤和黏膜暴露及工作服的污染，避免将病原微生物传播给患者和污染环境。

（3）需重复使用的利器，应放在防刺的容器内，以便运输、处理和防止刺伤。

（4）一次性使用的利器，如针头等放置在防刺、防渗漏的容器内进行无害化处理。

6.物体表面、环境、衣物与餐饮具的消毒

（1）对医院普通病房的环境、物体表面包括床栏、床边、床头桌、椅、门把手等经常接触的物体表面定期清洁，遇污染时随时消毒。

（2）在处理和运输被血液、体液、分泌物、排泄物污染的被服、衣物时，要防止医务人员皮肤暴露、污染工作服和环境。

（3）可重复使用的餐饮具应清洗、消毒后再使用，对隔离患者尽可能使用一次性餐饮具。

（4）复用的衣服置于专用袋中，运输至指定地点进行清洗、消毒，并防止运输过程中的污染。

7.急救场所复苏

急救场所可能出现需要复苏的情况时，用简易呼吸囊或其他通气装置以代替口对口人工呼吸方法。

8.医疗废物

医疗废物应按照国家颁布的《医疗废物管理条例》及其相关法律法规进行无

害化处理。

9.医疗机构

在医疗机构内，不同岗位及场所接触患者机会不同，暴露程度不同，为了保证充分防护，避免防护过度带来的浪费，制定了医疗机构不同级别个人防护标准。穿着较低级别防护用品的工作人员在必要情况下可以及时提升防护级别，以应对可能发生的感染情况，但要求穿着高级别防护用品的场所不可降低防护级别。具体要求见表9-1。

表9-1 不同岗位个人防护用品指引

岗位	防护等级	防护服可用类型（符合标准）	口罩	其他
1.核酸、血液检验人员 2.吸痰、呼吸道采样 3.垃圾清运、终末消毒人员和接触污物如粪便、呕吐物等人员	三级防护	1.GB 19082—2009 2.EN14126	GB 19083—2010 医用防护口罩（N95）	1.隔离衣 2.护目镜＋面屏 3.长靴套或替代品（如厚塑料袋、雨靴） 4.双层医用手套 5.垃圾和排泄物处理人员需要防水围裙、长手套、长雨靴、防喷溅面屏
1.医生、CT室人员 2.非采样护士 3.工勤、警察、维修保障人员 4.重症患者转运人员	二级防护	1.EN14605 type3、type4 2.ISO 13982-1&2 type5	GB 19083—2010 医用防护口罩（N95）	1.隔离衣 2.护目镜＋面屏 3.长靴套或替代品（如厚塑料袋、雨靴） 4.双层医用手套
1.餐饮、饮用水运送员 2.标本转运人员 3.药品配发人员（以上人员均不进舱）	一级防护（加强）	隔离衣或防化服	GB 19083—2010 医用防护口罩（N95）或医用外科口罩	1.护目镜 2.手套
舱外管理人员	一级防护	隔离衣或工作服	医用外科口罩	1.手套 2.帽子

10.方舱医院

方舱医院因收治的全部是确诊患者，其防护要求与常规医疗机构不同，为最大化避免交叉感染，制定了更为严格和严密的防护措施和级别，针对不同岗位及人群需要进行具体说明，在实际工作中更需要严格执行。具体个人防护标准见表9-2。

表9-2　医疗机构个人防护指引

防护级别	适用场所	防护标准	防护原则
一级防护	门急诊医务人员	一次性工作帽 医用外科口罩或N95口罩、工作服 必要时戴一次性乳胶手套	1.严格遵守标准预防的原则 2.严格遵守消毒、隔离的各项规章制度 3.严格执行手卫生 4.着较低级别防护用品的工作人员在必要情况下可以及时提升防护级别，以应对可能发生的感染情况 5.但要求着高级别防护用品的场所不可降低防护级别
二级防护	留观室、隔离病房的医务人员；可能接触患者体液、分泌物、排泄物的医务人员；转运感染患者的工作人员和司机	一次性工作帽 防护眼镜（防雾型） 医用防护口罩（N95） 防护服或工作服（白大褂）外套 一次性防护服：严格按照清洁区、潜在污染区和污染区的划分、正确穿戴和脱离防护用品 一次性乳胶手套 必要时穿一次性鞋套	
三级防护	适用于实施可引发气溶胶操作的人员（可引发气溶胶的操作包括气管内插管、雾化治疗、诱发痰液的检查、支气管镜、呼吸道痰液抽吸、气管切开的护理、胸腔物理治疗、鼻咽部抽吸、面罩正压通气、调频震荡通气、复苏操作、死后肺组织活检等）	一次性工作帽 全面型呼吸防护器或正压式头套 医用防护口罩（N95）；防护服或工作服（白大褂）外套 一次性防护服（严格按照清洁区、潜在污染区和污染区的划分、正确穿戴和脱离防护用品） 一次性乳胶手套 一次性鞋套	

三、七步洗手法

绝大多数传染病通过适宜的手卫生是可以预防的，预防呼吸道传染病除了要严防呼吸道传播，更要注意手的清洁和消毒。

第一步：双手手心相对相互搓洗（双手合十搓五下）。

第二步：双手交叉搓洗手指缝（手心对手背，双手交叉相叠，左右手交换各搓洗五下）。

第三步：手心对手心搓洗手指缝（手心相对十指交错，搓洗五下）。

第四步：指尖搓洗手心，左右手相同（指尖放于手心相互搓洗）。

第五步：一只手握住另一只手的拇指搓洗，左右手相同。

第六步：指尖摩擦掌心或一只手握住另一只手的手腕转动搓洗，左右手相同。

第七步：一只手握住另一只手的手腕搓洗，左右手相同。

四、个人防护穿脱流程

1.穿个人防护用品流程（表9-3）

准备：在经过培训的监督员在场的情况下，检查全部个人防护装备，是否齐备、完好无损、大小合适。去除个人用品如首饰、手表、手机等。整理头发，脱去外套（必要时），更换工作衣、工作鞋或胶靴。

表9-3 穿个人防护用品流程

清洁区	1.内穿工作服、工作鞋
	2.检查物品的完整性和有效期
	3.手卫生（七步洗手法：内、外、夹、弓、大、立、腕）
	4.戴帽子（要求将全部头发、耳朵遮住）
	5.戴N95口罩：左手托住口罩暴露面，右手轻拉口罩的橡皮筋，检查固定性，戴好后双手按压整个口罩做漏气实验
	6.戴外科口罩
	7.戴护目镜
	8.戴内层手套
	9.穿防护服：打开防护衣检查，将拉链拉至合适位置，先穿下肢，后穿上肢，扣防护服帽至头部，将拉链拉至末尾，密封拉链口

续表

清洁区	10.戴第二层手套：戴一次性手套，再将手套反折一部分，将防护服袖口拉向手掌部固定，将手套反折部分紧套于防护服袖口外
	11.穿内层鞋套
	12.穿靴套：套上靴套后，裤脚塞入靴套内
	13.对镜子调整、检查是否能灵活活动
完 毕	

监督人员协助检查确认穿戴效果，确保口罩气密、无裸露头发、皮肤和衣物，穿好后活动不受限，不影响诊疗活动。

2.脱个人防护用品流程（表9-4）

准备：脱个人防护装备时，必须有经过培训的监督员在场，监督员应穿戴个人防护装备（至少包括防护服或隔离衣、口罩、防护面屏或防护眼镜和手套等），评估个人防护装备污染情况，对照脱摘顺序表，口头提示每个脱摘顺序，必要时可协助医务人员脱摘装备并及时进行手消毒。

表9-4 脱个人防护用品流程

缓冲间	1.手卫生
	2.脱外层靴套
	3.手卫生
	4.消毒液喷洒鞋底
污染区（一脱间）	1.手卫生
	2.摘护目镜
	3.手卫生
	4.脱防护服及外出手套：拉链拉到底，向上提拉帽子，使头部脱离帽子，脱袖子，此时只可触碰防护服外侧。从上向下边脱边卷，脱防护服时连同靴套和外层手套一并脱掉。脱防护服过程中严格避免污染
	5.手卫生
	6.摘外层外科口罩
	7.手卫生
	8.消毒鞋底（喷洒或踩踏地垫）

半污染区 （二脱间）	1.手卫生
	2.脱内层鞋套
	3.手卫生
	4.摘帽子（闭眼）
	5.手卫生
	6.摘内层手套
	7.手卫生
	8.摘N95口罩（闭眼，屏住呼吸）
	9.手卫生
	10.消毒鞋底（喷洒或踩踏地垫）
清洁区	1.手卫生
	2.酒精清洁鼻孔和耳道
	3.戴外科口罩
完　毕	

监督员与工作人员一起评估脱摘过程，如可能污染皮肤、黏膜及时消毒，并报告上级部门，必要时进行集中隔离医学观察。

五、人员及防护用品管理

1.污染区

（1）工作人员：保持防护用品的完好性，避免大幅度动作，出现防护用品破损时立刻手消后更换新的防护用品。若有职业暴露需立刻处理并报告，及时退出。

（2）患者：及时为患者更换一次性医用口罩，组织活动时避免患者近距离聚集。

2.缓冲区

（1）工作人员：按照避免污染的原则，轻柔脱卸防护用品。

（2）物品：根据实际使用量，每天配备充足的手套、速干手消毒剂、出口处外科口罩（外科口罩建议放在带盖可密闭的储物盒中，并做好标记）等。

3.穿衣区

（1）每班次保证充足的防护用品，每次工作人员总体完成穿防护用品后，及时补充用量；若发现即将短缺的物资，及时联系负责人。

（2）穿戴防护用品时严格按照规定流程，借助穿衣镜检查，尤其戴口罩时检查气密性。

六、防护用品使用问题和改进建议

1.防护服

防护服由上衣、裤子、帽子等组成，设计成适宜的尺寸和形状，设计尺寸和形状及组合方式以有效阻断有害物质侵入为准，可以是连身式结构，也可是分体式结构。防护服的结构应合理，便于穿脱，结合部位严密。医用防护服主要用于抵抗有生命威胁的病毒传播的防护。复合共聚物涂层的机织物和非制造织物防护材料经抗菌后整理即可用于医务人员、急救人员和警务人员等防护服面料。

防护服是医务人员抗击传染病疫情中非常重要的个人防护用品，特别是在应对传播途径未知的新发传染病，以及传播风险很高的传染病中。防护服可以阻止各类可能携带病原体的分泌物、喷溅物、颗粒物等接触人体，保护医务人员健康与安全，是战胜新型冠状病毒感染疫情的重要防护用品。因此，防护服的正确选择和正确穿脱就显得尤为重要。一般医务人员在进入方舱医院病区前都受过严格的防护服选择与穿脱训练，已经能够较好地保护自己。但是方舱医院病区里的保洁、安保、消杀人员等非直接接触新型冠状病毒感染患者的工作人员，他们未必经过严格培训，容易被忽视，在防护服的选择与穿脱上容易出现问题。一旦他们当中出现不能正确选择防护服以及不能正确穿脱防护服时，将会导致严重的交叉感染事件发生。为了更好地使用防护服保护方舱医院所有工作人员的健康和生命安全，下面就防护服的选择与穿脱进行分析，以提醒抗击疫情一线的所有人员始终以维护生命安全为重，时刻保持警惕。

（1）存在问题：部分医护、保洁、安保人员穿防护服时，防护服在肩背、胯、臀等部位出现紧绷拉伸和破损现象。

（2）风险隐患：防护服在下蹲或抬臂工作时出现紧绷拉伸现象，会给工作人员带来直接或间接的安全隐患和威胁。一些防护服腰部太过紧绷，会使工作人员行动受到限制，影响其工作；尤其是防护服出现紧绷拉伸现象，会使布料和接缝处产生不适当的张力，容易使防护服产生撕裂，导致病毒直接侵入着装者。

保洁、安保、消杀人员的防护等级同医生以及非采样护士一样，同为二级防护，并且其工作范围涵盖整个方舱医院。一旦防护服发生撕裂致使病毒侵入，影响范围之大，后果不堪设想。

（3）原因分析：防护服在肩背、胯、臀等部位出现紧绷拉伸现象是由于防护服尺寸选择错误导致。防护服尺寸通常分为S、M、L、XL、XXL五个标准尺寸，选择太过合体或偏小尺寸防护服，尤其是在有举双臂、弯腰、下蹲等作业时，容易造成防护服紧绷拉伸，甚至产生撕裂现象。

（4）整改建议：一套正确尺码的防护服可避免在作业中造成紧绷拉伸甚至破损撕裂，能让工作者既穿着舒适又能得到足够有效的安全保护。因此，首先需要选择正确尺码的防护服。所谓正确尺码（或称适合自己身材的尺码），有以下几点需要穿着者在穿戴防护服时进行确认，以便选择出适合的防护服尺码。①检查防护服有效期及完整性；②按产品尺码及选型表初步选择防护服尺码；③穿戴好防护服后，当头部运动时，防护服是否依然舒适如初？④设计上是否保证了足够的动作空间？⑤防护服是否能够方便地与防护手套、呼吸器或工作鞋相适配？⑥拉链是否顺畅？（不阻塞，移动自如）；⑦在穿戴好防护服后，可以通过以下三个动作：举双臂、弯腰、下蹲，检查防护服是否选择合适，穿戴方法是否正确。

（5）效果评价：通过多层次全范围培训，医护人员及保洁、安保、消杀和后勤保障人员基本掌握了防护服的选择和穿脱程序。在实际使用时，更衣室护士要对非医疗专业人员穿脱防护服进行特别督导。

（6）防护服选择标准：新型冠状病毒感染作为急性呼吸道传染病已纳入国家乙类传染病，按甲类传染病管理。针对于此，防护服的选择尤为重要。作为医用防护服，应具备以下标准：①表面抗湿性，防护服外侧沾水等级应不低于GB/T 4745—2012中3级的要求；②断裂强力，防护服样材的断裂强力应不小于45N；③断裂伸长率，防护服样材的断裂伸长率不小于30%；④过滤效率，防护服对非油性颗粒的过滤效率不小于70%；⑤阻燃性能，具有阻燃性能的防护服应符合GB 17591—2006中B2级的要求；⑥抗静电性，防护服的带电量应不大于0.6μC；⑦皮肤刺激性，防护服材料应无皮肤刺激反应；⑧微生物指标，防护服应符合GB 19082—2009中微生物指标的要求，包装上标有"灭菌"或"无菌"字样或图示的防护服应无菌。

2.护目镜

护目镜是防止患者的血液、体液等具有感染性物质溅入人体眼部的用品。新型冠状病毒感染流行期间，在方舱医院病区，以及采集呼吸道标本、雾化治疗、吸痰、吸氧等可能出现血液、体液和分泌物等喷溅操作时使用。如护目镜为可重复使用的，应当及时进行消毒干燥后备用。

（1）存在问题：进入方舱医院病区的医务人员在穿防护用品过程中，是先佩戴护目镜后穿防护服，还是先穿防护服后佩戴护目镜？临床实际工作中发现两种情况均存在，究竟哪种情况合理呢？医务人员佩戴好护目镜后，护目镜起雾严重。脱卸防护用品时，很多医务人员及工勤人员摘除护目镜方法不正确，并且把重复使用的护目镜摘除后当作医疗废物处置。重复使用的护目镜清洗消毒流程欠合理。

（2）风险隐患：护目镜与防护服穿戴先后顺序不正确，影响到医务人员的防护效果。护目镜摘除方法不正确，可能会加重手部和面部暴露部位的污染。护目镜起雾，严重影响视力范围，从而影响临床诊疗过程。非一次性使用护目镜，直接当作医疗废物处理，造成资源浪费。重复使用护目镜清洗消毒流程不合理，易对医务人员自身安全构成威胁。

（3）原因分析：

1）先戴护目镜后穿防护服：主要考虑的是脱的顺序，先戴意味着后摘，在脱防护服的过程中可能会产生大量气溶胶，依然存在眼睛被暴露污染。

2）先穿防护服后戴护目镜：主要考虑的是头部的密闭性，穿好防护服后再戴护目镜，能最大程度使头部尤其面部做到密闭，降低头部与外界空气的流通。

3）护目镜起雾：主要是因为口罩气密性不好，呼出气体从口罩上方扩散进入护目镜凝集成液体，导致护目镜起雾。

4）护目镜摘除方法错误：摘除护目镜方法较为随意，认为只要能摘除即可，不考虑不合理摘除的影响。

5）重复使用护目镜摘除后丢入医疗废物桶：脱卸防护用品是整体的连贯动作，几乎所有物品被视为医疗废物，由于惯性思维，导致摘除的可重复使用护目镜被当作医疗废物随意丢弃于垃圾桶。

6）重复使用护目镜清洗消毒：消毒液浓度配置欠合理，冲洗过程不充分，导致消毒液残留；浸泡过程中消毒液未完全漫过护目镜；消毒容器未加盖使用；在缓冲间完成浸泡消毒后，直接冲洗干燥备用；在缓冲间取护目镜时防护用品穿戴不合理。

（4）整改建议：

1）正确穿戴顺序：依据《医院隔离技术规范》和《医疗机构内新型冠状病毒感染预防与控制技术指南（第一版）》，穿脱防护用品的流程中均为先穿防护服后戴护目镜。建议常规情况下应执行该顺序，但摘除护目镜过程中应保持闭眼，最大程度降低眼睛的污染暴露。此外，如采集标本等操作，考虑到要加戴防护面屏，可以选择先戴护目镜后穿防护服。

2）护目镜防起雾：最优方法为选戴防雾型护目镜，但如果是非防雾型，根据使用经验，可采取以下方法。涂抹洗手液法：洗手液抹在镜片上，然后用水冲洗掉，甩备用。涂抹洗洁精法：用洗涤精把护目镜内面均匀涂抹，自然待干备用。涂抹碘伏法：护目镜内涂薄薄一层碘伏溶液，以不影响视线、不染色为宜，涂抹后晾干、备用。

3）正确摘除护目镜：微微低头并闭眼，双手握住后部系带轻轻将护目镜由后向前摘掉。

4）重复使用护目镜的处置方法：在脱卸防护用品房间张贴明确标识，如"护目镜丢弃处"，并在加盖容器内配置合理浓度消毒液或干燥放置，每天从缓冲间取出后对护目镜进行再次消毒后冲洗。清洗消毒人员应按照二级防护原则穿戴防护用品，尽量在最短时间内拿取护目镜，将护目镜带离缓冲间时，应对垃圾袋均匀喷洒消毒液或再次加套黄色垃圾袋，同时脱卸或更换外层个人防护用品，如隔离衣、外科口罩、手套、鞋套等。依据《医疗机构消毒技术规范》（2012年版）、《消毒剂使用指南》（国卫办监督函〔2020〕147号）等，以含氯消毒剂为例，配置有效氯1000~2000mg/L含氯消毒液浸泡至少30分钟，之后彻底冲洗，用含氯浓度测试试纸检测低于下限值方可进行干燥，选择通风处自然晾干或采用干燥设备干燥（温度65~75℃）。

（5）效果评价：

1）穿好防护服后，再佩戴护目镜，让面部防护更严密。

2）戴护目镜前，常规用碘伏或洗手液对镜片做处理，戴好护目镜后不再起雾。

3）严格按照规范方法步骤摘除护目镜，让摘的过程更安全。

4）特殊情况下重复使用护目镜，需合理冲洗测试合格，再干燥后使用。正确合理佩戴护目镜，在新型冠状病毒感染防控中至关重要，佩戴护目镜后清晰的视野对诊疗工作非常关键，尤其是精细性的操作行为。重复使用护目镜的后续合理清洗消毒，事关医务人员再次使用的自身安全，应保障清洗消毒人员的安全，同时保障再次使用人员的安全。以上护目镜的佩戴和清洗消毒处置方法，在参考国家相关规范基础上，结合临床实践经验总结而来。

3.口罩

口罩是预防呼吸道传染病的重要防线，可以降低新型冠状病毒感染风险。口罩不仅可以防止患者喷射飞沫，降低飞沫量和喷射速度，还可以阻挡含病毒的飞沫核，防止佩戴者吸入。方舱医院虽然收治轻症患者，但是由于一个方舱往往收治数百甚至上千核酸阳性确诊病例，医疗和安保、后勤人员均属于高风险暴露人员。

（1）存在问题：

1）佩戴双层医用外科口罩，鼻夹没有做好塑形，没有完全贴合面部。任何口罩如果没有完全贴合面部，就失去了口罩防护过滤的功能。佩戴双层外科口罩并不能增加防护效果。

2）医用防护口罩外加戴医用外科口罩，但外层医用外科口罩没有完全包住内层医用防护口罩。外出加戴医用外科口罩，目的是加强防护或减轻医用防护口罩的外表面污染。如果不能做到全面覆盖就不能或者不完全能达到这一目的。

3）医用防护口罩外加戴了挂耳式医用外科口罩，或者两者顺序颠倒。一脱间内应将最外层的医用外科口罩脱掉，二脱间内才脱内层的医用防护口罩。如果使用挂耳式外科口罩，将导致外层医用外科口罩难以脱去。手接触口罩前部污染面，不符合要求；手抓口罩系带，可能直接导致面部皮肤的污染。

4）工作中发生医用防护口罩上带滑脱导致口罩移位，口罩系带就容易发生暴露。医护人员为降低感染风险将头发剃光或剪短，没有发髻的固定，口罩系带就容易发生滑脱，造成口罩移位失去气密性，发生职业暴露。

（2）整改建议：

1）掌握戴口罩的正确方法：戴口罩前进行手卫生，口罩颜色深面朝外，金属鼻夹面朝上。口罩上系带系于头顶，下系带系于颈后，展开口罩使口罩完全覆盖口鼻和下颌，两手食指和中指并拢由金属鼻夹中央位置向两侧逐步按压塑形，使口罩紧贴面部。如果是戴医用防护口罩还需进行气密性检查：双手盖住防护口罩，快速呼气，检查鼻夹附近有无漏气。鼻夹处有漏气，再次调整塑形鼻夹；四周漏气，调整口罩直至不漏气为止。

2）符合我国GB 19083—2010标准和美国NIOSH认证的N95医用防护口罩均可以有效防护新冠病毒颗粒。医护人员在医用防护口罩外加戴医用外科口罩的目的主要是避免工作中口罩外表面受到污染后，在脱摘口罩时发生二次污染。另外，在防护物资紧缺的情况下，无法保证每一批医用防护口罩都符合国家GB 19083—2010医用防护口罩技术要求，故加戴医用外科口罩能够加强医护人员防护，减少医护人员感染风险。因此，如果加戴医用外科口罩，必须完全覆盖内层医用防护口罩。

3）在选择医用外科口罩时，应使用系带式的外科口罩。YY 0469—2011医用外科口罩规范中要求每根口罩带与口罩体连接点处的断裂强力应不小于10N，口罩应戴取方便，并没有强调必须是系带式，故在实际防控中容易忽略此细节。在物资紧缺的状况下，分发的医用外科口罩可能为挂耳式，增加了医护人员感染的风险。建议在耳挂式口罩上添加一根弹性头绳，可以挂在头上；或者使用自备的系带医用外科口罩，避免脱口罩时的污染风险。

4）头发不宜过短，如头发过短可先戴一个一次性帽子，再戴口罩，可有效防止口罩的滑脱。

（3）效果评价：

1）清洁区佩戴一次性外科口罩，污染区佩戴医用防护口罩或非呼吸阀N95/KN95口罩，口罩完全贴合面部，鼻夹塑形、气密性好。

2）更衣室督导护士检查口罩佩戴，确保医用防护口罩外加戴医用外科口罩时，外层外科口罩完全包住内层医用防护口罩。

3）使用系带式外科口罩后，将脱摘口罩时的潜在污染风险降至最低。

4）通过添加一个帽子，在实际工作中很好地解决了问题。

第六节　疫区工作环境消毒措施

一、室内污染区

1.地面

每日用500mg/L含氯消毒剂对大厅地面、病区地面等喷洒或擦拭消毒至少2次。

2.物体表面

每班次用消毒湿巾（含氯己定消毒湿巾除外）对医务人员办公场所桌面、电脑等物体表面擦拭消毒。

3.医疗废物

每日清理舱内的医疗废物至少2次。

二、缓冲间

1.地面

每日用500mg/L含氯消毒剂对地面喷洒或擦拭消毒至少2次。

2.物体表面

每日用500~1000mg/L含氯消毒剂或消毒湿巾（含氯已定消毒湿巾除外）对桌面等物体表面擦拭消毒至少2次。

3.医疗废物

每天清理医务人员出口缓冲间医疗废物4次，时间点为7点、11点、17点、23点左右。

三、穿衣区

1.总体要求

保持卫生整洁，每班次对整体环境、物品等进行整理。

2.地面

每日用500mg/L含氯消毒剂对地面喷洒消毒或擦拭消毒至少2次。

3.空气

医务人员更换防护用品结束后，开启门窗进行通风换气，或用空气消毒机，每次30分钟。

四、更衣室

1.总体要求

保持卫生整洁，每天对环境卫生清洁至少2次。

2.地面

每日用500mg/L含氯消毒剂对地面喷洒消毒或擦拭消毒至少2次。

3.饮食等

禁止在更衣室常规饮食。

五、露天污染区

1.整体要求

保持卫生整洁，每天对周边环境清洁至少2次。

2.厕所等

每日至少清理2次。

3.医疗废物

每天至少清理运送1次。

六、终末消毒

1.环境、地面、物品表面

无明显污染物时，物体表面和地面使用有效氯浓度为1000mg/L的含氯消毒剂喷洒或擦拭消毒；有明显污染物时，先使用一次性吸水材料完全覆盖后，喷洒5000~10000mg/L含氯消毒液至湿透，作用30分钟后移除，清洁干净。

2.空气消毒

3%过氧化氢、0.2%过氧乙酸或500mg/L二氧化氯等消毒液，用气溶胶喷雾方法，用量按10~20mL/m³（1g/m³）计算，消毒作用60分钟后通风换气；也可使用15%过氧乙酸加热熏蒸，用量按7mL/m³计算，熏蒸作用1~2小时后通风换气。须注意会展中心和体育场馆的空间高度，使用喷雾射程满足要求的高压气溶胶喷雾设备进行高空消杀。

第七节　患者转运中的院感防控要点

从隔离区域向外移动和转运患者最好尽量避免，除非隔离和医疗救治需要。

转运患者的工具（负压救护车）必须符合特定疾病的相关要求，参与转运的工作者应当穿戴适当的个人防护装置。采用的路线应尽可能地减少工作人员、其他患者和探视者的暴露机会。转运过程中应尽量避免使用确定与某种病原体传播有关的引发气溶胶的操作。在患者到达前，应尽早将患者的诊断告知接收机构，并告知需要采取的防控措施。在院外救治或转运之后，按照推荐的程序处置废弃物，清洁和消毒急救车辆及可重复使用的医疗设备。

一、负压救护车

所谓负压，就是利用技术手段，使车内气压低于外界大气压，所以空气在自由流动时只能由车外流向车内，而且负压还能将车内的空气进行无害化处理后排出，避免更多的人感染，在救治和转运传染病等特殊疾病时可以最大限度地减少医务人员交叉感染的概率。以后清创缝合手术和心肺复苏等抢救都可以在救护车上进行了，这在普通救护车上是难以想象的。负压救护车主要用于危重患者和传染病等特殊疾病的抢救。国家卫生健康委的要求：每小时换气为20次，负压值为−10~−38Pa，过滤分离率达到99.9%。负压救护车病员舱室内的负压系指舱室与外界大气之间的相对压差，主要依靠排风机向外界大气主动排风及舱室的密封处理实现。病员舱室内空气在排向大气前，一般经高效过滤器（99.97% 0.3 μm）过滤，可以有效地减小病原微生物向救护车及外界环境的扩散、污染。此种方法只是一种物理隔离的方法，细菌、病毒是被阻截在高效过滤器表面，不能杀灭，救护车使用过后应进行针对舱室的消毒。

二、转运要求

（1）转运救护车辆车载医疗设备（包括担架）专车专用，驾驶室与车厢严格密封隔离，车内设专门的污染物品放置区域，配备防护用品、消毒液、快速手消毒剂。

（2）医务人员穿工作服、隔离衣，戴手套、工作帽、医用防护口罩；司机穿工作服，戴外科口罩、手套。

（3）医务人员、司机转运新型冠状病毒感染的患者后，须及时更换全套防护物品。

（4）转运救护车应具备转运呼吸道传染病患者基本条件，尽可能使用负压救护车进行转运。转运时应保持密闭状态，转运后对车辆进行消毒处理。转运重症病例时，应随车配备必要的生命支持设备，防止患者在转运过程中病情进一步恶化。

（5）医务人员和司机的防护，车辆、医疗用品及设备消毒，污染物品处理等按照《医院感染管理办法》《消毒技术规范》及相关规定执行。

（6）救护车返回后需严格消毒方可再转运下一例患者。

三、工作流程

1.转运流程

穿、戴防护物品→出车至医疗机构接患者→患者戴外科口罩→将患者安置在救护车→将患者转运至接收医疗机构→车辆及设备消毒→转运下一例患者。

2.穿戴及脱摘防护物品流程

（1）穿戴防护物品流程：洗手或手消毒→戴帽子→戴医用防护口罩→穿工作服→穿隔离衣→戴手套。

（2）脱摘防护物品流程：摘手套→洗手或手消毒→脱隔离衣→洗手或手消毒→摘口罩帽子→洗手或手消毒。

3.相关人员

医务人员、司机下班前进行手卫生→淋浴更衣。

4.救护车清洁消毒

（1）空气：开窗通风。

（2）车厢及其物体表面：过氧化氢喷雾或含氯消毒剂擦拭消毒。

第八节　医疗废物及污染物品的管理

（1）切实落实主体责任，高度重视疫区产生的医疗废物管理。各分区负责人为医疗废物管理的第一责任人，产生医疗废物的具体操作人员是直接责任人。加大环境卫生整治力度，及时处理产生的医疗废物，避免各种废弃物堆积，努力创造健康卫生环境。

（2）所有医疗废物处置人员上岗前须接受院感知识培训，包括防护用品使用、消毒技术规范和相关法律法规等。防护用品的穿脱操作应在更衣室和脱衣间值班人员的指导和帮助下完成。

（3）由院感控制组负责各区医疗废物的收集和处理，有问题及时反馈并督导整改。

（4）舱内各区产生的所有废物，包括医疗废物和生活垃圾，均应当按照医疗废物进行分类收集。

（5）医疗废物专用包装袋、利器盒的外表面应当有警示标识，在盛装医疗废物前，应当进行认真检查，确保其无破损、无渗漏。医疗废物收集筒应为脚踏式并带盖。医疗废物达到包装袋或者利器盒的3/4时，应当有效封口，确保封口严密。应当使用双层包装袋盛装医疗废物，采用鹅颈结式封口，分层封扎。

（6）按照医疗废物类别及时分类收集，确保人员安全，控制感染风险。盛装医疗废物的包装袋和利器盒的外表面被感染性废物污染时，应当增加一层包装袋。分类收集使用后的一次性隔离衣、防护服等物品时，严禁挤压。每个包装袋、利器盒应当系有或粘贴中文标签，标签内容包括：医疗废物产生单位、产生部门、产生日期、类别，并在特别说明中标注"新型冠状病毒感染"或者简写为"新冠病毒"。

（7）潜在污染区和污染区产生的医疗废物在离开污染区前，应当对包装袋表面采用1000mg/L的含氯消毒液喷洒消毒（注意喷洒均匀），或在其外面加套一层医疗废物包装袋。清洁区产生的医疗废物，按照常规的医疗废物处置。

（8）医疗废物中含病原体的标本和相关保存液等高危险废物，如核酸检测、血液检测标本应当在产生地点（实验室内）进行压力蒸汽灭菌或者化学消毒处理，然后按照感染性废物收集处理。

（9）重复使用的医疗用品如护目镜、防护面屏等，应丢弃在缓冲间（一脱间）配置好的1000mg/L含氯消毒液中，每日从缓冲间取出护目镜、防护面屏等，用重新配置的1000mg/L含氯消毒液重新浸泡消毒至少30分钟，之后彻底冲洗、勿用力搓擦（护目镜保护膜有搓掉导致透视模糊的可能），或用含氯浓度试纸检测无消毒剂残留后方可重新晾干或烘干使用。或置于双层医疗废物袋密封包扎后，转运至专业消毒供应中心集中清洗消毒后送回。

（10）医疗废物的运送贮存：

1）安全运送管理：在运送医疗废物前，应当检查包装袋或者利器盒的标识、标签和封口是否符合要求。工作人员在运送医疗废物时，应当防止造成医疗废物专用包装袋和利器盒的破损，防止医疗废物直接接触身体，避免医疗废物泄漏和扩散。每天运送结束后，对运送工具进行清洁和消毒，含氯消毒液浓度为1000mg/L；运送工具被感染性医疗废物污染时，应当及时消毒处理。

2）规范贮存交接：医疗废物暂存处应当有严密的封闭措施，设有专门工作人员进行管理，防止非工作人员接触医疗废物。医疗废物宜在暂存处单独设置区域存放，尽快交由医疗废物处置单位进行处置。用1000mg/L的含氯消毒液对医疗废物暂存处地面进行消毒，2次/天，医疗废物产生部门、运送人员、暂存处工作人员及医疗废物处置单位转运人员之间，要逐层登记交接，并说明其来源于新型冠状病毒患者或疑似患者。

3）做好转移登记：严格执行危险废物转移联单管理，对医疗废物进行登记。登记内容包括医疗废物的来源、种类、重量或者数量、交接时间、最终去向及经办人签名，登记资料保存3年。

4）要及时通知医疗废物处置单位进行上门收取或自建医疗废物处理点，并做好相应记录。各级卫生健康行政部门和方舱医院要加强与生态环境部门、医疗废物处置的信息互通，配合做好疫情期间医疗废物的规范处置。

（11）在污水处理方面采取了三级强化消毒杀菌处理工艺，即"移动公厕＋预消毒＋化粪池＋消毒池"。每个病房舱室的公厕使用后会定时投放消毒药剂，对院区范围内的公厕、淋浴间、洗手台、护士站、办公楼、宿舍楼、停车场等全部功能空间产生的污废水进行全收集，然后统一输送至医院污水集中处理点。经预消毒池和二级消毒池两次消毒及化粪池过滤沉淀，尾水经水质监测合格后，通过市政管道进入城市污水处理厂。

第十章　高原地区灾难卫生应急管理要点

第一节　高原概述及高原对机体的影响

一、概述

我国位于亚洲东部、太平洋的西岸，地处东半球和北半球，领土南北跨越的纬度近50°，相距约5500km，大部分在温带，小部分在热带，没有寒带；东西跨越经度约62°，相距约5000km，最东端的乌苏里江畔和最西端的帕米尔高原时差4小时多。我国地形复杂多样，平原、高原、山地、丘陵、盆地五种地形齐备，山区面积广大，约占全国面积的三分之二；地势西高东低，大致呈三阶梯状分布。西南部的青藏高原，海拔在4000m以上，是我国最大、世界最高的大高原，其特点是高峻多山，雪山连绵，冰川广布，湖泊众多，草原辽阔，水源充足。我国属季风性气候区，复杂多样的地形，形成了复杂多样的气候，冬夏气温分布差异很大，冬季气温普遍偏低，南北温差近50℃；夏季全国大部分地区普遍高温（除青藏高原外）。

医学上把海拔大于3000m的地方称为"高原"，主要基于高原地区对人类生存所产生的影响考虑。我国高原地域广阔，多集中在西北地区，地形多以山地为主，医疗救援人员急进高原后，都会不同程度发生高原反应。因此，高原医疗救援具有其特殊性，高原地区灾难医疗救援必须采取针对性措施，才能减少高原救援的非战斗减员，加强救援的时效性，提高救援质量。

二、高原地区对机体影响

高原地区对人体产生显著影响，尤其是灾难发生后迅速从平原地区进入的救援人员，如玉树地震救援人员由北京急进海拔4000m以上的灾区时，队员氧饱和度由100%跌到70%，心率由70次/分上升到130次/分，稍一活动就喘息，体力显著降低，严重影响救援实施。救援人员，特别是未经过适应性训练的人员，进入高原地区，由于对低氧环境缺乏适应能力，往往容易发生高原病。据统计，部队乘车进入高原地区，高原病发病率高达64.4%~75.2%。急速初入高原的救援部队，在第1周内会集中、大量地发生高原病，发病急促，个别病情严重，因此，救治任务十分繁重。

1.血液系统

进入高原后2小时，由于缺氧，机体开始产生过多的红细胞以适应缺氧环境，血红蛋白每周升高11g/L，约6周后，机体血红蛋白将升高至原有水平的1.4倍，即200g/L左右。发生高血红蛋白症的人员回到低海拔地区后，高血红蛋白症会逐渐降到原有水平，并在继续下降3周后出现轻度贫血，随后血红蛋白水平还会上升至正常。因此，从高原回到低海拔地区后的1个月左右，不宜重返高原，否则，处于贫血状态下的人体更容易得高原病。

2.呼吸系统

由于氧气压力较低，人体会因缺氧而过度换气、通气。在海平面安静状态下，人体每分钟需要250mL氧气（相当于吸入5L的空气）在肺内进行气体交换。而在海拔3000m的高度，人体必须吸入7.5L的空气，才能满足身体对氧气的需要。故急进高原的人员常感呼吸急促，尤其是进行体力活动后进一步加剧。

另外，高原的地理环境有利于慢性支气管哮喘的控制，这与治疗支气管哮喘所使用的低压氧舱原理相似，相当于在2000~2500m高地区的压力。高原四季分明，湿度低，空气中臭氧含量高，太阳光辐射强度高等，这些都有利于哮喘患者的康复。事实上，当地居民就很少患有呼吸系统的疾病。

3.循环系统

由于缺氧，进入高原后人体情绪兴奋和轻微运动都会使心跳加速。初到高原，人体的晨脉（清晨初醒时的脉搏）较海平面水平高20%左右；10天后，晨脉可降至原来水平，通过测量晨脉的变化程度和恢复到原有水平的时间，可以判断人体对高原的适应能力。高原地区居民血液中胆固醇、甘油三酯水平较低，其冠心病、动脉硬化、高血压、糖尿病和肥胖等疾病的发病率显著低于平原地区。

4.生殖系统

男性在海拔4600m高度时，精子的数量和活动能力明显减少，而且异常形态的精子增加。回到低海拔地区，这种现象可以逐渐恢复正常。女性在海拔4300m高度时，痛经和月经失调发病率增加。高原地区常见自发性流产、早产及先天性畸形，是雪域高原人口出生率低下的原因之一。

第二节　高原病及防治措施

高原病（high altitude disease，HAD）是发生于高原低氧环境的一种特发性疾病。高原低压性缺氧是致病的主要因素，缺氧性病理生理改变是疾病发生和临床表现的基础，脱离低氧环境则病情一般均呈好转。高原病依据发病急缓分为急性、慢性两大类。慢性高原病又分为高原衰退症、高原红细胞增多症、高原心脏病和慢性高山病。急性高原病是指从平原进入高原或由高原进入更高海拔地区时，由于高原低氧环境而引发的一系列症状的总称。急性高原病分为急性高原反应（又称急性轻症高原病，可依症状轻重分为轻、中、重度）、高原肺水肿和高原脑水肿（后两者统称为急性重症高原病），多发生于进驻高原后数小时或1~7天。人员快速进入海拔3000m以上高原时容易发生急性高原病。高原地区灾难救援中，救援人员的安全是灾难现场救援过程中的一个非常值得关注的问题，在我国玉树地震灾难救援中，救援人员发生的急性高原病成为影响救援的主要问题之一。

一、急性高原病发生机制

高海拔疾病主要分布在高山、高原地区，多发生于进驻高原后数小时或1~7天，其发生率与进驻高原的海拔高度、进入高原的方式和速度，人员的劳动强度及心理、身体状况等有关。海拔越高，空气越稀薄，高山反应越严重，高海拔疾病发病率越高。从低地迅速进入高山的人群，当上升到海拔3500m处，部分人出现急性高原病；当上升到4000m处，则大部分或全部人出现急性高原病。高山肺水肿和高山脑水肿多发生在海拔4000m以上的高山、高原。

引起高原病诸因素的综合指标称为效应高度，效应高度不仅有地带性和地区性的差异，而且有季节性差异。效应高度的总趋势是随着纬度的增加而降低，低纬度地区为3000~3500m，中纬度地区为2500m，高纬度地区为2000m，与大气圈对流层的厚度从赤道向两极变薄和气候的纬度地带性变化有关。在分布有沼泽或埋藏有天然气地层的高山地区，经常有天然气逸出，在一定的地形部位和天气条件下，天然气是急性高原病的诱因。急性高原病通常是冬季比夏季多，因为冬天严寒，体内氧的消耗量大，上呼吸道的感染多。人们生活在海平面上的标准大气压为760mmHg，氧分压是159mmHg。随着地势的增高，气压也逐渐降低，肺泡内的气体、动脉血液和组织内氧气分压也相应降低。当人们从平原进入高原地区时常需要2~3个月的时间适应当地的低氧环境，能生存，并能进行一定的脑力及体力活动。如果不能适应高山低氧环境，则会发生高山病。有研究表明，当登山队员迅速登上4400m时（第1~2天），急性高原病的发生率相当普遍（67%）。据报道，急性高原反应在3628名乘飞机到达西藏（海拔3600m）的健康人中发病率是57.2%，其中12.07%需要住院治疗。在从低海拔直接飞到4400m的士兵中有15.5%的高原肺水肿发生率。此外，疲劳和过度体力活动，也会增加高海拔疾病的发病率。

二、急性高原病的临床表现

1.急性高原反应临床表现

在短时间快速登到海拔3000m以上的高山或者是高原区久居的人，在平原上生活一段时间返回高原时都可能出现头痛、头晕、心悸、气短、胸闷，严重者有食欲减退、恶心、呕吐、失眠、疲乏无力、腹胀、口唇发紫及面部水肿等症状。严重者会出现感觉迟钝、情绪不宁、精神亢奋，思考力、记忆力减退，听、视、嗅、味觉异常，产生幻觉等，也可能发生水肿、休克或痉挛等现象。急性高山反应一般多发生在登山24小时以内，一般进入高原1~2周就能适应当地的高山气候条件。

2.高原肺水肿临床表现

在急性高原反应的基础上，当到达海拔4000m以上则容易发生肺水肿，也可能在快速登上2500m时发病，所以大多在登山后3~48小时急速发病，也可能延迟3~10天才发病。症状如头痛、胸闷、咳嗽、呼吸困难、不能平卧，个别严重者可能出现尿少、咳嗽出现血性泡沫样痰，甚至神志不清，寒冷与呼吸道感染可加重缺氧，咳嗽或劳累也可为重要诱因。

3.高原性脑水肿临床表现

患者除早期高原反应症状外，伴有颅内压增高现象，剧烈头痛，呕吐、还可出现神志恍惚、抑郁或兴奋症状，个别患者出现抽搐，以及嗜睡、昏睡甚至昏迷、脉率增快、呼吸极不规则、瞳孔对光反应迟钝、视神经系统乳头水肿和出血等现象。

过去，在急进高原部队中急性高原病的发病率很高。西藏军区总医院于1990年和1991年，对快速进入不同海拔高原新兵中急性高原病的发病情况调查显示：在海拔3000m地区急性高原病的发病率为56.47%；海拔3658m地区，发病率为59.74%；海拔3900m地区，发病率为87.63%；海拔4520m地区，发病率为

95.55%。随着高原医学研究的深入及高原部队卫勤保障能力和水平的提高，近年来进驻高原部队急性高原病的发病率显著降低。牛文忠等人于2001年，对快速进入海拔3900m高原新兵的调查显示，急性高原病的发病率已经降至22.8%。

　　2010年青海玉树地震救援中，北京急救中心参加玉树救援医疗队的78名队员（北京本地海拔20~60m），被调查者平均年龄（37.1±8.7）岁，其中男性73人，女性5人，1人为蒙古族，1人为回族，其余均是汉族。被调查者中包括医师22人，护士2人，司机49人，行政人员6人。救援队员的基础情况除1例患有2型糖尿病，1例患有高血压病外，其余均身体健康良好。急救中心在进灾区前2天给每位救援队员分发抗高原反应的中药红景天，队员根据自己意愿决定是否服用红景天，分为预防组和非预防组。北京急救中心医疗救援队是最先到达灾区的救援队之一。队员中有4人乘飞机从北京直接到玉树，74人乘火车到西宁（海拔2400m），随后乘救护车驱车到达玉树。救援队在高原灾区实施救援工作13天，共转运患者311人，诊治患者518人。调查者分别在出发前和进入灾区后的第2天测定了救援队员静息时及活动后30分钟的心率和脉搏氧饱和度。在调查问卷中，自我评测的症状主要分为5类：头痛、胃肠道症状和恶心、疲劳、头晕和胸闷、睡眠困难。每种症状的轻重程度评测分为0~3分，0分为没有此类症状，1分为轻度，2分为中度，3分认为该症状的严重程度已引起致残性后果。急性高原病（acute mountain sickness，AMS）的诊断标准为海拔高度>2500m＋头痛＋至少1个临床症状＋评分≥3分。如果AMS评分≥5分，或出现精神状态改变，救援者就会被要求从高原灾区撤离至西宁。结果，救援者救灾期间出现胸闷53例（67.9%），头痛36例（46.2%），头晕33例（42.3%），气短28例（35.9%），恶心纳差23例（29.5%），睡眠障碍13例（16.7%），心悸13例（16.7%），呕吐7例（9.0%），咳嗽4例（5.1%），胸痛3例（3.8%）。进入灾区前、进入灾区后静息和活动后心率分别为75.87次/分、87.45次/分、112.01次/分，救援者在进入高原后严重缺氧，血氧饱和度分别为98.51%、90.35%、79.33%。救援队员平均AMS评分为3.1分，29例（37.2%）达到重度AMS诊断标准。16例队员（20.5%）因发生中度至重度AMS（AMS评分≥5分）而提前撤离灾区。4名乘飞机从北京直接到达灾区的救援队员中，1人因严重高原反应提前撤离（25%）；乘火车和救护车进入灾区的救援人员中，15人因严重高原反应提前撤离（20.3%）。虽然所有救援人员均出现不同程度的高原病相关症状，严重影响救援工作效率，但总体预后良好，随访1年也未出现不良事件。

三、急性高原病的防治

急性高原病防治的原则是先期预防、早发现、早诊断、早干预、早治疗和科学下送。这需要建立全面的群防群控体系、完善的医疗后送体制。一旦发生地震等灾难，在积极实施救治、健康宣教、技术培训和高原病重症病例救治的同时，应及时明确分级救治和后送保障体系。

1.急性高原病的药物预防性干预

一般情况下，防止急性高山病的最佳策略是在人体能适应的条件下缓慢升高海拔高度。但由于地震等灾难救援工作的紧迫性，这是不可能做到的。因此，预防性药物干预被视为一种替代方法。

（1）红景天：是预防高原疾病最常用的药材之一。其脱胎于传统中医药，药材成分包括红景天、银杏、党参等，被认为能够有效减少急性高山病的发生。但尚需进一步研究证实其预防效果。

（2）乙酰唑胺：用于防治脑水肿和消化性溃疡病，能减少脑脊液的产生和抑制胃酸分泌，可能也与其抑制碳酸酐酶作用有关。乙酰唑胺作为高海拔疾病的预防和治疗药物已被广泛接受，尽管其理想剂量目前尚存争议。

（3）地塞米松：肾上腺皮质激素类药，可减轻和防止组织对炎症的反应，从而减轻炎症的表现。激素抑制炎症细胞，包括巨噬细胞和白细胞在炎症部的集聚，并抑制吞噬作用溶酶体酶的释放及炎症化学中介物的合成和释放。可以减轻和防止组织对炎症的反应，从而减轻炎症的表现。地塞米松在高海拔疾病的预防和治疗上是有效的，并且在治疗中往往被用作乙酰唑胺替代药物。

总体而言，目前尚无能够有效和快速预防急性高山病的药物，特别是在突发灾难的救援中能够快速起效的药物。

2.急性高原病防治

急性高原病，特别是高原肺水肿和高原脑水肿，起病急、进展快，病情复杂多变，早发现、早治疗是救治成功的关键。

（1）一般原则：进入高原者应先适应高山气压低、空气稀薄的环境，限制体力活动，行走不宜太紧迫，睡眠、饮食要充足正常，经常性地做短时间的休息，休息时以柔软操及深呼吸来加强循环功能及高度适应能力，平常应多做体能训练以加强摄氧功能。身体健康的人患高山病的危险较小，但不能保证在高海拔地区不出现高山病。在高海拔地区饮酒应特别小心。高海拔地区饮一杯酒精饮料的影响相当于海平面地区的2倍，酒精过多的表现类似某些类型的高山病。

一旦发生急性高原病，吸氧及降低高度是最有效的急救处理方式。轻度急性高原病除多饮水补充因出汗、呼吸加快和空气干燥损失的水分外，不需其他治疗，一两天后就会好转。服用布洛芬、饮大量的水有助于减轻头痛。如果症状更严重一些，可服用乙酰唑胺、地塞米松或其他药物。如果仍不能适应，则需降低高度，直到患者感到舒服或症状明显减轻至高度为止。急性高原病患者降低至平地后多数可缓解，但严重者仍需紧急转送医疗机构治疗。

（2）高原肺水肿防治：除遵循高原地区灾难救援原则外，预防高原肺水肿的措施，包括携带纯氧电动制氧机，保证需要吸氧的队员随时吸氧。高原紫外线照射强度大，皮肤丧失水分多，加上呼吸道丧失，要求队员大量饮水4000~6000mL/d，以大量补充水分，避免机体水、电解质失衡。寒冷和饥饿可加重缺氧，尤其是感冒后容易出现肺水肿，故要求队员注意保暖，提供生活饮食等后勤保障，一旦出现头疼、恶心、呕吐、腹胀等缺氧症状给予对症治疗。根据队员体力情况，科学轮换工作，每天队内巡视队员，及时输液、吸氧。

高原肺水肿可威胁生命，必须密切观察，卧床休息、给氧。如果无效，应将患者转移到低海拔地区，不要延误。心痛定作用很快，但只能维持几小时的疗效，不能取代把症状严重的患者转移到低海拔地区。一旦发生高原肺水肿，应早期给予吸氧，6~8L/min；有肺水肿者可用50%~70%酒精吸入氧气，绝对卧床休息，注意保暖，防止上呼吸道感染，严禁大量饮水。立即给以呋塞米（速尿）20~40mg静脉推注；或40~80mg口服，2次/天，应用2~3天，利尿期间注意补钾，观察脱水情况，有烦躁不安时可用少量镇静剂，也可采用0.25g茶碱溶于50%GS 40mL，缓慢静脉注射以降低肺动脉压。口服强的松或静脉缓慢滴入氢化可的松，减少毛细血管渗透及解除支气管痉挛，有呼吸和心力衰竭的患者应立即采用相应的治疗措施，病情稳定后转到较低的海拔地区继续给予治疗。

（3）高原性脑水肿防治：高原脑水肿也可危及生命，治疗首先连续给吸95%的氧气和5%的二氧化碳，清醒后仍应间断给氧，用地塞米松、50% GS、甘露醇、呋塞米、细胞色素等治疗，减轻脑水肿，降低脑细胞代谢，提供足够能量促进恢复，可使用中枢神经系统兴奋剂，如洛贝林、可拉明等，注意维持水电解质平衡、防治感染。如果病情加重，应转移到低海拔地区。如果病情恶化，延误转移到低海拔地区，可能导致生命危险。

如果不可能转移到低海拔地区，可用增压装置治疗严重高山病患者，相当于降低海拔高度的这种装置（高压袋）是用轻型纤维制成的袋或帐篷和一个手动泵组成。把患者放入袋中，密封后手动向袋中加压。患者在袋中停留2~3小时。这种方法补充氧气同样是一种有效的临时措施。

第三节　高原地区灾难救援原则

高原地区灾难发生后，救援人员多数来自低海拔地区，这些人员在高海拔地区执行救援任务时，急性高山病不仅切实威胁着救援人员的健康和生命安全，同时也大大降低了救援行动的效率。灾难后，应立即采取措施以提高救援人员适应高原区的能力。更重要的是，有必要制订一个适合在高原地区开展的特定救援预案。那些相对靠近灾区的本地人，包括医务人员和已经适应当地环境的志愿者，应优先选入最初的救援队，以确保救援人员的安全，并提高其工作效率。

玉树地震救援是我国历史上最大规模的高原高寒地区自然灾难救援行动，也是最大规模的高原医学救援行动。在玉树灾难的救援中，由于救援人员没有机会充分适应青藏高原高海拔和低气压等恶劣条件，使急性高山病的发生率大大提高。此外，许多人在到达灾区的第一时间就立即开始执行救转运和医疗护理等任务，多为繁重的体力劳动，并且在执行任务期间，缺乏足够休息或睡眠。救援人员的安全是灾难现场救援过程中的一个非常值得关注的问题。

高原地区灾难救援，除遵循平原地区救援的基本原则外，还应注意以下三项原则。

一、抽调高海拔地区人员参与救援

在抽组高原地震灾难救援部队时应把握科学抽组的原则。在整体水平上，应尽可能就近抽调高原部队、居民参与救援。一方面这些人员长期生活在较高海拔地区，对高原缺氧寒冷的自然环境已经比较适应；另一方面这些人员距离灾区较近，能够较快地投入救援，从而最大限度地降低因时间延误给灾区民众造成的损失。与平原地区进入灾区的医疗队不同，此次玉树地震所在青海省格尔木市（海拔2808m，距离玉树750km）派出的医疗队，当天从驻地格尔木出发，经道不冻过泉、曲麻莱县，经过30小时的急行军抵达玉树藏族自治州结古镇，24天接诊伤病员2729例，收治209例，手术30台次，抢救危重伤员27例。这支队伍自我适应力强，所有队员均克服了高原反应、道路颠簸、气温严寒等重重困难，未发生非战斗减员。这充分说明高原地区救援队的身体优势，平时注重加强队员自身身体素质和野外驻训锻炼的重要性。该医疗队每年组织队员到海拔3000多米的地区进行高原适应性训练，提高队员抗缺氧、抗严寒的适应能力，加大队员的训练强度，进行身体耐受和负重训练，定期组织队员进行体能达标考核。

二、量力而行，科学施救

救援人员进入高原地区后，应先适应、后工作。应建立科学的卫勤组织制度，在救援医疗队中编组高原病专业医师并设置专门的高原病组室。同时设立高原病专家指导小组，做好巡查指导工作，并为救援指挥部的决策提供咨询。在可能参与高原灾难救援行动的救援队中，须落实现有医务人员高原医学知识的普及和高原病救治技能的培训。救援行动中尽量落实合理的工作制度，宜采取轮班作业的方式，合理安排救援人员休息，保证睡眠时间，救援过程中避免单独作业，做到有计划、间歇性作业，避免长时间、剧烈作业，避免因过度劳累而诱发或加重急性高原病，救援人员一旦出现高原反应症状，应立即停止工作，并吸氧、休息。此外，救援中还应建立和落实急性高原病和上呼吸道感染等疾病的报告制度。最后，需要在高原灾难救援全程做好防治高原病的宣传工作，在救援人员中普及一定的高原医学知识，了解高原地区，以及进入高原后卫生保健的原则和高原病的防护方法，提高自我防护能力。还应当重视高原救援人员的心理疏导，克服不必要的恐惧、焦虑、悲观或无所谓情绪，使之以科学认真的态度对待高原地区和高原病，以积极平和的心态参与高原灾难救援。尤其是早期到达的救援队，一下飞机就要展开救援，来得越早任务越重，没有任何过渡与休整时间，应特别遵守上述原则，确保救援人员的安全。

三、尊重当地宗教和民俗

除语言沟通障碍外，医疗队对高原地区特殊的救援知识，如输液量和输液滴速的控制、高原反应的预防和控制等也不如当地医院医生熟悉。应组建多民族救援队，并肩救援，利于解决语言障碍造成的救援工作障碍。玉树地震救援中采用了汉藏结合、并肩救援的运行手段，即与玉树综合医院的医护人员紧密团结、并肩救援，形成"结伴"关系，融合他们语言熟练、与伤员容易沟通、丰富的高原救援知识和外来医疗队先进的诊疗设备、高超的救援水平、丰富的抗震救灾经验，达到有效救治。尊重高原居民宗教信仰及风俗习惯，构建和谐医患关系，由于藏族同胞的宗教信仰、民族风俗与汉族不同，其对疾病的认知、诊疗观念及诊疗需求也不同。他们多认为地震所致损伤轻于骑马摔伤或其他外伤，可通过静养的方式治愈。与现代医疗相比，他们更愿意寻求藏医或请求喇嘛治疗。为了促进救援工作顺利开展，应充分尊重患者的宗教信仰及风俗习惯，采取主动进帐篷筛查、现场诊治的方法；为了做到有效沟通，可积极与当地的学生合作；为说服患者接受诊疗或转往上级医院，可加强与藏医和喇嘛的合作与沟通，通过他们搭建与患者有效沟通的桥梁，构建和谐的医患关系。

第四节　影响高原救援因素及应对措施

一、影响高原救援因素

（一）高原恶劣自然环境严重影响救援人员的作业效能和救援能力

高原具有低压、缺氧、寒冷，以及强紫外线辐射等特点，急进高原参与灾难救援人员轻者容易引起头晕、头痛、心悸、腹泻和失眠等高原反应，重者可发生高原肺水肿、脑水肿或呼吸障碍等，危及生命，严重影响救援人员的作业效能和救援能力。

从海平面到10000m的高空，氧气在空气中的含量均为21%。然而，空气压力却随着海拔高度的增加而降低，由此导致空气稀薄，因此氧气压力也随之降低。据测算，在海拔4270m处，氧气压力只有海平面的58%。所以，尽管氧气在大气中的相对比例没有变化，但由于空气稀薄，氧气的绝对量降低，由此导致机体缺氧。海拔高度每升高150m，气温下降1℃。海拔高度每升高1000m，气温一般下降6.5℃。因此，高原地区的气温比同一纬度的其他地区更寒冷。高原的湿度较低，使人体排出的水分增加。据测算，高原上每天通过呼吸排出的水分为1.5L，通过皮肤排出的水分为2.3L，在不包括出汗的前提下，就达到同一纬度平原地区人体所有体液排出总和的2倍。玉树地震时，救援人员从平原地区快速到达海拔在4000~4800m的玉树灾区，多数救援人员均发生了高原反应，轻者出现胸闷、气紧、头痛、恶心、全身乏力，进食及活动后加剧，重则剧烈头痛、呕吐、呼吸困难，甚至发生肺水肿。部分人员需要吸氧以缓解症状。这些救援人员本身已发生高原反应，但还有完成搬运伤员、急救、手术等体力劳动，更进一步加重了高原反应给救援人员的自身安全带来严重的威胁。同时大脑缺氧状态也会让救援人员对事物评估、判断造成偏颇，给救援工作带来了更大的难度和风险。

在海拔3600m处，宇宙间的电离辐射、紫外线强度和对皮肤的穿透力是海平面的3倍。积雪时，这些射线通过强烈反射进一步增加对人体的影响，积雪可反射90%的紫外线，而草地的反射率仅为9%~17%，故积雪时可导致人体遭受双重的紫外线辐射。

高原地形多以山川地为主，交通严重制约着救援人员和救援装备进入灾区，更重要的是在最初的72小时黄金救援时间内，物资供应困难。高原地域辽阔，人口密度低，虽然伤员数量减少，但也不利于伤员集中诊治。如玉树地区地域辽阔，人群居住分散，地震后伤员多住在临时搭建的帐篷内，与汶川地震中受伤人群的密集性形成鲜明对比，给救援队的搜救和集中救治带来一定的困难。

（二）高原低压、风沙严重影响消毒灭菌效果

高压灭菌的原理是在密闭的蒸锅内，其中的蒸汽不能外溢，压力不断上升，使水的沸点不断提高，从而锅内温度也随之增加。在0.1MPa的压力下，锅内温度达121℃。在此蒸汽温度下，可以很快杀死各种细菌及其高度耐热的芽孢。玉树地区平均海拔4000~4800m，水的沸点仅为80~85℃，因此无法达到高压灭菌的压力及温度要求。而化学灭菌又没有充足的灭菌剂，同时也达不到灭菌的要求，手术的无菌要求、术后的切口恢复面临巨大考验。加上玉树地震救援时，每日要经历春、夏、秋、冬4个季节的气温，为冰雹、大雪、高温、烈日交叉的天气；另外，玉树风沙大，房屋倒塌加重了尘土飞扬，加之各种救援车辆卷起风沙等影响，导致整个地区整天尘土弥漫，严重制约了手术等诊疗操作的开展，增加了感染发生率。

（三）语言交流障碍严重影响灾难救援效果

高原地区少数民族与救援人员的语言交流障碍也严重影响救援效率和质量。除汉族外，西部地区以藏、回、土门巴、撒拉、蒙古、珞巴、夏尔巴等民族为主，大多数的患者只会藏语，不会普通话，制约了医患沟通，加大了救援工作的难度。

（四）宗教信仰及民风民俗影响救援效果

宗教信仰和民风民俗对救援工作也产生较大的影响。每个民族都有自己的文

化，宗教作为文化的一种独特方式，宗教信仰及风俗的不同导致了灾难伤员对医疗救援的认知不同。如玉树地震时大多数的伤员认为地震所受的伤害不需治疗，多在自己搭建的帐篷内疗伤，不愿到医疗点就诊，或仅寻求藏医、喇嘛治疗。由于藏族特有的生活习惯，玉树地区的厕所为旱厕，经过烈日暴晒后散发出的阵阵异味吸引大量的蚊虫，从而给灾后疾病传播提供了条件；腐败的尸体或焚烧尸体弥漫的异味造成了环境的污染。另外，由于玉树乡村地区田鼠横行，系鼠疫流行的重灾区，这给救援人员的自身安全造成了严重威胁，也给鼠疫传播创造了条件。

（五）缺乏高原救援常识影响救援效果

救援人员由于长期在平原工作，缺乏高原地区救治知识，尤其是液体的入量、输液滴速、高原反应的预防和治疗了解较少，也给救援工作的顺利开展带来了不便。

二、应对措施

（一）精选医疗救援人员

高原救援需要专门的知识和技能，尤其需要针对高原特殊环境的身体适应能力，故针对高原地区的医疗救援队人员相对固定，无特殊情况不宜更换。救援人员一般不得超过45岁，以中级职称队员为主力，指挥员一般不超过50岁。必须身体健康，并定时进行体检，无高血压、心脏病、肺气肿、哮喘、气管炎等疾病或肝炎、糖尿病等基础性疾病，且近期没有感冒、头痛等身体不适状况。有高原经历者优先，以曾经在高原工作、生活或近期去过高原且高原反应不明显的人员为主要对象。除妇产科专业外，尽量以男性医师和男性护理人员为主。适当地增加少数民族队员，不但能减少语言障碍，还可保证依习俗救援，减少少数民族的戒备心理，增强沟通能力。优先挑选有高原医学背景知识、懂得高原地区损伤防治基本知识的队员。

（二）加强高原医学理论知识系统学习

高海拔条件对于灾民救援产生不利影响，创伤和继发性损伤是地震灾难后的常见病，目前，很少有文献报道关于高原地区或高海拔地区特殊条件下，大规模伤亡事件的灾难控制和管理。救援人员进入该地区之前应得到充分的高海拔地区相关医疗救援培训，否则，极有可能会对救援结果产生不利影响。因此，除基本的生命支持外，参与高原救援的人员应充分认识高原地区对人体的影响、人体急进高原面临的风险，通过相关理论知识学习，掌握各种高原地区损伤防治的措施，保证自身健康和救援效能，同时加强对驻地区域性及高原地区流行病学的研究。

高原居民的生理参数正常值与平原地区居民不同。以血红蛋白为例，西藏地区藏族人平均血红蛋白浓度与低海拔地区的居民几乎一样，但要比非藏族其他当地居民低得多。而由于低气压影响，血气分析中$PaCO_2$和PaO_2的正常值要比低海拔地区低一些。由于高海拔地区的低氧环境，伤者对于创伤和失血的耐受性也比在平原地区差得多。在相同程度的创伤和失血条件下，高原地区创伤性休克的发生会更早并且更加严重。另外，伤员发生肺水肿、心衰和多脏器衰竭（MODS）的风险也相对较高。

创伤救治技术在高海拔地区与平原地区不同。在高海拔地区，四肢活动性出血时止血带的使用要更加谨慎，并且使用时要更密切地监测和观察，以避免局部组织缺氧恶化。但迄今为止，对于高海拔地区灾难中发生的失血性休克、挤压伤、横纹肌溶解综合征和伤口感染等的治疗仍然缺乏循证医学结果，导致在地震后伤员的治疗更加复杂和困难。

（三）加强适应性运动锻炼

应特别强调在冬季寒冷的时间安排稍微密集的训练，注重加强人装结合训练、体能强化训练、心理素质培养，并督促自行坚持耐力性训练。

（四）加强针对性的习服训练

针对性习服训练可促进高原习服。首先每天进行3~5次深慢呼吸，每次约10分钟；其次通过佩戴口罩，佩戴空气呼吸器降低其内部空气含氧量等方式开展缺氧训练；有条件的单位，可以利用减压舱反复间断缺氧训练，时间30~60分钟，每次间隔1~3天，如此多次重复后，所产生的习服能力在遇到再次缺氧刺激时，能够迅速建立对缺氧的习服。

在海拔2530m左右，人体高原反应发生率低于10%。此阶段逐渐习服后，再提升海拔到3400m左右的地区。经过2天习服后，人体的生理状态即可稳定，高原反应发生率较低，常年坚持训练，可大大降低高原病的发病率。定期组织（如每季度）一次突发事件应急拉动，可保持队员良好的应急状态，保证所有装备的完整和设备能正常运转，确保突发情况下能迅速拉动。保证充足的睡眠和良好的营养支持，以多食高糖、高蛋白、低脂肪的食物为主，适当多饮水，多食新鲜蔬菜和水果，在缺乏新鲜蔬菜的地区，每日还需补充一定量的多种维生素。

第十一章　紧急医学救援现场急救技术

　　紧急医学救援现场多数为灾难现场，涉及的病种大多与外伤相关。现场急救需要争取时间，在现场给予紧急抢救措施后选择向具有一定医疗能力的医院运送。

　　最常用的现场急救技术包括：心肺复苏术、气管插管术、止血包扎术、骨折固定、搬运。现场急救技术是每个医护人员和急救人员的基本技能，只有熟练掌握后方能高效开展伤员救治工作。现场急救技术的基本要求是及时、准确、简易、高效。在进行现场急救时，急救人员必须快速评估患者生命相关的呼吸、循环、意识情况，然后按病情危重程度及处置优先级别进行急救。

第一节　心肺复苏术

一、初始判断

　　发现患者倒地，目击者应快速判断环境是否安全，在保障自身安全前提下，迅速对患者进行评估。5~10秒内需要完成意识、呼吸、脉搏的快速评估，明确心脏骤停后应现场立即开始CPR。

　　1.判断意识

　　双手用力拍打患者双肩部，并附耳大声呼叫，如无任何反应，判断为意识丧失。

　　2.同步检查脉搏、呼吸

　　（1）检查脉搏：脉搏检查一直是判定心脏是否跳动的主要标准，在10秒内确认循环状态。触及方法是，急救人员一手按住前额，用另一手的食、中手指找到气管，两指下滑到气管与颈侧肌肉之间的沟内即可触及颈动脉搏动。

　　（2）检查呼吸：将耳朵贴近患者的口鼻附近，感觉有无气流通过，同时观察胸廓有无起伏，最后仔细听有无气流呼出的声音。若无上述表现即可确定患者无呼吸。大多数呼吸、心搏骤停患者均无自主呼吸，偶有患者表现为异常、不规则或明显气道阻塞的无效呼吸。

二、启动急救医疗服务系统（EMSS）

拨打急救电话后立即开始CPR。如果有多人在场，启动EMSS与CPR应同时进行。

三、患者体位

应将患者仰卧放置在坚固的地面上，双上肢放置于身体两侧，以便于实施CPR。对有脊髓损伤的患者不必要的搬动可能加重损伤，造成截瘫。因此，当患者有头颈部创伤或怀疑存在颈部损伤时，要保护颈椎，注意翻转时颈部与躯干应始终保持在同一个轴面上。

四、开放气道

应在第一组30次心脏按压后进行。舌根后坠是造成气道阻塞最常见原因。意识丧失的患者，肌肉松弛会使下颌及舌根后坠；有自主呼吸的患者，吸气时气道内负压也可将舌、会厌吸附到咽后壁，导致气道阻塞。此时上抬下颌，使舌离开咽喉部，即可打开气道。如无颈部创伤，可采用仰头抬颏法开放气道。清除患者口中的异物和呕吐物时，可一手按压开下颌，另一手用示指将固体异物钩出，或用指套或指缠纱布清除口腔中的液体分泌物。

1.仰头抬颏法

将一手放在患者前额，用手掌用力向后推额头，使头部后仰，另一手手指放在下颏骨处，向上抬颏，使牙关紧闭。向上抬动下颏时，勿用力压迫下颌部软组织，避免人为造成气道阻塞。

2.托颌法

将肘部支撑在患者所处的平面上，双手放置在患者头部两侧并握紧下颌角，同时用力向上托起下颌。如果需要进行人工呼吸，则将下颌持续上托，用拇指把口唇分开，用面颊贴紧患者的鼻孔进行口对口呼吸。

五、人工呼吸

所有人工呼吸（无论是口对口，口对面罩，球囊—面罩，或球囊对高级气道）均应持续吹气1秒以上，保证有足够量的气体进入并使胸廓有明显抬高。如果已经有人工气道（如气管插管，食管气管联合式导气管或喉罩），并且有两人进行CPR，则8~12次/分，不用呼吸与胸外按压同步。在人工呼吸时，胸外按压不应停止。

1.口对口呼吸

口对口呼吸是一种快捷、有效的通气方法，急救者所呼出气体中的氧气（16%~17%）足以满足患者需求。开放患者气道，并捏住患者的鼻孔防止漏气，急救者和患者形成口对口密封状，缓慢吹气快而深地向病者口内吹气，并观察病者胸廓有无上抬下陷活动。一次吹完后，脱离病者之口，捏鼻翼的手同时松开，慢慢抬头再吸一口新鲜空气，准备下次口对口呼吸。每次吹气量成人约1200mL，过大量易造成胃扩张。无法衡量时，急救者不要吸入过多的气体。

2.口对鼻呼吸

当患者牙关紧闭不能张口、口唇外伤时，或形成口对口封闭困难，应推荐采用口对鼻呼吸。

六、循环支持

1.胸外按压

CPR时胸外按压是在胸骨下1/2实施连续规则的按压。按压可以使胸内压力升高和直接按压心脏而引起血液流动。2020年，美国心脏病协会（AHA）推出了心肺复苏指南，规定为了使按压"有效"，按压时应"有力而快速"。对成人的复苏按压为100~120次/分，按压的幅度为≥5cm，一般为5~6cm。每次压下后胸廓完全弹回，保证松开的时间与压下基本相等。按压中尽量减少中断。推荐按压—通气比值为30∶2，在婴幼儿和儿童，两名急救者所使用的比值为15∶2。

2.胸外按压技术

（1）固定恰当的按压位置，用手指触到靠近施救者一侧患者的胸廓下缘。

（2）手指向中线滑动，找到肋骨与胸骨连接处。

（3）将另一手掌贴在紧靠手指的患者胸骨的下半部，原手指的移动的手掌重叠放在这只手背上，手掌根部长轴与胸骨长轴确保一致，保证手掌全力压在胸骨上，可避免发生肋骨骨折，不要按压剑突。

（4）无论手指是伸直还是交叉在一起，都应离开胸壁，手指不应用力向下按压。

3.确保有效按压

（1）患者应该以仰卧位躺在硬质平面（如平板或地），保证最佳的按压效果。

（2）肘关节伸直，上肢呈一条直线，双肩正对，保证每次按压的方向与胸骨垂直。如果按压时用力方向不垂直，导致压力丧失，影响按压效果。

（3）对正常形体的患者，按压幅度≥5cm为达到有效的按压。可根据体形大小增加或减少按压幅度。按压效果是可触及颈或股动脉搏动。但按压力量以按压幅度为准，而不仅仅依靠触及脉搏。

（4）每次按压后，身体上抬使胸骨恢复到按压前的位置，血液在此期间可回流到胸腔，身体上抬时双手不要离开胸壁，一方面使双手位置保持固定，另一方面，减少胸骨本身复位的冲击力，以免发生骨折。

（5）在一次按压周期内，按压与放松时间各为50%时、可产生有效的脑和冠状动脉灌注压。

（6）在15次按压周期内，保持双手位置固定，不要改变手的位置，也不要将手从胸壁上移开，每次按压后让胸廓恢复到原来的位置再进行下一次按压。

（7）急救者应数分钟更换，以减少疲劳对胸外按压的幅度和频率的影响。如果有两名或更多的急救者，每2分钟应更换按压者（或在5个比例为30∶2的按压与人工呼吸周期后）。每次更换尽量在5秒内完成。

（8）CPR应在患者被发现的现场进行，在CPR过程中不应该搬动患者并减少中断，除非患者处于危险环境，或者存在其他创伤需要紧急处理。

对无反应但已有呼吸和有效循环体征的患者，应采取恢复体位。患者应为侧卧位，前臂位于躯干的前方。以维持患者气道开放，减少气道梗阻和误吸的危险。

七、特殊场所的CPR

如果事发现场存在不安全因素，应立即将患者转移至安全区域并立即开始CPR。尽可能不要中断CPR，直到患者恢复循环体征或其他急救人员赶到。

八、BLS合并症

即使正确实施CPR，也可能出现合并症，但不能因为害怕出现合并症，而不进行CPR。

1.人工呼吸合并症

人工呼吸时，过度和过快通气都易发生胃扩张，尤其在儿童中更容易发生。通过维持气道通畅、限制和调节通气容量，可最大限度地降低胃扩张发生率。在呼气和吸气过程中，如能确保气道通畅，也可进一步减轻胃扩张。如果出现胃内容物反流，应将患者侧卧安置，清除气道和口内异物后，再将患者平卧继续进行CPR。

2.胸外按压合并症

对于成人患者，即使规范的胸外按压，也不可避免造成肋骨骨折、胸骨骨折、继发气胸、血胸、肺挫伤、肝脾撕裂伤和脂肪栓塞等，因此在按压过程中，按压位置要定位准确，用力要均匀适度，尽最大可能避免合并症的发生。

对于发生胸廓严重损伤骨折患者，胸部按压存在风险，目前无公认良好的替代方法，腹部提拉需要设备，建议紧急呼叫EMSS，不要按压。

总结起来，高质量CPR的要素或者值得关注的问题包括：

（1）CPR应该在发现患者心搏骤停的现场进行（只要现场环境安全并具备实时有效CPR的条件）。

（2）患者最好取平卧位并且位于硬质平面上（如患者处于俯卧位，如院内的气管插管患者，在该体位进行CPR也可能是合理的）。

（3）一只手的掌根部放在患者胸部中央（胸骨下1/2），另一只手掌根部放在其上以双手重叠；按压深度至少5cm（避免超过6cm），频率100~120次/min。

（4）按压时胸廓需充分回弹，按压和回弹时间1∶1可能是合理的。

（5）及时更换按压人员，尽量减少按压中断时间（中断时间包括换人时间、除颤前后的时间、检查脉搏的时间和人工通气的时间等）。

（6）在整个CPR中，胸外按压的时间应60%以上。

第二节　气管插管术

快速序列插管（rapid-sequence intubation，RSI）是急诊医师必须熟练掌握的一项重要的气道操作技能。通常是指通过有效镇静或诱导药物，配合肌松剂量的神经—肌肉阻断药，创造较佳的气道条件进行快速气管插管，同时防止胃内容物的误吸和相关药物及操作引起的并发症。急诊快速序列插管的成功率可达到

97%~99%。

一、适应证

（1）患者丧失维持气道开放和保护气道的能力。

（2）患者呼吸衰竭需要机械通气。

二、禁忌证

作为一项挽救生命的急诊操作，并无绝对禁忌证。常见的相对禁忌证有：

（1）困难气道：严重的喉部损伤或颌面部损伤、咽喉部肿瘤阻塞气道等。

（2）操作者经验缺乏。

三、快速序列插管流程

1.准备

（1）评估插管的难易程度：目前国际上常通过"LEMON（Look–Evaluate–Mallampati–Obstruction–Neck）"法来评估插管难度。

1）Look（观察）：患者的外部特征，舌体大、颈部短粗、肥胖等均提示插管困难。

2）Evaluate（评估）：3–3–2法则，以患者的手指为标准。张口时上下门齿间可容纳三指以上；下颏至舌骨的距离为三指，小于或大于三指均提示困难插管；甲状软骨到舌骨距离为两指以上。

3）Mallampati（分级）：如果患者可以配合，嘱其站位或坐位，张嘴，伸出舌头，发"啊"的音，根据咽部结构的可见度分为1~4级。1~2级插管较容易，3级属中等难度，4级则难度较大。

4）Obstruction（气道梗阻）：口腔内异物、大量分泌物、软组织肿胀均会导致困难插管。

（2）检查吸引和供氧设备。

（3）开放静脉（快速输注液体用）。

（4）物品：

1）直接吸镜：成人常用Macintosh镜片，小儿酌用Mile镜片。选择合适长度镜片，检查电源接触及照射亮度。

2）气管导管：成人需使用带气囊气管导管，男性多用内径7~8mm的导管，女性多用6.5~7.5mm的导管，使用前需测试导管气囊是否漏气。儿童导管内径为（年龄+4）÷4mm，或者外径同患儿小指指甲的宽度。

3）清洁手套、吸痰管、球囊—活瓣—面罩、10mL注射器、听诊器、导管管芯、牙垫、胶布、润滑凝胶等。

4）药品：诱导药品：最常用的是咪唑安定和丙泊酚，依托咪酯和氯胺酮更多用于血流动力学不稳定的患者。支气管哮喘或过敏性休克的患者首选氯胺酮，而对于主动脉夹层、腹主动脉瘤、急性心肌梗死者禁用氯胺酮。

2.预给氧和预给药

吸入100%氧气3~5分钟，可提高患者体内的氧储备，并在插管前3分钟使用利多卡因、芬太尼、阿托品等预防诱导药物和插管操作引起的不良反应。然而，急诊患者病情危急，往往没有充分的时间完成预处理。

3.诱导肌松

使用快速诱导药物迅速平稳地使患者镇静（无意识、无反应和遗忘），给予神经肌肉阻断药达到肌松效果。同时，予患者球囊—活瓣—面罩辅助呼吸。

4.调整体位和防止误吸

患者仰卧位，垫薄枕将头部抬高10cm，双手将下颌向前、向上托起，尽可能使上气道呈直线。但有或怀疑脑疝和颈椎外伤的患者禁用此体位。助手压迫环状软骨至颈6椎体，使食管闭塞，预防胃内容物反流入气管，持续压迫直至导管插入，充好气囊。

（1）患者肌松满意后，以右手拇指对着下牙列，食指对着下牙列，借旋转力量使口张开。左手持喉镜由右口角放入口腔，将舌推向左侧，缓慢推进，见到悬雍垂，将镜片垂直提起前进，直到看见会厌，显露声门（如采用弯镜片插管则将镜片置于会厌谷，用力向前上方提起；如用直镜片插管，则直接提起会厌）。咽部分泌物多时，可先抽吸、清理气道。

（2）以右手拇指、食指及中指如执笔式持住导管的中、上段，由右口角进入口腔，直到导管已接近喉部再将管端移至喉镜片处，准确将导管尖端送入声门。借助管芯插管时，当导管尖端入声门后，应拔出管芯再将导管插入气管内。插管完成后，气囊注气。导管尖端至门齿的距离一般为20~26cm。

（3）迅速确认导管是否进入气管：

1）明示下见导管经过声门；

2）通气时见胸廓起伏，呼气相导管壁可见白雾；

3）可闻及双下肺呼吸音；

4）监测呼气末CO分压（ETCO）随呼吸有峰谷变化；

5）无腹部膨隆，剑下无气过水声；

6）患者氧合改善或维持在较高水平。

（4）放置牙垫，胶布固定导管。

四、气管内插管的并发症

（1）牙齿损伤或脱落，口腔、咽喉部的黏膜损伤引起出血，颞下颌关节脱位。

（2）插管刺激引起支气管痉挛、心率增快及血压剧烈波动。另外，严重的迷走神经反射可导致心动过缓，甚至心搏骤停。

（3）气管导管内径过小，可使呼吸阻力增加；导管内径过大或质地过硬都容易损伤呼吸道黏膜，甚至引起急性喉头水肿。导管过软容易变形，或压迫、扭折而引起呼吸道梗阻。

（4）导管插入过深可误入一侧支气管内，可引起通气不足、缺氧或一侧肺不张。

（5）导管插入食管，患者通气、氧合不能改善，误吸风险高。

五、注意事项

（1）操作者必须经过严格培训，才能独立进行快速序列插管。

（2）必须做好困难插管的准备，包括有经验的同事在场、准备喉罩等其他人工气道和气管切开包。

第三节　止血包扎术

创伤后根据出血量的多少，患者有头昏、眼花、面色苍白、出冷汗、四肢发凉、呼吸急迫、口唇发绀、心慌等症状，甚至可陷入休克状态，脑缺血、缺氧重者表现为烦躁不安。

根据损伤的血管分为：

（1）动脉出血：血呈鲜红色，压力高，因此呈喷射状、血柱有力，随心脏搏动向外射出。

（2）静脉出血：血呈黯红色，不间断、均匀、缓慢地向外流出。

（3）毛细血管出血：很微小的血管出血，血液在整个创面外渗，创面上出现许多细小血滴，不易找到血点。常能自己凝固。

一、简易止血法

1.一般包扎止血法

创口小的出血，局部可用生理盐水冲洗，然后盖上消毒纱布，用绷带缠紧后包扎即可。

2.指压止血法

用拇指压住出血的血管上端（近心端），以压闭血管，阻断血流，采用此法，救护人员必须熟悉各部位血管出血的压迫点，此法只适用于紧急救护，压迫时间不可能太长。由于血管侧支循环太多，有时只能部分控制出血。常用的压迫血管如面动脉、颞浅动脉、颈动脉、肱动脉、桡动脉、尺动脉、指动脉、股动脉、腘动脉等。

3.填塞止血法

用消毒的急救包、棉垫或消毒纱布，填塞在创口内，再用纱布绷带、三角巾或四头带做适当包扎，松紧度能达到止血的目的为宜。

4.抬高肢体止血法

抬高出血的肢体为止血的临时应急措施，效果不可靠，尤其动脉出血，常不能达到止血目的。

5.强屈关节止血法

在肢体关节弯曲处加垫子（纱布卷或棉垫卷）。如放在肘窝、腋窝处，然后用绷带把肢体弯曲起来，使用环形或8字形包扎。此法对患者痛苦较大，不宜首选。

二、止血带止血法

一般适于四肢较大的血管出血，采用加压包扎不能有效止血的情况下，才选用止血带。

1.止血带操作方法

上止血带前，先将受伤的肢体抬高2分钟，使血液尽量回流，或简单地挤压软组织或肌肉，然后在扎止血带的局部裹上垫布，第一道绕扎在衬垫，第二道压在第一道上面，并适当勒紧，扎到不出血为止。结扎止血带处必须有明显的标志。注明上止血带的时间，防止时间过长肢体发生缺血性坏死。

2.止血带注意事项

上止血带要缠在伤口上方，尽量靠近创口，必须要有衬垫；上止血带的松紧要合适，应该以出血停止、远端摸不到动脉搏动为合适；上止血带的时间要适当，原则上应尽量缩短，通常每小时放松一次，时间0.5~5分钟；上止血带的患者要有明显的标记，说明上止血带的时间和部位；患者要尽快转送到能彻底止血的医院进行治疗。

3.包扎

最常使用的材料是绷带、三角巾和多头带。以下简单介绍绷带包扎方法。

（1）绷带使用原则。必须遵行无菌操作的原则，包扎时救护人面向患者，取适宜的位置，先在创面上全部覆盖消毒纱布，然后使用绷带，包扎松紧适度，以免压迫组织引起局部肿胀，包扎肘部要屈肘包扎，腿要伸直包扎，以保持肢体的功能位置。

（2）绷带使用方法：

1）环形法：将绷带作环形缠绕，第一圈作环绕稍呈斜状，至第二、第三圈作环形，此时将第一圈之斜出一角压于环形圈内，最后将尾端撕成两头打结或用胶布将尾端固定，环形法通用于肢体粗细相等的部位，如胸、腹、四肢等处。

2）螺旋形法：先按环形法缠绕数圈固定，然后上缠每圈盖住前圈的1/3~2/3成螺旋状，常用于粗细相差不多处。

3）螺旋反折法：先作螺旋状缠，待到渐粗的地方就每圈把绷带反折一下，盖住前圈的1/3~2/3，这样由下而上地缠绕即成，用于粗细不等的四肢。

4）8字绷带：在关节弯曲的上下将绷带由下而上再由上而下成为8字形的缠绕。

第四节　骨折固定

一、固定材料和注意事项

固定材料可采用合适的夹板（木制或金属）、可塑性或充气性塑料夹板或已经按身体各部位塑好型的高分子固定材料。紧急时可就地取材，但要尽可能选择长短、宽窄适合的，夹板要放在伤部的下方或两侧，固定时至少包扎缠绕两处，最好能固定伤部的上下两个关节，以免受伤部位的移动。硬夹板的上面要铺些棉花、布条和剪开的衣服布条等作衬垫，以防皮肤压伤。如开放性骨折或合并关节脱位时，应迅速仔细地把创口裹好，再上夹板。在施用绷带固定夹板时，应先缠骨折处下部，以免充血。伤肢用夹板固定后，有时还要与健侧肢体身体绑在一起，用健肢或身体固定患肢，然后转送至医院进一步治疗。

夹板固定后，还应检查是否牢固，松紧是否适度，远端动脉搏动能否摸到，指（趾）甲如有发凉和呈青紫色，表示绑得太紧，应予放松，但也不能太松而起不到固定作用，骨折固定后应挂上标记，迅速转送。

二、骨折临时固定法

1.上肢骨折固定

临时用木夹板固定，上臂骨折或前臂骨折均可用木夹板固定，使用前有创口者须预先妥善包扎。钢丝夹板可以适应各种形体需要，使用十分方便。钢丝夹板定型后，要裹以棉花软垫，而后用绷带自上而下地缠包伤肢。上臂、前臂骨折均可使用。用绷带包裹后固定伤肢仍需用三角巾悬吊。

2.下肢骨折固定

木制、钢丝夹板也可像上肢骨折一样固定小腿骨折。小腿有创口者。应妥善包扎后上夹板，天气寒冷季节，要加厚棉花等保温。另外，伤肢的骨突处，如脚后跟、两踝、腓骨头等部位，要加厚软垫，以防磨擦伤或压迫性压疮。充气夹板是用塑料制成圆筒形气囊，于充气情况下可使骨折肢体得到稳定。充气夹板还有对伤肢的加压作用。如果是开放伤，这种夹板还有加压止血作用，是大腿骨折的良好临时固定方法，缺点是透气性、吸水性差，炎热天气不宜使用。

3.脊柱骨折固定

（1）颈椎骨折固定：颈后枕部，垫以软垫，头的两旁再用软垫固定，头部用绷带轻轻固定平卧在担架上，这是运输时必须的要求，用钢丝夹板固定颈部，并使钢丝夹板与双肩绑扎固定，这样可以搬运安全；现有的固定材料如颈托在现场急救中方便、快捷。

（2）胸腰椎骨折固定：患者要平卧在垫有软垫的板床上，不宜用高枕，腰椎骨折要在腰部垫以软垫，使患者感到舒适，没有压迫感，预防压迫性压疮。

第五节　伤员搬运

创伤患者及急危重患者在经过现场初步处理后，就需要把患者从现场送到医疗技术条件较完善的医院或创伤中心。搬运转送患者时，要根据患者的具体病情选择合适的搬运方法和搬运工具。如对脊柱骨折无截瘫的患者，如随便抱扶至软担架、动作粗暴，可损伤脊髓造成截瘫。搬运的方法很多，可因地、因时制宜选择合适该患者的搬运方法。

一、徒手搬运法

分为单人搬运法和双人搬运法，搬运过程中，动作要轻巧、敏捷、协调一致，避免震动，减少患者痛苦，对路途较远的患者，则应寻找合适的交通工具。

二、担架搬运法

这是最常用的搬运方法，它对于转运路途较长，病情较重的患者最为合适。由3~4人组成一组，将患者移上担架。患者头部向后、足部向前，这样后面抬担架的人，可以随时观察患者的变化。

1.担架搬运方法

首先，将担架放在患者的伤侧，将其坚硬物品从口袋中取出。由2名担架人员，单腿跪在患者健侧，一人托住患者的头部和肩背部，另一人托住患者腰臀部和膝下部。患者能合作者，嘱其双手抱住担架人员颈部。这样互相协作，同时起立，将患者轻放在担架上。患者躺在担架上，体位舒适为宜，最好用被褥垫平，空隙处用衣物等填实，以免在途中摇晃，担架上的扣带应固定拴好。

2.不同担架使用方法

担架种类较多，使用方法各有差异，本章简单介绍两种：

（1）铲式担架。搬运时要善于使用铲式担架，将铲式担架分解，从患者两侧轻轻放入其身下托起，既减少对患者的刺激和损伤，减少对医护人员的污染，又减轻工作量。

（2）真空担架。真空担架可在任何情况下放置在担架上作为担架垫，如果需要对患者采取固定措施，可抽气塑型固定。可适用包括脊柱损伤患者，不影响初步的X线照射。特殊颗粒被均匀地分布于真空袋中，使患者稳定而无痛苦地固定其中。担架扶手采用人类工程学的设计，使救助人员在运送患者时避免增加患者的痛苦。

3.担架搬运注意事项

昏迷患者要注意保持呼吸道通畅，防止窒息。颈椎伤应有人协助牵引，并使用颈托固定头颈部。脊椎脊髓伤要避免身体弯曲扭转，平抬平放，并将患者固定于担架床上，以免因道路颠簸或急刹车坠床加重损伤。搬运过程中，要时刻注意伤情的变化，如发现面色苍白、头昏、眼花、血压低、脉搏减弱、恶心、呕吐、烦躁不安等，应暂停搬运，就地抢救。抬担架行进时，患者的头部应在后，脚在前，这样后面的担架员可随时观察伤情变化，发现异常变化，应及时妥善处理。行走时，尽可能使担架平稳，防止颠簸；寒冷季节要注意保暖。防止患者受凉和冻伤；上坡时，患者头部朝前；下坡时相反。后送途中，担架人员要保证患者的安全，不让患者再次负伤。

第十二章　卫生应急相关社会心理问题

第一节　卫生应急中的伦理问题

灾难伦理学是医学伦理学的分支，在灾难情况下很少有时间能仔细详尽地考量对各项医学原则的取舍，与日常医学生物伦理实践相比，灾难情形的特征是时间紧迫及其他资源相对匮乏，因此，一般无法进行充分的伦理咨询或长时间考证。

在不同类型的灾难事件之间和其内部，各个原则的相对权重与顺序将呈动态变化。灾难的严重程度及地理环境、资源、人口、文化，甚至专家意见都影响着医学伦理原则在灾难时的应用。灾难经常发生在边远地区，那里人口复杂，社会的价值观与沿海或中心城市截然不同；大批量伤亡事件会使日常、个体化、以病人个体为中心的医学伦理原则变得无能为力。救援人员面对众多的伤员时，除了应对基本的救援如伤情分拣、检疫、超负荷的工作任务外，更棘手的是要决定谁应得到最先的抢救和治疗。

一、灾难时稀缺资源的分配原则

灾难一般会打乱文明社会的正常运行，尤其会影响社会服务和卫生物资供应。此外，大量伤亡事件会冲击日常医学伦理原则，需要在灾难伦理中添加基于群体性的原则，个体自主重要性有所下降。公正此时的含义是在均衡（不是平均）分配资源时的相对公正。公正并不否认无害与仁慈的正当性。然而，当生命在大范围内受到威胁时，均衡比公平更为重要。

二、灾难时分拣与资源配给原则

灾难中最大的难题是如何分拣和配给，要使群体利益最大化。灾难伦理学理论应该是具有包容性的，不仅要考虑到灾难情境下全体人群的需要，还要考虑到整体利益的最大化和损害最小化的原则。灾难伤员分拣要以平等为基础，因为每个人的生存机会是同样重要的。然而，在灾难面前，这也并非总是唯一的原则。为使社会结果最大化，有的人获救对国家更有意义，因而采取优先的原则。分拣与配给必须遵循的原则是：在资源极为有限时要能帮助最多的人。因此，对垂危病人应首先予以安慰；轻伤员救治应安排在重伤员之后；处于同一优先等级，时间也是重要的取决因素。优先顺序是随实际需求和社会效益，取决于物质、人力和智力资源而适时改变。在资源不定、需求未知的情形下，以"先后顺序"作为合理的选择依据。

三、灾难救援伦理矛盾

1.人人享有平等的医疗权利与检伤分类确定优先救助的矛盾

在灾难救援中，检伤分类及疏散转运治疗为最基本措施，对于那些有机会经过处理才能存活的伤员优先救治，对提高灾难医学的救治效益是至关重要的，这与人人享有平等的医疗权相矛盾。

2.人道主义与放弃无效抢救矛盾

人道主义体现人人享有医疗权，但是一旦灾难发生，由于大量资源不合理使用，过多抢救生存无望的危重伤员，而使得可以挽救生命的伤员失去抢救机会，这本身就不人道。

3.知情同意与紧急救治的矛盾

病人及其家属享有知情同意权，在紧急医学救援中，在没有家属及病人同意下，本着生命第一原则可以实施必要治疗措施，尽可能多地挽救伤员生命。

4.挽救生命与改善生命质量的矛盾

灾难中，大量的伤员面临死亡威胁，迫于现场医疗环境限制，救援人员的责任和义务是最大限度抢救伤员，有时不可避免造成生命质量的下降。

第二节　医务人员的心理调整

1.审慎

审慎（prudence）是指处事沉着慎重、严谨周密、准确无误。这一品德意味能在"正确的地方、正确的时候，以正确的方式、正确的火候做正确事情"。审慎即综合判断力，是灾难情况下医疗救援队随机运行的核心。要会权衡付出与收益，确定分拣目录，选择咨询时机，确定该何时停止高级生命支持，何时进行预防接种，该向公众说什么和何时说，这都是审慎的特征。审慎的行为反映的是专业能力，因而是救灾队培养领队或队长时所必须具备的。

2.胆识

胆识（courage）是指人在处理极端事件中敢于和善于承担与处理风险的勇气和能力，在灾难或多发性伤亡事件的预防和应急中尤为重要。胆识还可表现在缺乏信息时的果断行动；胆识也表现为尽职尽责地救援受灾难者。

3.公正

公正（justice）是灾难环境中有助于救援者和管理者处置资源、推行节俭医疗和完善救援的管理。公正要求救援人员必须将所管资源按救灾所需，按公平的优先顺序实施。公正要求医者医治一切病人而无论其"年龄、疾病或残疾、信仰、种族、性别、国别、派别、性取向或社会地位"。公正与审慎是培养相互信任所必不可少的，这对担任管理角色的队员更为重要。

4.管家

管家（stewardship）为"管理他人财产、财务和其他事务的人"。管家这种品质和公正一样，有助于救援人员看管资源、节俭施治，并在管理中有自制和节制。管家之责要求在医疗救援中有效地使用卫生资源。不合理配给会引发救援者的愤怒和受灾者的猜疑，但当大量伤亡事件突然袭来之际，这是在救援管理中不可避免的。虽然很难给出面面俱到的配给方案，以明确救援者在紧迫情况下应该如何配置物资和做出分配决定。但是有伦理意识的、审慎的管家会使所服务的群体的整体成果最大化，而损害最小化。

5.警觉

警觉（vigilance）是预防的同义词。警觉对灾难预防和应急救援是必不可少的品德。日常医务人员或其他灾难应急人员很少会被要求准备好、有意识、有能力地去帮助他人，更何况做到迅速、胜任、有热情和全天候。事实上，灾难救护总是在正常工作时间之外开展的，需求往往是无法预测和不可控制的，会涉及额外的时间，面对大量的伤病者，而不是个别病人。24小时常备不懈地警惕守候，不因周末、假日或夜晚而懈怠，保持高度的警觉、毅力和准备是必需的。

6.坚韧

坚韧（resilience）。在灾难环境中，要面对人类苦难及险恶的环境，作为一名合格的救援人员，要具备韧性和乐观的精神，才能避免身心疲惫、临阵脱逃、万念俱灰和束手无策。坚韧能使救灾人员反复补充其情感储备；坚韧非常有助于人从损伤、变化或不幸中恢复勇气。这一自我保护性品德并不是说不要同情、倾听和敏感。一名坚韧的应急救援者敏感又富于同情心，但能在漠然处之与过度关注之间掌握平衡，以免执迷于某一极端。应能显示出可以淡化愤怒的受灾难者、家人和同事的批评的本领。当灾民的生物节律已紊乱时，还要保持灵活性应对灾难似乎很困难，这时，救援队员的心理支持显得更加重要，也更有助于使得民众形成坚忍不拔品德。

7.忘我

忘我（self-effacing）是舍弃个人利益，节制、谦卑、助人和仁慈，这些都是人类品德的最高水准。忘我包含任劳任怨、自我牺牲和宽容大度的珍贵品质。救援者会切实遵从《日内瓦宣言》：献身自我，服务人类。

8.沟通

沟通（communication）技巧在群体掌控、媒体互动、情况通报和灾难指挥中心运转之中是必不可少的关键因素。在应急与救灾团队工作中，沟通是最基本的品德。成功的救灾团队沟通可得到的是：几乎每一种障碍都可以通过良好的沟通解决。灾难指挥组织内的"良好的沟通"有四项结构特征：将心比心、共享权力、开诚布公和协商互动。

第三节　心理救援

自20世纪90年代，我国在处理重大公共卫生事件的救援活动中，开始增加了精神卫生及心理干预的内容。尤其SARS危机期间，心理救援首次大规模进入公众视野，成为重大事件应急机制的有机组成部分。2013年实施的《中华人民共和国精神卫生法》第二章"心理健康促进与精神障碍预防"第十四条规定："各级人民政府和县级以上人民政府有关部门制定的突发事件应急预案，应当包括心理援助的内容。发生突发事件，履行统一领导职责或者组织处置突发事件的人民政府应当根据突发事件的具体情况，按照应急预案的规定，组织开展心理援助工作。"心理救援采用"生物—心理—社会医学模式"作为指导思想，充分认识社会—心理因素在预防、预警、预报，以及对疾病和社会人群进行有效控制、重建正常社会生活和消除后遗问题等方面的重要意义，并且采取相应的措施。心理救援人员之间，以及心理救援人员与其他救援队伍、管理部门、社区之间，要紧密合作，应用规范的技术。

一、常见的群体应激偏异

灾难发生后，通常把幸存者的心理反应大致分为恐慌、震惊，短期反应和长期反应三个心理应激反应阶段。这些心理反应包括因强烈的恐惧感、无助感和自己身体受伤或亲人丧失而出现的情绪、思维、行为等一系列应激反应。虽然各个反应阶段持续的时间因人而异，却是一个渐进发展的过程。在此过程中，幸存者最开始常表现为对灾难的强烈恐惧，特别是对再次发生灾难的恐惧，表现为心慌、肢体发软、盲目奔跑、跳楼等行为。同时也会出现强烈的无助感、怀疑、困惑、麻木、注意力不集中，以及否认眼前所发生的事实作为主要心理防御手段。如地震后早期幸存者拒绝、否认事实，警觉性增高的心理防御反应是正常的，是幸存者调动自身防御和应对能力进行心理自救的表现，但是如果这种防御应对反应过于强烈，持续时间超过一个月或更长时间，这种强烈的焦虑和恐惧最终将表现出不同程度的抑郁和悲伤，特别是失去亲人带来的沮丧反应，对未来、生命也失去了生存的信心，会出现频繁的自杀意念，同时会出现持续的生理反应（如心率加快和血压升高等），持续的睡眠障碍，噩梦不断，经常在梦中惊醒、惊叫等心理病理反应。

如果在灾难发生后，出现继发的或后续的应激事件，如不间断的灾难后续发作，幸存者不能及时住在避难所，后续物质和生活援助不能及时到位，紧急心理救援策略没能实施等。这些后续的应激源有可能加剧幸存者的心理病理应激反应，以致出现各种严重的精神病理症状，包括各种不同程度的抑郁、焦虑、自杀以及急性应激障碍（ASD）、创伤后应激障碍（PTSD），许多人还会出现酒精和药物依赖以及人格障碍。

按照医学心理学关于"应激"的理论，个体层面的应激反应大致可分为：警觉期、抵抗期和衰竭期。该理论也可以用来描述社会群体的应激反应。适当应激反应是必要的，但群体水平上过早、过长、过强或过弱的应激反应都不利，应该科学地组织和管理心理救援活动，不然容易导致灾害地区人群出现对救灾、抢险、恢复重建活动不利的社会心理，以及不稳定现象，且救援活动本身也会产生副作用。

在灾难引起的早期应激反应中，可能出现以下偏异现象，直接影响救灾工作，甚至威胁社会安定。

1.应激不足

表现为麻痹大意，反应迟缓，进入不了警觉期。

2.应激过度

表现为有些预防措施过滥、过度，卫生机构和管理部门的工作行为忙乱，不计成本和长久代价，管理信息拥堵，公众恐慌，出现迷信、流言等现象。

3.灾民的精神科问题

灾难后的压力及哀伤反应是对不正常状况的正常反应，包括创伤后压力反应及伤恸反应，这是一种在异常或非常态环境下可能出现的正常反应，幸存者、社区居民及救灾者都可能会经历这些反应。

4.应急人员的躯体和心理障碍

应急部门的人员也可能在接受抢险任务，以及在处理险情过程中过度紧张、劳累而出现明显的躯体和心理障碍。

大范围灾难发生后，心理救援方面容易出现的突出问题是：缺乏训练有素的精神科医生、心理治疗师；不容易在灾区现场和媒体中展开心理救援工作，甚至可能被非专业活动所淹没；有些经历心理创伤的人因被不恰当的心理辅导和媒体宣传加重了创伤；缺乏有力的归口管理，人员参差不齐，技术不实用，伦理操守不规范，与精神科及其他医疗部门缺乏合作等。

二、社会认知、情绪紊乱与调控

重大灾难后容易产生不良影响的社会心理因素有：

（1）公众对知情权的要求与获取信息的可能性存在差距，由此形成对公共信息发布不信任的态度。

（2）公众对生命安全的追求与社会保障体系、救助措施、医疗体系的功能不足存在差距，由此产生不安全感。灾民获得临时住所、取回财产、得到重建许可、申请政府的补助、寻求保险理赔，以及从国家或私人单位取得协助的过程，经常会被一些规定、烦琐的手续、争论、拖延、失望所烦恼。在灾难救助过程中，这些被称作第二度灾难。

（3）公众社会交往、互助的需要与社会支持系统遭受灾害破坏的现状不相适应，由此产生困惑、无助无望、失落感或抱怨、淡漠等行为。

（4）公众的科学文化素养、道德素养与社会管理的理性要求、道德和法律要求存在差距，由此产生非理性认识和愚昧、自私、反社会或无政府主义的行为。

（5）现代社会中，部分公民的自立意识、批判性思维发育不足，对于权威的依附、依赖，被动的态度与情感模式仍然较强地发挥作用，在危急时刻可能迅速助长较广泛的高度暗示性，与上述对主流信息的不信任感发生矛盾的结合，容易形成谣言和恐慌的社会心理温床。

三、心理救援系统的建立与运作

可以利用各种社会力量，建立扩展的心理卫生和社会支持系统。从社会组织角度看，除了单位、社区、街道、村镇、群众团体、红十字会等正式组织之外，合法的社团、慈善机构、志愿者组织，也应该包括在应急动员力量之内。

从职业角度看，我国现有的心理救援队伍由精神科医师、心理学者、社会工作者整合而成。灾难心理卫生工作者所需的技巧和能力，需要专门的筛选和训练，不同于住院和门诊的临床事务。当一个灾难冲击一个地区，理想上是能够有一组心理卫生专业的核心团队，经过特别的训练，可以快速地被动员、熟悉状况及部署。如果受冲击的地区没有这种能力，那么训练有素、经验丰富的灾难心理卫生工作者，可以通过地方的互援协议，在灾难冲击、混乱的时刻，立即给予帮助。

灾难心理卫生工作不适合每一个人，不是所有的人都适合灾难救援工作。在选择专业团队时，应该考虑受灾人口的地域性，包括种族和语言；团队成员的人格特质和社交技巧；灾难所处的阶段；在灾难的因应和复原的努力中可能会扮演的角色。灾难因应和复原工作所选择的工作者，应该不是已经受到灾难严重冲击的人，因为他们对家庭的责任或情绪反应会干扰他们对计划的参与，或是"参与过度"。

根据国家法律和专业技术上的要求，发挥心理救援系统作用的具体措施：

1.参加突发事件应急处理指挥系统

精神卫生工作者可以作为指挥或咨询、督导、执行人员发挥作用。有条件的情况下，设立专门的心理问题处理部门，负责心理干预措施的制定和落实。

2.突发事件的监测与预警

针对重点地区、人群，结合自然环境变化和人群生产、生活及社会运作的风险因素态势，运用观察、现场调查、回顾性调查、前瞻性调查、媒体分析、文献资料分析等方法，向决策部门和公众提出预警报告和相应心理干预的建议。

3.突发事件信息收集、分析、通报

突发事件发生后，及时、广泛和深入地了解相关个体和群体层面的心理行为反应，并向有关部门提交分析报告和建议。

4.对突发事件分级

提出实施应急处理的技术性方案。制订的方案应包括：

（1）针对个体和群体的危机干预技术。

（2）沟通交流技术，支持性心理治疗技术，心理健康教育和咨询技术。

（3）识别严重心理障碍和建议转诊、会诊的技术，常用精神科药物使用技术。

（4）现场控制技术及应急处理队伍心理健康管理技术等。要求熟悉应急设施、设备、救治药品和医疗器械及其他物资和技术的储备与调度。

以上技术、均应有相应手册。

5.专业队伍的建设和培训

在医疗机构的应急技术培训中，应该有社会心理干预内容。组建的应急医疗队应该按照统一、规范的教材要求，安排充分的心理卫生理论和技术培训。

第四节　志愿者的组织和管理

卫生应急的志愿者服务是一种社会文明的表现，是人类社会抗争危难的社会文化，是同情危难帮扶伤残的人性表象，是灾难救援中不可或缺的资源。纵观人类发展史，无论是瘟疫大流行还是战争，总有一群人和社会团体，在危难中展现人类的互助精神和行动。志愿者同时又对救援现场环境、当地风土民情比较熟悉，能通过合适的文化表达，拉近救援队与地方的距离，有利于提高救援效率。因此，对参与卫生应急的志愿者服务需要进行组织和保护。

一、志愿者组织要求

（1）要严格服从救援主体的整体安排，在统一组织指挥和调度下，有序开展志愿者服务。

（2）志愿者服务人员必须身体健康，并有必要的防护措施和装备，接受定期服务培训，且合理确定服务半径，不建议跨区域开展志愿服务。

（3）应优先录用有一定医学、心理学专业的志愿者参与工作，在疫情防护宣传、政策措施解读、稳定患者心理情绪等方面提供具有一定专业水平的志愿服务。

（4）志愿者服务要坚持"安全第一"原则。如参与疫情防控，应严格落实对在岗志愿者的防护措施，坚决做到防护措施不到位的绝不上岗、防护培训不合格的绝不上岗。科学设置志愿者岗位，严格控制志愿者数量，合理设置志愿者服务工作时长。

二、志愿者工作分类和内容

1.专业辅助服务类

利用专业技能，开展维修、维护、保洁、安保、消防监控、物资配送等工作。

2.医疗照护服务类

参与患者照护与陪伴，协助医务人员，为老弱病残孕等特殊患者群体提供帮助。

3.医疗物资服务类

运输、配送、存储并统计各类医疗物资，包括药品、防护服器材、氧气瓶、医疗设备、消毒用品等，以保证为患者提供不间断的医疗物资供给。

4.后勤保障服务类

保障一线医护人员的住宿、餐饮、通勤，为方舱里的患者提供餐饮、饮水等生活物资供给和配送保障。为供电、供水、供暖设施的正常运转提供不间断保障，并应对突发事件发生。例如，卓尔（武汉客厅）方舱医院从搭建到休舱，卓尔公益基金会100多名志愿者在72小时内完成搭建1500张床具，帮助设立图书角、充电角、食品角、电视角等功能区域。

第十三章　卫生应急演练和实训

第一节　应急救援指挥实例及实践

当前突发事件现场指挥大多采用直线职能制式组织形式，突发事件现场指挥部下设部门数量多、指挥层级多、指挥幅度大，有时还面临多个现场指挥部同时并行情况，这是传统的常态事件处置经验的总结与沉淀。这些不同类型的现场指挥部门设置、部门配比沿袭了常态下行政部门分工的配置模式，却难以满足应急管理——统一指挥的核心准则。因此，只有在制度层面通过矩阵式的组织结构配置模式，才能解决多个应急主体在现场应急指挥中的任务确定、权责转移、行动协同的配置问题，建立清晰的现场应急指挥组织中的责任机制，有效规范和指导多主体协同合作的应急行动。

以2013年11月22日山东省青岛市"11·22"中石化东黄输油管道泄漏爆炸事故为例，事故初期政府各职能部门和当事企业悉数到达事故现场，现场政府部门各自启动了应急预案，但没有对城区地下排水管网布局情况进行充分的沟通和风险研判，政府方面认为自身没有专业知识且未被知需要警戒与疏散群众，企业方面认为自身没有现场警戒和疏散群众的权力，所以事故早期各参与方未能进行有序应急联动，盲目使用非防爆设备进行作业，严重违规违章操作导致输油管道泄漏原油进入排水暗渠引发爆炸。事故最终共造成62人死亡、136人受伤，直接经济损失7.5亿元。

所以，如何在现场救援过程中实现多个参与部门之间的"综合协调"，如何在突发事件处置的现场指挥工作中进行"统一领导"，如何在指挥职权配置上落实应急处置"属地管理"原则，这成了当前应急指挥实践中的巨大难题。其中一个基本的理念问题是突发事件的现场应急指挥建立统一的组织规范和活动规则的必要性。

以案例为基础构建应急救援现场指挥体系的思维方式如下所示。

一、以汶川地震指挥部组织结构设置为例

1.国务院抗震救灾总指挥部根据抗震救灾工作需要，设立9个工作组（图13-1）

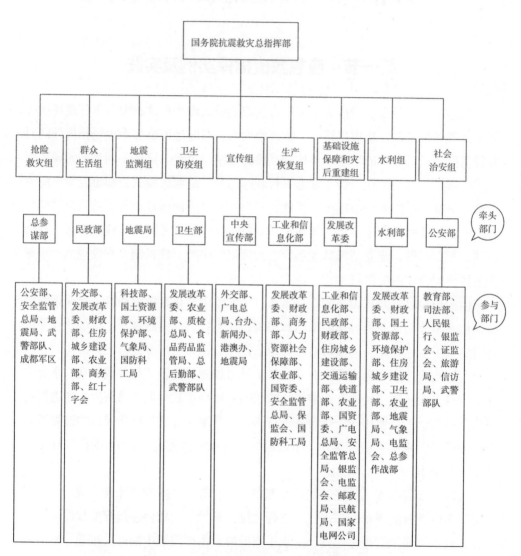

图13-1　国务院抗震救灾总指挥部组织结构

2.四川省绵竹市抗震救灾指挥机构的组成及动态调整具有很强的代表性（图13-2）

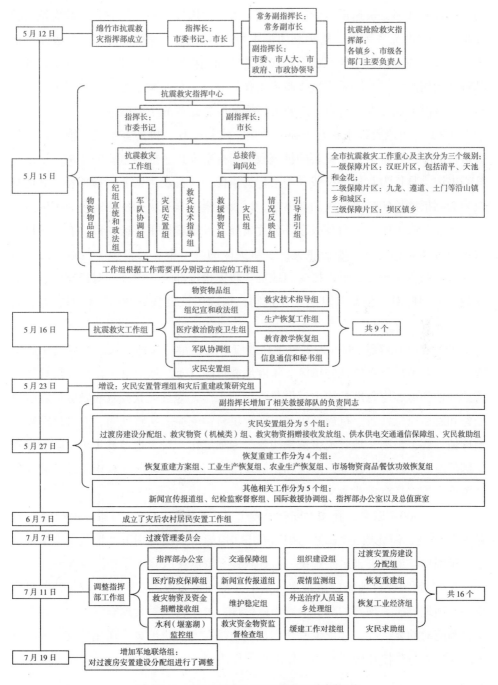

图13-2　四川省绵竹市抗震救灾指挥机构

（1）2012年8月28日修订印发的《国家地震应急预案》，充分汲取了汶川地震应急处置和抗震救灾经验启示，明确了统一领导、军地联动，分级负责、属地为主，资源共享、快速反应的工作原则。确定地震发生后，地方人民政府抗震救灾指挥部负责统一领导、指挥和协调本行政区域的抗震救灾工作。县级以上地方有关部门和单位、当地解放军、武警部队和民兵组织等，按照职责分工，各负其责，密切配合，共同做好抗震救灾工作。并进一步明确了重特大地震灾害发生后，县级以上地方人民政府抗震救灾指挥部应急处置的主要措施。

（2）汶川地震以来，在玉树、芦山、岷县漳县、鲁甸等多次重特大地震灾害事件的应急处置中，受灾县的抗震救灾指挥部发挥了极为重要的作用，形成了县委书记、县长为双指挥长或县委书记为指挥长、县长为常务副指挥长、其他县领导为副指挥长的抗震救灾领导体制，以及县级抗震救灾指挥部向极重灾区派出前方指挥部或工作组，由县级领导分片指导督导地震极重灾区乡镇、农村的抗震救灾指挥体系。进入地震极重灾区、重灾区的县（市）、乡镇（街道）、农村（社区）的所有救灾力量，接受当地抗震救灾指挥部统一指挥和对口支援、按需支援、协同应对、信息共享的工作机制，保障了抗震救灾各项工作的有力、有序、有效。

（3）汶川地震以来，为了科学高效应对处置重特大地震灾害事件，中国地震局组织对地震重点监视防御区、年度地震危险区等区域的县（市）开展地震灾害预评估和地震应急准备能力建设督查督导工作，为县级党委政府做好地震应急准备和震后应急处置、抗震救灾等工作提供科学支撑。实践证明，开展地震灾害预评估、震害预测、地震灾害情景构建等专项工作，对于指导县（市）政府和有关部门编制地震应急预案，防范和化解地震灾害风险，提升地震应急准备和应急处置能力等，具有重要意义和作用。

（4）1900年以来，我国大陆已经发生过宁夏海原8.5级、甘肃古浪8.0级、西藏察隅8.6级、河北唐山7.8级、四川汶川8.0级等十余次特别重大地震灾害事件，必须牢固树立地震灾害风险意识，做好减轻大震巨灾风险工作和应急准备。

（5）我国现行地震应急预案体系中，特别重大地震灾害事件应急处置只是作为专项地震应急预案的部分内容予以体现。基于特别重大地震灾害发生的不确定性和应对的复杂性，建议编制特别重大地震灾害应急预案，强化预案对大震巨灾风险排查与防控和应急准备工作的指导作用。

二、以青海玉树地震指挥部组织结构设置为例

1.国务院玉树抗震救灾总指挥部（图13-3）

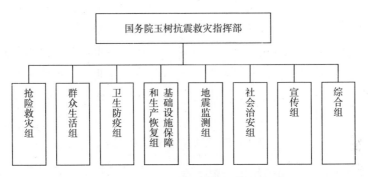

图13-3　国务院玉树抗震救灾总指挥部

2.青海省玉树抗震救灾指挥部（图13-4）

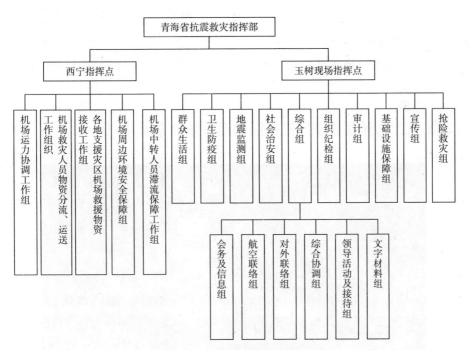

图13-4　青海省玉树抗震救灾总指挥部

3.玉树州抗震救灾指挥部（图13-5）

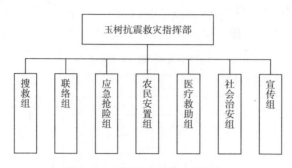

图13-5　玉树抗震救灾指挥部

4.玉树地震指挥部组织结构设置优点

（1）设玉树现场指挥点和西宁指挥点。玉树现场指挥点负责抢险救灾工作，西宁指挥点负责航班、物资和人员运送等后勤工作。

（2）属地管理为主的原则得到强化，兰州军区"联指"和相关部委"前指"都纳入青海省抗震救灾指挥部，统一部署工作。

（3）各级政府指挥部内部组成机构基本在7~10个，管理幅度较为合理，组成机构职能基本相近。

三、以2020方舱医院现场指挥结构设置为例（图13-6）

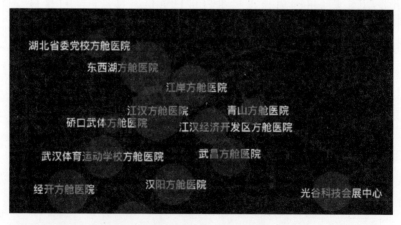

图13-6　2020武汉市建设方舱医院抗击新型冠状病毒感染疫情

2020年新型冠状病毒感染疫情暴发，国家（四川）紧急医学救援队（72人）

2月4日出发，5天内先后参与武汉客厅东西湖方舱医院和武汉国博汉阳方舱医院2家方舱医院的开舱建设和批量患者的收治工作。3月20日返回，历时45天，累计收治1553名患者。成功实现"四大目标"：方舱零死亡、医疗零事故、人员零感染、病人零返舱。

国家（四川）紧急医学救援队赴武汉参与应急处置实行三三制管理模式——军事化管理，建立以三名带队领导为核心的应急指挥体系（图13-7、图13-8）。

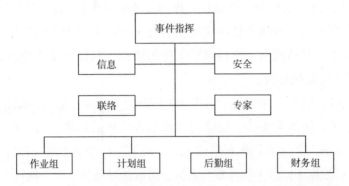

图13-7　国家（四川）紧急医学救援队赴武汉参与应急处置现场指挥组织架构图

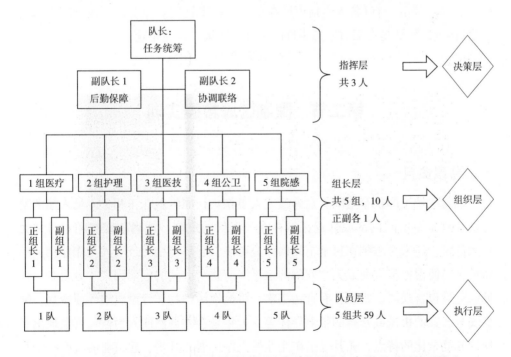

图13-8　国家（四川）紧急医学救援队赴武汉参与应急处置三三制管理模式

国家（四川）紧急医学救援队实行"三三制"决策管理模式，即"指挥组—组长—队员"三层级指挥模式，指挥组亦实行三人"1名队长＋2名副队长"管理模式，分别主管医疗处置、综合协调、后勤保障三个大方向，在"统一领导"原则下"分级负责"实施，保证具体事务处置中，快速高效地推进工作。其一保证了决策指挥的稳定性，杜绝系统性崩溃；其二保证多项工作同时开展，相互协作和责任分担。

（1）队伍的组织构架三级分层：纵向实施业务工作的扁平化三级管理，管理权下放到业务组，直接责任落实到核心骨干成员。横向实施队伍内部党建党务、纪律监督、舆情控制、宣传组织工作的协作，队伍与地方政府、军警、媒体、社团资源的联络接洽。

（2）分工协作的三项责任：协作性工作分解为作业、辅助、保障三项责任，以作业为主导，辅助为支持、保障为协助的方法进行协作，每项任务按照"决策、组织、实施"的需要调配班组或人员。既能保证全队的统一指挥与班组的独立运作，又可根据不同任务快速整合人员，组成临时任务小组，执行紧急工作。

（3）"三三制"决策管理模式优点：决策时间短，信息传递层级衰减小；任何时候，都至少有1名核心指挥层在负责；每个管理者面对的下级管理人员均不超过6人；特别是在面对紧急事件时，独立决策，反应迅速。

第二节 限制区域救援实训

一、背景资料

限制区域（即狭窄空间）意外造成人员伤亡，原因就在于相关人员未能清楚地认识到狭窄空间内部或邻近区域存在或潜伏的危险，或者狭窄空间本身并无重大危害，但未考虑到在狭窄空间内作业可能引起环境变化或引入与作业相关的新危害，使得狭窄空间成为"安静的杀手"。狭窄空间的危险因素十分复杂，常见的危险包含缺氧、富氧、有毒污染物、可燃性污染物、吞没、陷入或窒息、缺少安全装置的机械或暴露的带电导体等。近年来各类自然或人为性灾害呈现出多样性和复杂化的特点，尤其是工矿企业的无序扩展和开采，建筑业的过度扩张和发展，一些质量问题不断暴露，加之频发的自然灾害，使得灾害救援难度越来大。特别是灾害发生后，部分受灾人员被困于相对狭窄的空间，使得救援时间延长，增加了救援的难度。如何救治被围困于相对密闭、狭窄空间内或废墟下的受害者并提高他们的生存率，成为灾害医学研究的一个重要课题。在2008年山东胶州铁路事故和四川汶川大地震的医疗救援过程中，此问题尤为突出。

二、限制区域的定义

关于限制区域（狭窄空间）的概念，美国国家标准学会（ANSI）对于狭窄空间的定义原文如下："狭窄空间指一个封闭的，其形体大小和构造足够使人员身体进入其间并具有以下特征：主要用途并非供人员使用；进入及离开受限；存在潜在或已知的危害。"另外，我国《密闭空间作业职业病危害防护规范》对狭窄空间的定义：狭窄空间是指与外界相对隔离，进出口受限，自然通风不良，仅够容纳一人进入并从事非常规、非连续作业的有限空间。"Confined Space"直译为密闭空间，也有人译为有限空间，最初假想为煤矿塌陷事故的受灾现场，远离地面所形成的密闭空间；在地震等引起建筑物坍塌后形成的空间也被称为"Confined Space"。

（一）狭窄空间的类型

（1）狭窄空间不仅包括密闭空间，还包括受限制的空间，如储罐、管道、容器、坑道或隧道、井道和与之类似的结构（污水渠、下水道）、地窖、轮船隔舱、检修孔、洞穴、矿山及地下通道等黑暗狭窄空间。

（2）因灾害及突发事故造成人员被迫处在狭窄空间中，常见的有：地震建筑物坍塌、泥石流及倒塌的建筑物、爆炸造成的狭窄空间、交通事故及交通事故后变形的车内、煤矿事故狭窄空间等。

（3）特殊狭窄空间工作环境有航天返回舱内、潜艇狭窄空间、风洞狭窄空间、狭窄空间中火箭推进剂作业、矿山狭窄作业空间等。

（二）狭窄空间的危险因素

（1）空气有害因素：包含缺氧、富氧、有毒污染物、可燃性污染物等。气体危害源于存在于狭窄空间之中的可能导致人员失能、伤害或影响人员自救，或者导致进入人员急性伤害或死亡的任何气体。狭窄空间常见的危险气体环境包括易燃性的或爆炸性的气体、蒸气或雾；易燃粉尘悬浮于空气中，使可视距离受到影响；空气中氧气浓度；空气中任何物质的浓度高于其允许暴露浓度，甚至达到立即威胁生命和健康的浓度。

（2）缺氧：氧是人体进行新陈代谢的关键物质，是人体生命活动的首要需求，缺氧可对人体的健康和安全造成伤害。对于狭窄空间，虽然一般情况下其硬件本身也处在外界大气环境之中，但可能因为内部的种种原因及其结构特点（如开口较小），以致通风不畅，最终导致狭窄空间内的氧气浓度偏低或不足，因此，当人员进入有限空间内进行作业时将面临缺氧危险，或者因为氧气浓度偏低，人员作业极易疲劳而影响作业。

（3）潜在性危险因素：可能存在容易导致进入人员被吞没的物料，其间含有向内侧聚合延伸的墙，或者层面向下呈斜坡状伸入一狭小区域，可能导致人员陷入或窒息。可能存在其他未确认可致严重危及人员安全和健康的危险，如缺少安全装置的机械或者暴露的带电导体等。

三、限制区域事故的特点及救援难点

1.活动环境恶劣

伤员身处黑暗、狭窄、酷热、寒冷、潮湿、流水、大雪、粉尘的环境中，还会有锐利的障碍物（玻璃、破碎物品）、有毒气体、缺氧、漏电等各种危险物存在。可能会引起救援人员和伤病员继发性损害。如高温、低温、多湿、干燥会引起体温异常和脱水；黑暗和狭窄会使得伤员出现高度的紧张和恐惧感，增加精神压力；在救援活动中，寒冷和过度疲劳等因素易引起医务人员体力不支，增加了他们受伤的可能性；此外需注意伤病伤员的血液、体液会引起继发性感染。

2.活动受限

救助人员因佩戴防护服、头盔、防风镜、防尘口罩、耳塞、手套、护腕、护膝等保护装置，会影响医疗工作者的视野和限制自身的活动，也妨碍了医疗操作。

3.伤病员多样性

在年龄、性别、基础疾病（背景因素）、受伤机制等方面有较大差异。密闭空间场所的差异导致了伤者的表现形式呈多样性。常见的伤病以骨折、皮肤外伤、多发伤、头部外伤、低体温、脱水等为主。对一些既往有慢性疾病的伤病员处置时，病理生理以进行性恶化为主要特征，尤其对有慢性病史长期服药治疗的伤病伤员如高血压、糖尿病要积极干预，防止恶化。对待外国人要考虑到语言交流的困难。

4.正常急救医疗与狭窄空间医疗的区别

狭窄空间医疗是院前急救医疗的延伸。由于灾害环境的复杂性和疾病的特殊性，决定了仅有日常的外伤急救经验还不足以应对。从事狭窄空间医学救援者不仅要具备丰富的院前救治经验和技术，还要掌握在救治活动中自身安全第一的大原则。狭窄空间医疗与日常的外伤急救医疗相比有很大不同（表13-1）。

表13-1 正常急救医疗与狭窄空间医疗的区别

项目	外伤急救医疗	狭窄空间医疗
救治场所	救出后	狭窄空间内
现场处置所需时间	短	较长
现场急救危险物	没有	较多
防护服	轻便	复杂装备
支援者	多数	无（仅为后方支援）
确认生命体征	容易	困难
救命处理	基本操作	复杂、困难
脊柱保护	必须、简单	困难、常常妨碍救出需要救助者
镇痛	不必马上进行	首选

四、现场救援

（1）应急指挥系统建立。

（2）救灾现场安全。

（3）警戒，通信，安全区域。

（4）狭窄空间救援管理。

（5）后送处理。

（6）公共信息管理。

五、案例实践

以实际培训案例为准。

第三节　批量伤员现场医学救援实训

当发生大规模人员伤亡事件，现场救援人员的科学救援能让患者得到最合适、最及时的干预和分类，进而减少更大伤害，挽救更多生命。

批量伤员救援过程中，医疗服务需求通常会超过资源供给，因此并非所有患者都可能得到应有的医疗服务，而对于应对批量伤员的现场救援人员而言，科学的救援能力是巨大的考验。其旨在短时间内将有限的医疗资源运用于最需要之处。

现场救援队一般由指挥员、安全人员、检伤人员、信息人员、辅助人员构成。其他医务人员的职责根据现场的需要、到达的时间及伤员数量和类型的不同而变化，医务人员的作用不可替代，是救援中重要的技术力量，在救援现场，医务人员要在现场指挥人员的领导下开展对批量伤病员的救援工作。

一、医务人员的职责

（1）紧急救治及提供医疗建议。

（2）批量伤病员分类。

（3）治疗内科急症，并对其处理提出建议。

（4）对应急队员与志愿者提供指导及进行监督。

（5）建立临时急救站。

（6）治疗并管理外伤患者。

（7）死亡认证及管理尸体。

（8）对公共卫生提供建议，包括水的供应与疾病控制。

二、案例实践

（1）武汉新型冠状病毒感染救援（以实际培训案例为准）。

（2）四川芦山地震救援（以实际培训案例为准）。

第四节　航空救援实训

航空应急救援是指采用航空技术手段和技术装备实施的一种应急救援，是专门处理一切突发事件和灾难及具体救援行动的管理程序和操作。需要通过特定的救援主体实施救援，并需要贯彻专业化、快速反应的救援原则。直升救护机具有可以随时起飞、可以直接降落在事故现场，并可直达医院的楼顶停机坪的特点，最节省时间。在医疗急救中，患者或伤员抢救有"黄金1小时"之说，即在1小时内得到有效的医学救护措施，病死率可以降低25%。直升救护飞机配备有远比常规救护车齐全的救护诊疗设备，速度效率远超常规的陆路、水路运输。

一、航空救援的特征

1.优势

救援范围广、响应速度快。

2.难点

时间紧、任务杂、环节多、配合难。

3.航空救援原则

（1）快速反应原则。

（2）协调一致原则。

（3）注重安全原则。

（4）依法飞行原则。

（5）科学操作原则。

二、执行流程

（1）急救信息受理。

（2）急救信息的传递。

（3）直升机急救的调度确定。

（4）直升机飞行计划和急救计划的确定。

（5）与患者家属办理手续。

（6）派出地面保障车辆及工作人员。

（7）确定直升机降落点。

（8）调度直升机起飞抵达现场，并记录起飞时间。

（9）医务人员接患者抵达直升机降落现场，送患者上机。

（10）实施直升机急救的医疗工作方案。

（11）120调度中心按照指定时间派遣车辆到直升机降落点将患者送达医院，并记录直升机飞行时间等。

三、案例实践

案例一：汶川大地震的航空救援行动（以实际培训案例为准）。

案例二：宜宾长宁地震。

2019年6月17日，长宁发生里氏6.0级地震。患者，男，56岁，因"重物砸伤30余分钟"入长宁县中医院。患者既往体健，无特殊病史。入院前30余分钟，患者地震中被重物砸伤致全身多处疼痛不适，以右侧腹部及髋部疼痛尤为明显。伤后患者面色苍白，右侧髋部伤口活动性出血，感心慌、胸闷不适、伤后无昏迷、无恶心呕吐、无大小便，体温36.8℃，脉搏101次/分，呼吸32次/分，血压62/47mmHg。神志清楚，双侧瞳孔等大等圆，对光反射灵敏，双眼睑及口唇苍白，呼吸急促，胸廓无明显畸形，散在压痛，胸廓挤压试验阳性，双脚呼吸音清。腹部平软，右侧腹部压痛，轻度反跳痛，无肌紧张，肠鸣音弱。右侧髂前上棘处间5cm长软组织裂伤，创面见活动性出血。骨盆挤压分离试验阳性，四肢皮肤湿冷。入院CT：右侧第6/7肋骨前段骨折，右侧少量气胸，肝上间隙见少量液体密度影，第2/3/5腰椎右侧横突骨折，骶骨、右侧髂骨、双侧耻骨上下肢骨折，盆腔筋膜明显肿胀。D-二聚体4.4mol/L，FDP 109.3μg/mL。

诊断：骨盆骨折、腹腔活动性出血、肝破裂。

患者病情危重在当地医院进行液体复苏、输血、手术、插管、机械通气，目前需要转运。

第五节　生物性污染救援现场实训

生物性污染（Biotic Pollution）是指病原微生物排入水体后，直接或间接地使人感染或传染各种疾病。衡量指标主要有大肠菌类指数、细菌总数等。生物病原体包括细菌、病毒、真菌、寄生生物和毒素，导致人类、植物和动物疾病。对于人类而言，这些疾病可以直接或间接地传播，也可以通过动物、昆虫、植物或污染的食物和水传播。无论年龄、性别、生活方式、种族背景、社会经济状况，传染病持续威胁着所有人。社会、科技、环境因素在世界范围内对传染病产生巨大的影响，促进新疾病的出现和旧疾病的复燃，有时以耐药或不敏感的形式出现。环境变化可以通过改变疾病媒介的生态环境和生态学来影响这些疾病的发生率。

传播方式是指传染源传播到人或在人群中传播的机制。微生物的传播可以通过一个或多个方式，主要包括以下几种：

1.空气传播

如果微生物在空气中悬浮时间长，可以发生空气传播。空气传播在咳嗽或打喷嚏时发生，这可能传播微生物气溶胶。

2.气溶胶传播

气溶胶污染的一部分是患者带来的气溶胶污染。气溶胶颗粒可通过咳嗽或打喷嚏产生。

3.飞沫接触

导致另一人咳嗽或打喷嚏。它类似于气溶胶传播，但飞沫显然更大，沉积更快。

4.接触传播

①直接接触感染者或被感染者接触。直接接触感染者可传播微生物性疾病，并导致多个疾病的传播。完整的皮肤可以对大多数但不是所有的生物病原体发挥良好的屏障作用。②间接接触：通常是通过接触受污染的物体或表面，是相对无效的传播方式。

5.粪口传播

通常由接触的水和食物引起。

6.传病媒介介导的传播

可以通过受感染的昆虫（如蚊子、跳蚤）、节肢动物、其他无脊椎动物宿主和蜇人的动物（如蝙蝠）传播致病微生物。

生物性污染的特点：①预测难，人们对外来生物在什么时候、什么地方入侵难以做出预测；②潜伏期长，一种外来生物侵入之后，其潜伏期长达数年，甚至数十年，因此，难以被发现，难以跟踪观察；③破坏性大，外来生物的侵入，在破坏了当地生态环境的同时，也破坏了该生态系统中各类生物的相互依存关系，可能造成严重的后果。

一、生物性污染的救援现场管理方法

一个生物事件的存在可能在一开始难以辨别。一般情况下，人们会在症状出现后去看门诊或急诊。许多流行病和生物恐怖主义疾病，前驱症状看起来很简单，与发热性疾病症状和体征基本相同；有时伴以全身乏力和其他非特异性症状。他们很难与其他常见病区别，如急性呼吸道疾病或流感样疾病，实验室诊断报告通常不具确诊性。

（一）公共卫生通知

一旦怀疑某种疾病可能是由暴露于一个潜在的严重生物病原体引起，必须提醒相应的公共卫生机构，以便发出恰当的警告和采取暴发控制措施。早期公共卫生官员的参与可确保流行病学调查的迅速开展及暴露个体的早期识别和治疗，强化监测和其他公共卫生应急响应行动。

（二）基于传播的感染控制

卫生设施里的感染传播可通过基本感染预防控制的应用得到预防和控制。预防可分为标准预防（必须应用于所有患者，任何时候，是否诊断为感染状态）；额外（基于传播）预防，这限定于传播模式（空气、飞沫和接触）；更加严格的基于传播的预防，应该用于某些飞沫传播、接触传播和空气传播的情况下：

（1）飞沫传播预防措施是用于已知或怀疑被大颗粒飞沫（>5μm）携带的微生物感染，这些飞沫由受感染的个人在咳嗽、打喷嚏、说话或呼吸护理过程中产生。健康护理提供者在距离受感染者3英尺（ft）（1ft=0.3048m）内应戴上外科口罩。一些医疗机构要求在进入患者的房间时戴上口罩，进行飞沫预防。

（2）接触传播预防措施用于由流行病学中重要的微生物导致的已知或怀疑被感染或寄生的患者，其传播可能通过直接接触患者或间接接触了患者所在区域潜在污染的表面。接触预防措施需要：

1）一在进入病房前戴清洁手套。

2）接触所有患者和患者所在的环境时穿隔离衣。

3）离开病房前脱去隔离衣。

4）用抗菌剂洗手，酒精洗手液可能对这些患者无效。

（3）空气传播预防措施是用于限制空气带菌飞沫［含有微生物的可以长时间悬浮在空中的小颗粒（5μm或更小）或雾滴］或携带传染源的尘粒。空气中携带的微生物可以通过气流广泛传播，并可能在同一个房间被易感者吸入，也可以被远距离外的易感者吸入，这取决于环境因素，如温度和通风。合适的预防疾病飞沫传播的预防措施包括标准预防措施加上个人呼吸保护。

1）N95口罩（必须每年重复进行适应试验，每次使用前进行适应测试/密封测试）。

2）动力空气净化呼吸机（符合试验要求，面部覆盖但不是全面款式）。

3）对这些患者的护理需要在飞沫感染隔离室。这些房间（至少）必须提供每小时至少六次空气交换的负压室。直接向外界排气或通过高效微粒空气过滤排气。

在诊断尚未明确情况下，使用接触预防措施和N95或者更好的口罩。在大批量患者涌入情况下，有必要考虑将患者集中置于同一房间，以防止疾病不慎蔓延。

（三）区域划分

生物性污染具有特殊传染性，相较于其他救援，在患者救治前，需要设定区域划分，以防止交叉感染：

1.区域划分

三区两通道，即清洁区、半污染区（缓冲区）和污染区，患者通道和医务人员通道。

2.物资存放

应建立一级库房（清洁区）即物资接收区，用于物资整理及分类，二级库房（半污染区）即常用物资储备区，用于物资交接储备，三级库房（污染区）及病区库房，放置日常治疗用品。

（四）人群分流

我国大多数大规模伤亡分类系统是基于创伤分类，而对大规模传染病暴发流行应用是有限的，分流的决定需要根据疾病的传染性和持续时间。分流目的是通过实施非医学策略（社交距离、庇护所、隔离、检疫、风险沟通）和医疗干预（如免疫、药物、呼吸支持）防止继发传播。近年来，国内外学者结合数学与传染病模型，建立了一类具有非线性传染率的SEIRV传染病模型，提出以人群为基础的分流模式，基于五个分流类别：

1.易感

人尚未暴露但很容易感染。

2.暴露

易感人群已经接触了被感染的患者，他们可能被感染但没有传染性。

3.传染

人有症状和传染性。

4.缓解

人们不再继续传播疾病，因为他们活下来并获得了免疫力或死于疾病。

5.接种（或药物）

人们接受预防性的医疗干预以免受感染。

一旦自我保护措施被考虑和评估区域被制订，医务人员可以开始评估暴露和感染的患者。生物伤亡可能有常规伤害，所以气道、呼吸、循环（ABC评估）的常规步骤仍然十分重要。卫生保健系统需要有计划地提供方案来处理大规模患者的流入，同样也需要提供医护人员的预防措施。

二、案例实践

案例：以武汉新型冠状病毒感染为救援案例，武汉方舱医院的多维度院感防控管理（以实际培训案例为准）。